广西临床常用
鲜品中草药

胡小勤　邓家刚　郝二伟　主编

化学工业出版社
·北京·

内容简介

本书主要以《广西临床常用中草药》等本草资料为参考，共收载广西临床较常用的鲜品中草药156种。所收载药物按功效分为解表类、清热类、祛风湿类、利水渗湿类、消食类、止血类、活血化瘀类、化痰止咳类、补益类及其他类共10类。每味中草药前面均冠以“鲜”字，以突出本书专论鲜药的特点。本书着重突出三个特色：地方特色、鲜药特色及实用性。书中对每一味中药原植物配1~2幅照片，并对每味中草药的中文名、汉语拼音名、来源、别名、性味、功效、主治、用法用量、使用注意、临证参考做了详细阐述。此外还编制了相关索引，方便读者查阅。

本书适合中草药栽培、科学研究与技术开发人员，民间中医人士，中医药相关专业师生，广大中医药爱好者使用。

图书在版编目（CIP）数据

广西临床常用鲜品中草药/胡小勤，邓家刚，郝二伟主编．—北京：化学工业出版社，2022.1（2025.1重印）

ISBN 978-7-122-40330-8

Ⅰ.①广… Ⅱ.①胡…②邓…③郝… Ⅲ.①中草药-用药法 Ⅳ.①R28

中国版本图书馆CIP数据核字（2021）第239826号

责任编辑：刘　军　孙高洁　赵爱萍
责任校对：王　静
装帧设计：关　飞

出版发行：化学工业出版社
（北京市东城区青年湖南街13号　邮政编码100011）
印　　装：北京建宏印刷有限公司
880mm×1230mm　1/32　印张$10\frac{1}{4}$　字数333千字
2025年1月北京第1版第3次印刷

购书咨询：010-64518888　　售后服务：010-64518899
网　　址：http://www.cip.com.cn
凡购买本书，如有缺损质量问题，本社销售中心负责调换。

定　　价：98.00元

编写人员名单

主编：

胡小勤　邓家刚　郝二伟

副主编：

朱卫星　曾学文　付　蓉

编写人员：（按姓名汉语拼音排序）

邓家刚　广西中医药大学

杜正彩　广西中医药大学

付　蓉　浙江省淳安县中医院

郝二伟　广西中医药大学

胡小勤　广西中医药大学　金华高等研究院

廖承谱　湖北省通城县公共检验检测中心

蒙　丹　广西中医药大学

孙　健　广西中医药大学

韦乃球　广西中医药大学

曾学文　广西中医药大学　金华高等研究院

曾雪霞　广西中医药大学

朱卫星　广东省清远市中医院

前言

广西是全国四大药材产区之一，被誉为我国的“天然药库”“生物资源基因库”“中药材之乡”。在第四次全国性中药资源普查中，广西目前已查清药用植物 5996 种，资源总数在全国名列前茅。

鲜药是指鲜采鲜用且未经任何干燥及炮制加工的新鲜动、植物药，具有取于自然、方便易得、便于急用等特点。鲜药是我国中医药不可或缺的组成部分，葛洪所著《肘后备急方》共收载药物约 439 种，其中鲜药就多达 198 种，占总药物的 45%；《本草纲目》中运用鲜药的记载多达 1100 多条，所载附方中约有 1/10 的方剂配用鲜药。然而，近现代鲜药的应用呈逐年萎缩的趋势，传统鲜用为主的药物多被干品取代，长此以往，中药鲜药治病积累了 2000 多年的宝贵经验和中药鲜用的特色技术濒临失传。

为此，本书着力于突出三个特色。一是突出地方特色。广西作为少数民族地区，在使用鲜药防病治病方面，积累了丰富的经验。既然本书是一部介绍广西临床常用鲜品中草药的地域性的本草著作，那么理所当然要以广西当地药材、特产药材为主。因此，在广西数千种中草药中，我们选择了广西临床较常用的鲜品中草药 156 种加以介绍，其中包括植物药 154 种、动物药 2 种。除了文字描述外，还精心配以高清彩色照片近 200 幅，帮助读者理解、识别。另外，我们在书中还特别标明了这些药物在广西各地的分布情况，一些药物的名称也采用了广西民间的习惯用名，如雷公根（积雪草）等。二是突出鲜药特色。我们在编写本书时，每味药前面均冠以“鲜”字，是为了强调其性味、功效、应用和临证参考只专注于鲜药，而不涉及干药的内容；对于用法用量，也是按照文献记载的鲜品的用法用量来描述的。三是突出实用性。本书重点放在临证参考方面，尽可能多地摘录古代的和近现代典型的临床应用，为临床应用药物提供参考。

由于书中涉及的大量鲜药用量范围较宽，书中有关剂量仅供参考。实际应用过程中请根据个人情况（如过敏史、家族史等），在医师指导下使用。

参加本书编写的，除了广西中医药大学的教师外，还特别邀请了广东省清远市中医院朱卫星、浙江省淳安县中医院付蓉、湖北省通城县公共检验检测中心廖承谱参加编写，他们都是长期从事中草药教学、科研或临床应用研究的专家。广西中医药大学中药学、中医学专业的研究生和本科生王菲菲、陶美霖、覃洁美、陈逍逍、陈海清等同学在资料搜集、文稿汇总及插图整理等方面，做了大量的工作。正是因为有了大家共同的努力，才使本书编写工作得以顺利进行并保证了本书的编写质量。在编写本书的过程中，得到了广西中医药大学相关部门的大力支持，得到了化学工业出版社各位领导和编辑的真诚帮助；此外，国家中医药管理局中医药科学技术研究专项课题（2014ZXA20）及首届建生药业鲜药创研基金项目（JSJC—20190104—046），为本书的出版提供了资金支持，在此一并表示衷心的感谢！由于编者的学术水平有限，以及对广西中草药研究仍不够深入，相关资料特别是民间资料比较缺乏等局限，书中疏漏之处在所难免，期待同行专家学者及广大读者不吝指教。

继承和发扬我国历代医家以中药鲜药治病的宝贵经验和特色技术，是每一个中医药人的责任与使命。本书通过对广西常用鲜品中草药的整理和总结，呼吁更多的中医药界有识之士共同推动鲜药的应用与开发。

编者

2021 年 6 月 22 日

编写说明

1. 每味中草药前面均冠以“鲜”字，以突出本书专论鲜药的特点，不涉及干品的内容。

2. 凡药物均按中文名、汉语拼音名、来源、别名、性味、功效、主治、用法用量、使用注意、临证参考等项依次编写，而对于鲜药的化学成分、药理作用等，资料非常匮乏，不予论述。资料不全的项目从略。

3. 本书所采用的药物正名，一般以《桂本草》及《广西特色中草药资源选编》所记载的药名为准，或采纳广西较通用的名称为正名。

4. 本书所采用的药物别名，均选收较常用的地方或民间习惯名称。

5. 来源记述植（动）物药科、种及药用部位，产地、采收季节及简单的加工方法。产地只写广西壮族自治区区内的地名，主要参阅《广西临床常用中草药》《广西特色中草药资源选编》编写。每味药均附彩色图片。

6. 性味、功效、主治三项，均以临床实践为准予以论述。其中，性味、功效主要参阅《桂本草》《广西特色中草药资源选编》，包括鲜药的味、性及毒性，并对有毒者加粗标注以引起重视，主治主要参阅《广西临床常用中草药》《广西特色中草药资源选编》编写。只记载与鲜药相关的内容，不记载与干品相关的内容。已经收入《中华人民共和国药典》（简称《中国药典》）的药物，优先按照《中国药典》相关内容描述。

7. 用法用量，主要参阅《中国药典》《中华本草》《中药大辞典》和《全国中草药汇编》编写。用量一般指单味鲜药在汤剂中的成人内服一日用量，外用无具体剂量时，均标明适量；来源于古方的剂量单位，均换算成现代剂量单位。对于无毒鲜药的用量，设定为干品用量的两倍；对于有毒鲜药的用量，首先参考《中国药典》《中华本草》《中药大辞典》或《全国中草药汇编》中该药鲜品用量的记载，若没有明确的鲜药用量记载，为了保证用药安全，建议按这些中药典籍中干品的用量进行使用。

8. 使用注意，主要包括病证禁忌、妊娠禁忌、饮食禁忌及毒副作用。主文按禁忌程度分为禁服（用）和慎服（用）两种。有古代本草著作论述作为支撑的，则列出文献来源。若无特殊注意事项的，则省略“使用注意”项。对于有毒药物，一般标注孕妇禁用。

9. 临证参考，参考诸家本草及现代文献资料筛选出来的古今单方验方，并标注出处。古代文献在前，近现代文献在后。

10. 本书编制的索引有：中文名称索引和拉丁名索引。

目录

第一章 解表类鲜药

第二章 清热类鲜药

第三章 祛风湿类鲜药

第四章 利水渗湿类鲜药

第八章 化痰止咳类鲜药

第九章 补益类鲜药

第十章 其他类鲜药

第一章

解表类鲜药

鲜紫苏 Xiān Zǐsū

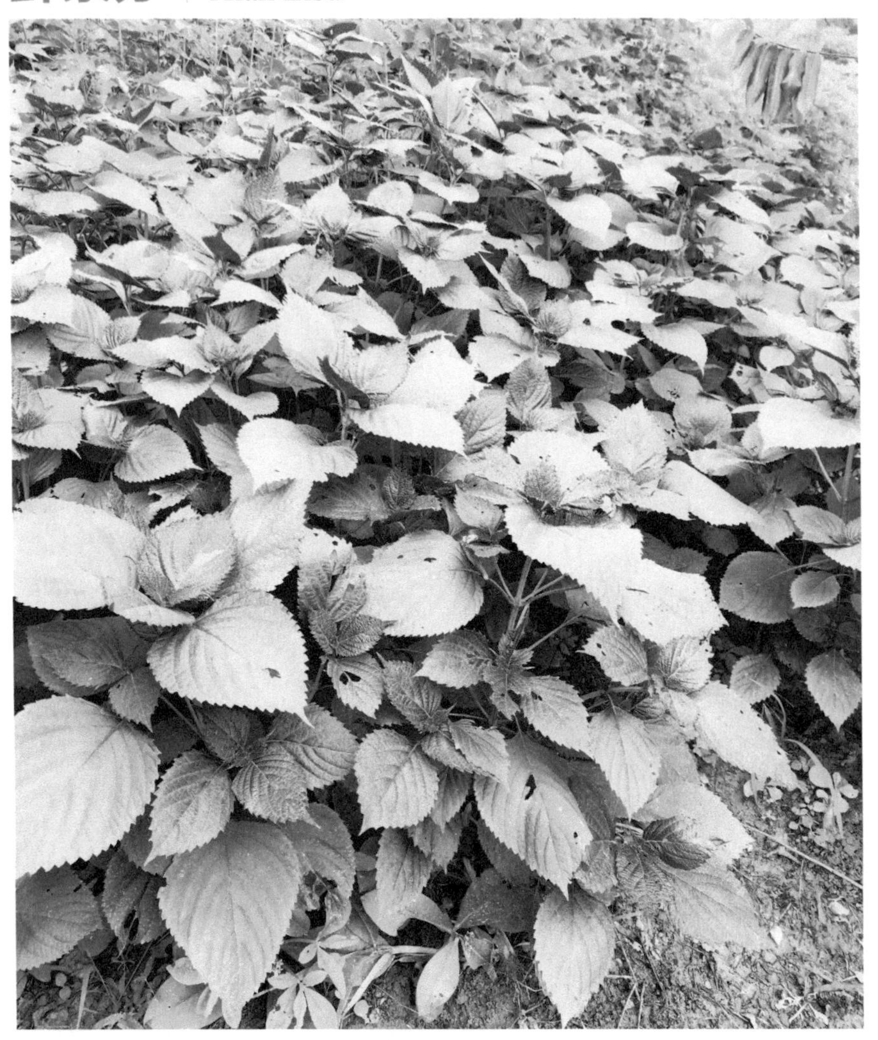

【来源】为唇形科紫苏属植物紫苏 *Perilla frutescens*（L.）Britt. 的茎、叶及果实。广西各地均有分布。夏、秋季采，鲜用。

【别名】苏叶、白苏、赤苏、红苏、紫菜。

【性味】辛，温。

【功效】解表散寒，行气和胃。

【主治】风寒感冒，咳嗽呕恶，妊娠呕吐，鱼蟹中毒。

【用法用量】内服：煎汤或捣汁，10～20g。外用：适量，捣敷、研末掺或煎汤洗。

【使用注意】温病及气弱者忌服。

1.《本草经疏》：病属阴虚，因发寒热或恶寒及头痛者，慎勿投之，以病宜敛宜补故也。火升作呕者亦不宜。

2.《本草通玄》：久服泄人真气。

【临证参考】

1. 治金疮出血：嫩紫苏叶、桑叶，同捣贴之。（《永类钤方》）

2. 治乳痈肿痛：紫苏煎汤频服，并捣封之。（《海上名方》）

3. 治食蟹中毒：紫苏子捣汁饮之。（《金匮要略》）

4. 治阴囊湿疹：鲜紫苏茎叶 250g，加水 500mL，煎沸后 10min，倒在干净的洗盆里，晾到 40℃左右。用干净纱布浸湿后轻轻拍打患处，轻者每日 1 次，重者每日早晚各 1 次。洗后局部皮肤擦干，保持清洁干燥，并卧床休息 0.5 ～ 1h，仰卧屈膝两腿分开，保证充足睡眠，禁手抓、热水烫。[实用中医药杂志，2002，18（04）：23]

5. 治寒湿型慢性胃炎：10g 鲜紫苏叶切成丝，放入盛有温水的砂锅里，接着把 3g 姜片和 15g 红枣放入锅里用大火煮，待锅开后改用文火炖 30min。之后，将紫苏叶、红枣和姜片捞出，再把枣挑出来放回锅里继续用文火煮 15min。[中国药店，2013，6（11）：104]

6. 治寻常疣：取洗净之鲜紫苏叶与食盐一起擦疣体 10 ～ 15min，擦后可用敷料包扎，每日 1 次。[湖南中医杂志，1989，5（08）：13]

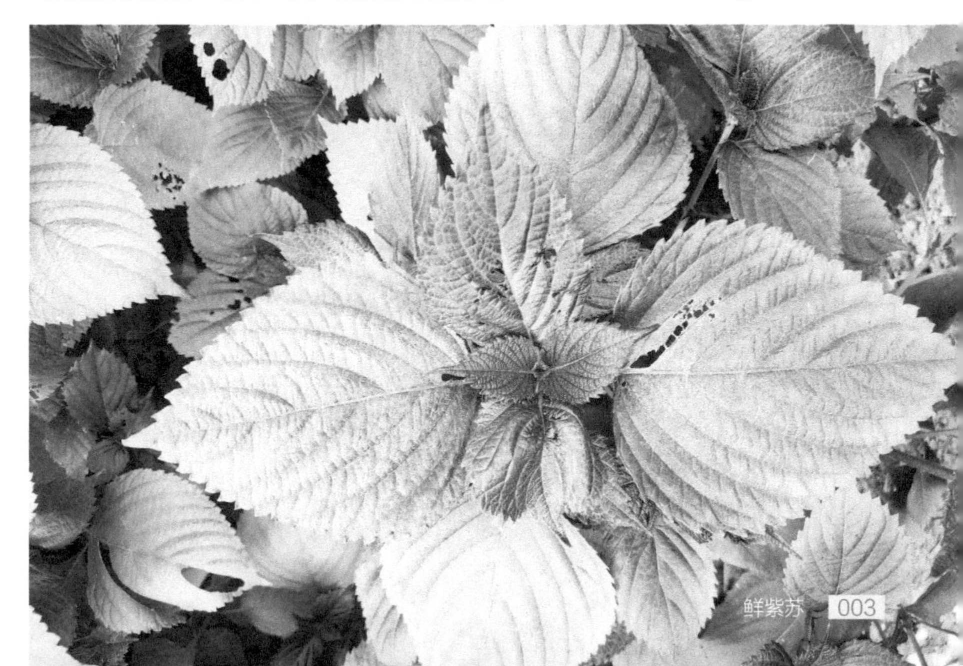

鲜薄荷 Xiān Bòhe

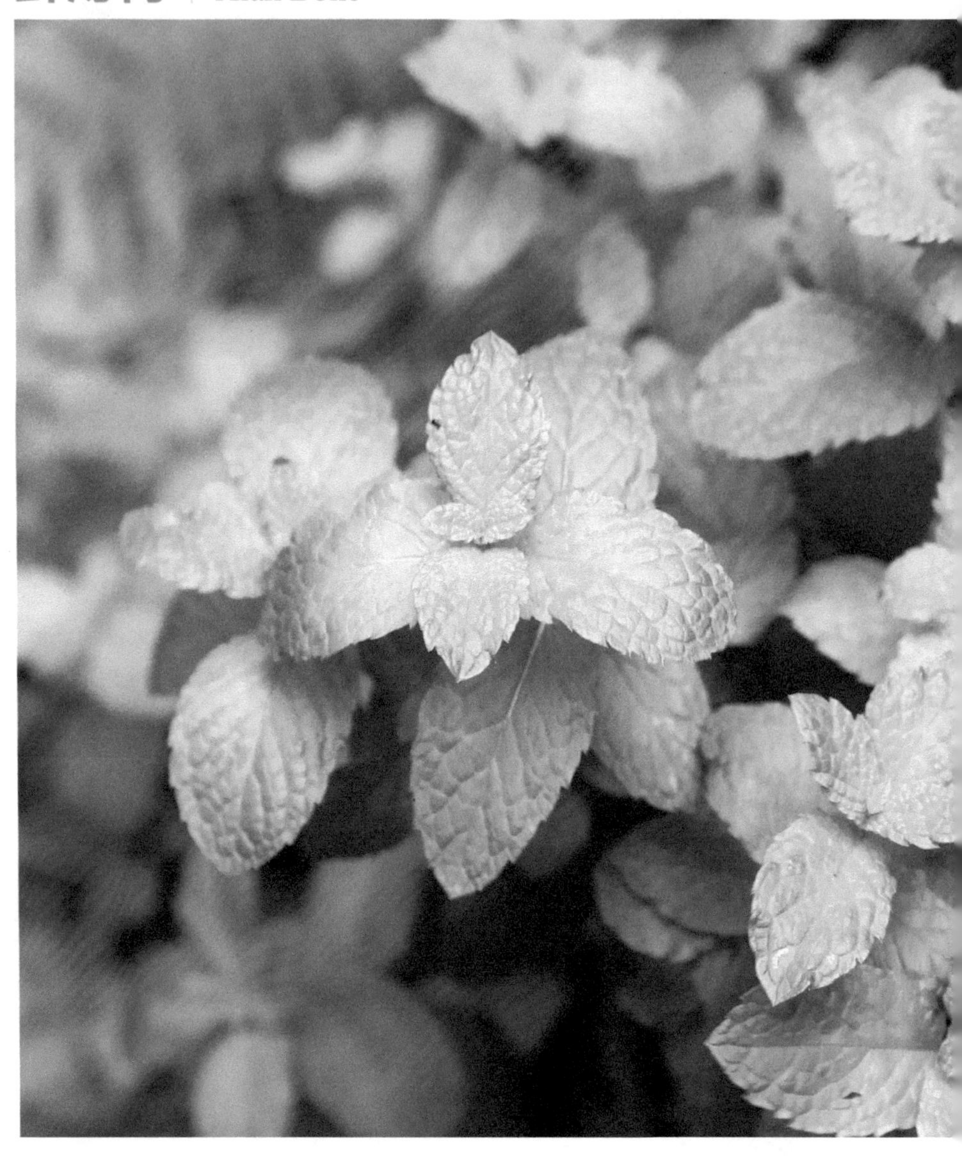

【来源】为唇形科薄荷属植物薄荷 *Mentha haplocalyx* Briq. 的地上部分。主产于广西隆林、马山、富川、北流、陆川等地。夏、秋二季茎叶茂盛或花开至三轮时，随时采摘，鲜用。

【别名】蕃荷菜、菝蔺、吴菝蔺、南薄荷、猫儿薄苛、升阳菜、薄苛、

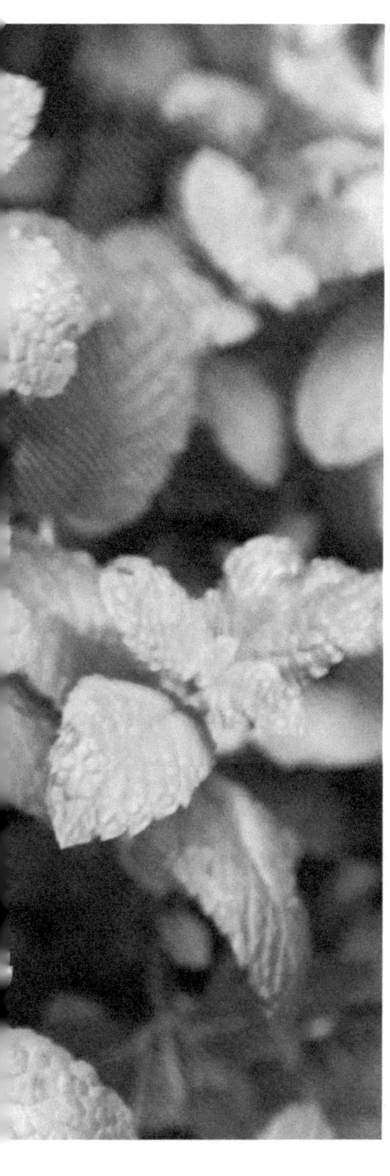

蓤荷、夜息花。

【性味】辛，凉。

【功效】疏散风热，清利头目，利咽，透疹，疏肝行气。

【主治】风热感冒，风温初起，头痛，目赤，喉痹，口疮，风疹，麻疹，胸胁胀闷。

【用法用量】内服：煎服，6～12g，不宜久煎；或入丸、散。外用：捣汁或煎汁涂。

【使用注意】阴虚血燥，肝阳偏亢，表虚多汗者忌服。

1.《本草蒙筌》：新病瘥者忌服，恐致虚汗亡阳。

2.《本经逢原》：然所用不过二三分，以其辛香伐气；多服久服，令人虚冷。瘦弱人多服，动消渴病。阴虚发热，咳嗽自汗者勿施。

【临证参考】

1. 治蜂虿螫伤：薄荷按贴之。

2. 治耳痛：鲜薄荷绞汁滴入。

3. 治蚊虫叮咬引起的奇痒：鲜白术、鲜薄荷、鲜芦荟、鲜吊兰叶。将上述药加适量纯净水用搅拌机搅成糨糊状涂于患处即可。[中国民间疗法，2015，23（10）：40]

4. 治牙龈炎：干净鲜薄荷适量，将其揉搓成泥，敷压于牙龈红肿处。[农村新技术，2016（09）：62-63]

5. 治风热感冒：鲜薄荷 30g，粳米 60g，冰糖少许。水煎薄荷 5min 去渣取汁，用粳米熬粥，再加入薄荷汁稍煮一会儿，加入冰糖调化。[湖南中医杂志，2016，32（02）：60]

6. 治小儿红痱：取鲜薄荷 15～30g 捣烂成汁，取汁涂于患处，早晚各 1 次，涂汁处皮肤略有清凉感，经 3～5min 自然吸收，3 天为 1 个疗程。[浙江中西医结合杂志，2014，24（06）：554-555]

鲜葛根 Xiān Gěgēn

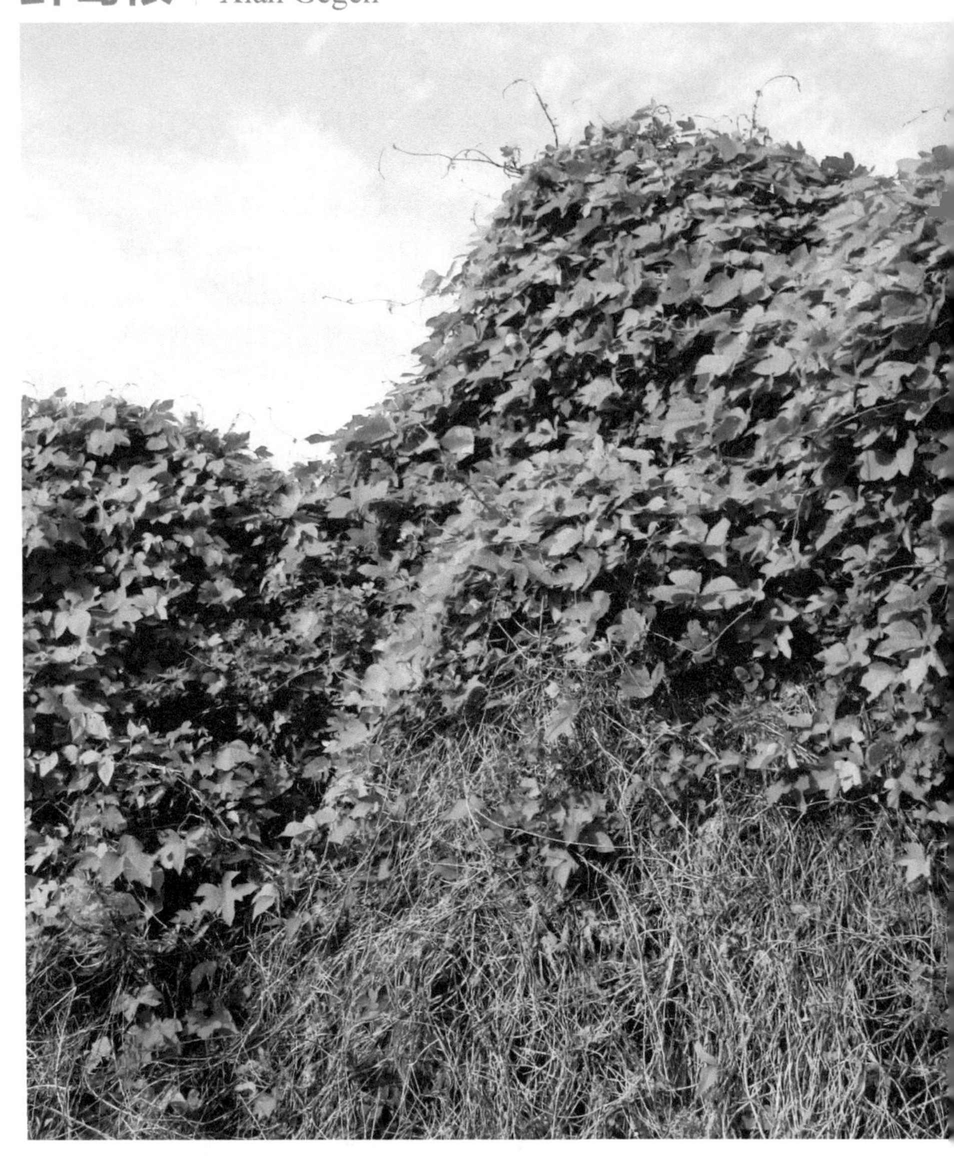

【来源】为豆科植物野葛 *Pueraria lobata*（Willd.）Ohwi 的根。主产于广西南丹、隆林、龙州、防城港、钦州、富川、全州等地。根全年可采，以冬、春采挖较好，鲜用。

【别名】干葛、葛麻茹、黄葛根。

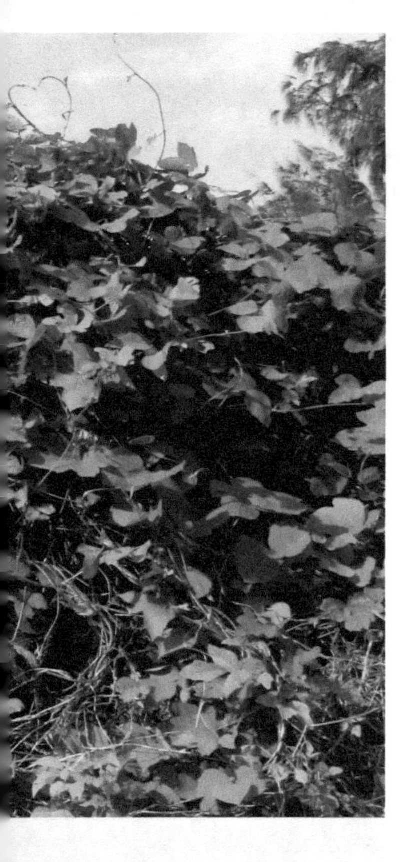

【性味】甘、辛，凉。

【功效】解肌退热，生津止渴，透疹，升阳止泻，通经活络，解酒毒。

【主治】外感发热头痛，项背强痛，口渴，消渴，麻疹不透，热痢，泄泻，眩晕头痛，中风偏瘫，胸痹心痛，酒毒伤中。

【用法用量】内服：煎汤或捣汁，20 ～ 30g。外用：捣敷。退热生津宜生用，升阳止泻宜煨用。

【使用注意】

1. 不可多服，恐损胃气。

2.《本草正》：其性凉，易于动呕，胃寒者所当慎用。

3.《本草从新》：夏日表虚汗多尤忌。

【临证参考】

1. 治热毒下血，或因吃热物发动：生葛根二斤，捣取汁一升，并藕汁一升，相和服。(《梅师集验方》)

2. 治心热吐血不止：生葛根汁半大升，顿服。(《贞元广利方》)

3. 治妊娠热病心闷：鲜葛根取汁二升，分作三服。(《伤寒类要》)

4. 治卒干呕不息：捣葛根，绞取汁，服一升。(《补缺肘后方》)

5. 治酒醉不醒：葛根汁一斗二升，饮之，取醒，止。(《备急千金要方》)

6. 治服药失度、心中苦烦：饮生葛根汁大良。(《补缺肘后方》)

7. 治金疮中风，痉欲死：捣生葛根一斤，细切，以水一斗，煮取五升，去渣，取一升服，若干者，捣末，温酒调三指撮，若口噤不开，但多服竹沥，又多服生葛根自愈，食亦妙。(《肘后备急方》)

8. 治中暑：鲜葛根一块捣汁，频频喂服，半时许后上述诸症遂减。[中医杂志，1999，40（06）：326]

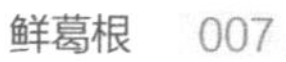

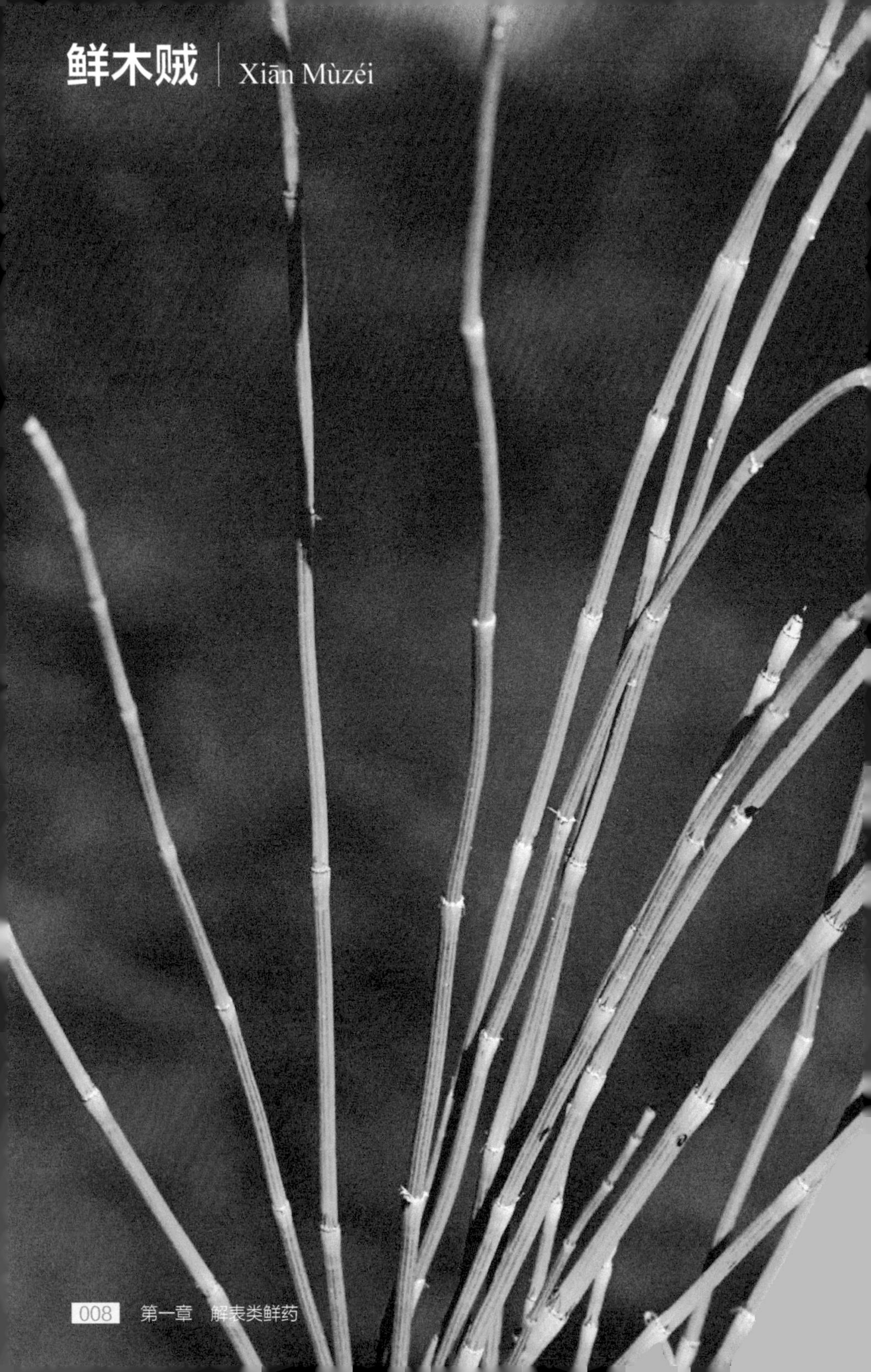

鲜木贼 | Xiān Mùzéi

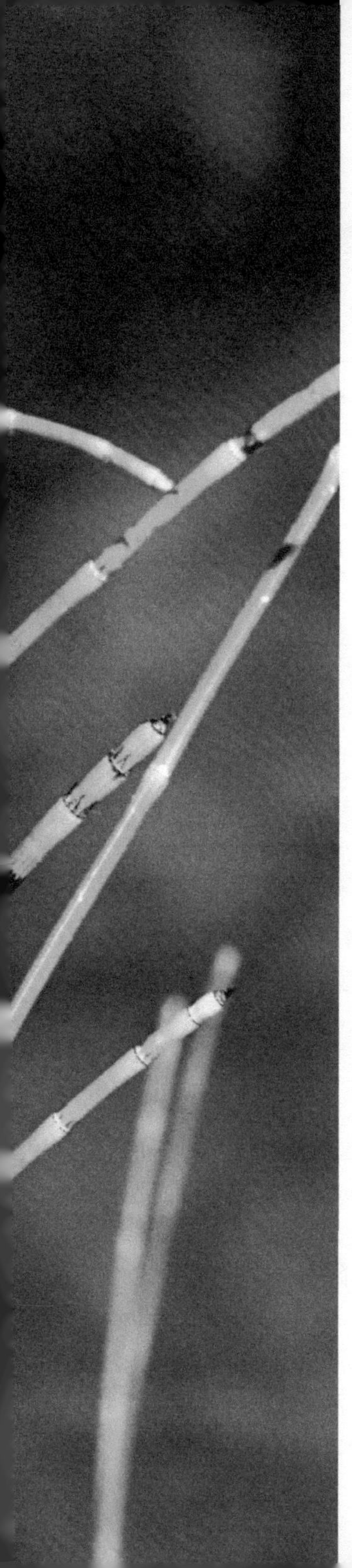

【来源】为木贼科植物木贼 *Equisetum hyemale* L. 的地上部分。主产于广西邕宁、武鸣、隆林、凤山、桂平、北流、昭平、南丹、全州等地。夏、秋二季采割，鲜用。

【别名】木贼草、锉草、节节草、节骨草、擦草、无心草。

【性味】甘、苦，平。

【功效】疏风散热，明目退翳。

【主治】风热目赤，迎风流泪，目生云翳。

【用法用量】内服：煎汤，30～60g；或入丸、散。外用：适量，研末撒敷。

【使用注意】气血虚者慎服。

1.《神农本草经疏》：目疾由于怒气及暑热伤血、暴赤肿痛者，非其所任。

2.《本草汇言》：多服损肝，不宜久服。

3.《本经逢原》：多用令人目肿，若久翳及血虚者非所宜。

【临证参考】

1. 咽喉红痛：鲜木贼草捣绞汁，调蜜服。

2. 治急性黄疸性肝炎：成人每日用鲜木贼 30～60g，煎水当茶饮。

3. 治口腔黏膜溃疡：单用鲜木贼 50g（小孩量酌减），加水 200mL，隔水炖 20min，去渣取汁，调冰糖分 2 次饭后服。一般都 2～3 剂治愈。[浙江中医杂志，1996，31（10）：467]

鲜葱白 Xiān Cōngbái

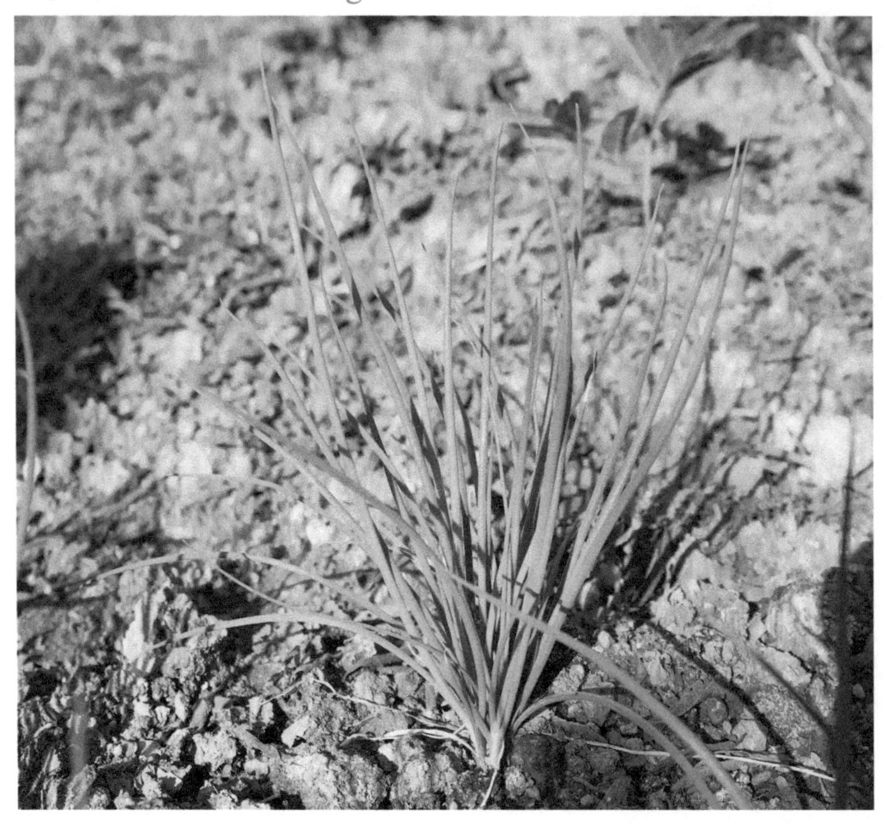

【来源】为百合科植物葱 *Allium fistulosum* L. 的鳞茎或全草。广西各地均有分布。全草四季可采，葱白（鳞茎）用时需剥去外膜，去须根及叶，鲜用。

【别名】葱茎白、葱白头。

【性味】辛，温。

【功效】发汗解表，散寒通阳，解毒散结，杀虫。

【主治】风寒感冒，阴寒腹痛，二便不通，痢疾，疮痈肿痛，虫积腹痛。

【用法用量】内服：煎汤，15 ～ 30g，或酒煎，或煮粥食。外用：适量，捣敷，炒熨，煎水洗或塞耳、鼻窍中，蜂蜜或醋调敷。

【使用注意】《本草害利》：同蜜食，下利，壅气杀人，名甜砒霜。

【临证参考】

1. 治阴囊肿痛：葱白、乳香捣涂。（《本草纲目》）

2. 治小儿秃疮：冷泔洗净，以羊角葱捣泥，入蜜和涂之。（《本草纲目》）

3. 治痔正发疼痛：以葱和须浓煮汤，置盆中坐浸之。（《外台秘要》）

4. 治磕打损伤，头脑破骨及手足骨折或指头破裂，血流不止：葱白捣烂，焙热封裹损处。

5. 治疝气：鲜葱白 30g，蚯蚓 10 条，每日 1 剂，水煎服。

6. 治乳房胀痛，乳汁不通：葱白适量捣烂，加少许盐，用锅煎成饼，贴患处。(《全国中草药汇编》)

7. 治急性乳腺炎：鲜葱白及生半夏捣烂，捏成适合鼻孔大小的栓剂，塞入患乳对侧鼻孔，20min 后取掉，每日 1 ～ 2 次。再将生姜浓煎液盛入小玻璃瓶内，抽空空气，利用负压在炎性肿块及周围拔罐。[中国民间疗法，2003，8（07）：55]

8. 治急性扭伤肿痛：鲜葱白 30g、韭菜头 50g、白酒 30g、面粉适量，将前两药捣烂如泥，加入白酒及面粉调成糊状敷于患处。[中国民间疗法，2003，8（07）：55]

9. 治支气管哮喘：鲜葱白 50g、鲜生姜 15g，共捣烂如泥；每晚睡前用热水泡脚 10 ～ 15min，外敷足心，范围约 4cm×4cm，厚 1 ～ 2mm，用麝香止痛膏固定。[中国民间疗法，2000，8（07）：24]

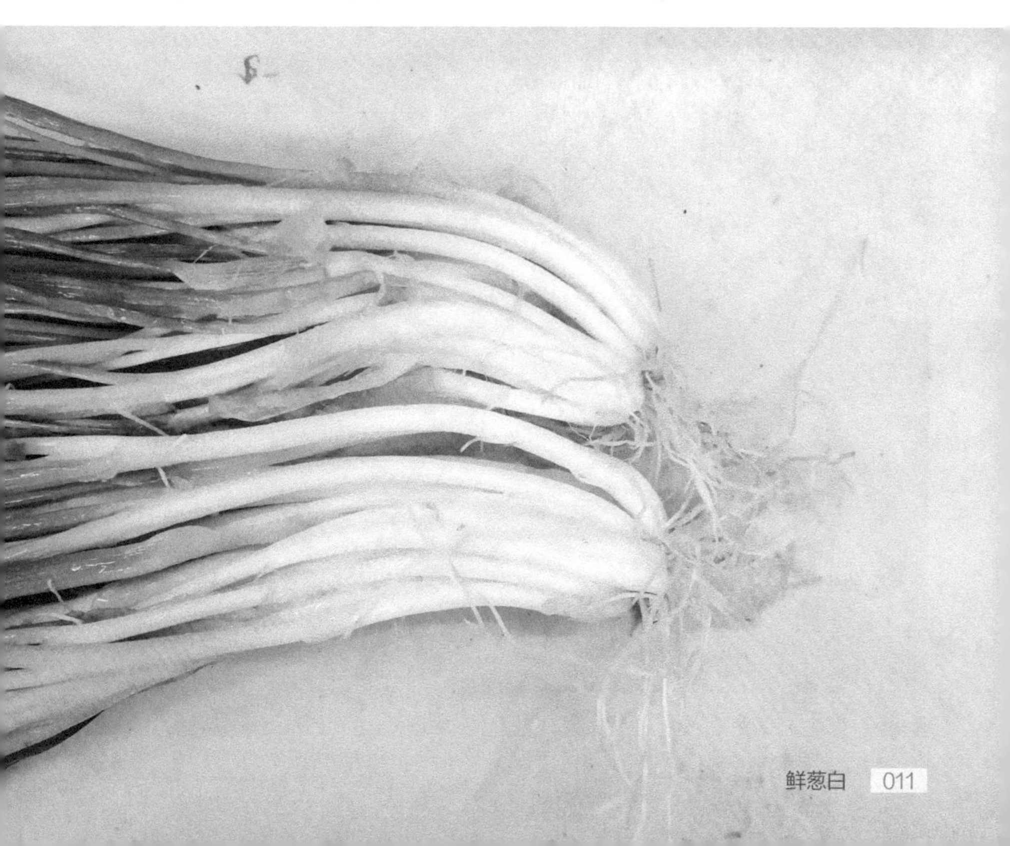

鲜鹅不食草 Xiān Ébùshícǎo

【来源】为菊科植物鹅不食草 *Centipeda minima*（L.）A. Br. et Aschers. 的全草。广西各地均有分布。夏、秋二季花开时采收，鲜用。

【别名】鹅不食、山胡椒、连地稗、球子草、白地茜、猪屎潺。

【性味】辛，温。

【功效】发散风寒，通鼻窍，止咳。

【主治】风寒头痛，咳嗽痰多，鼻塞不通，鼻渊流涕。

【用法用量】内服：煎汤，15 ～ 30g；或捣汁。外用：捣烂塞鼻或捣敷。

【使用注意】表虚多汗者忌服；胃溃疡及胃炎患者慎用。

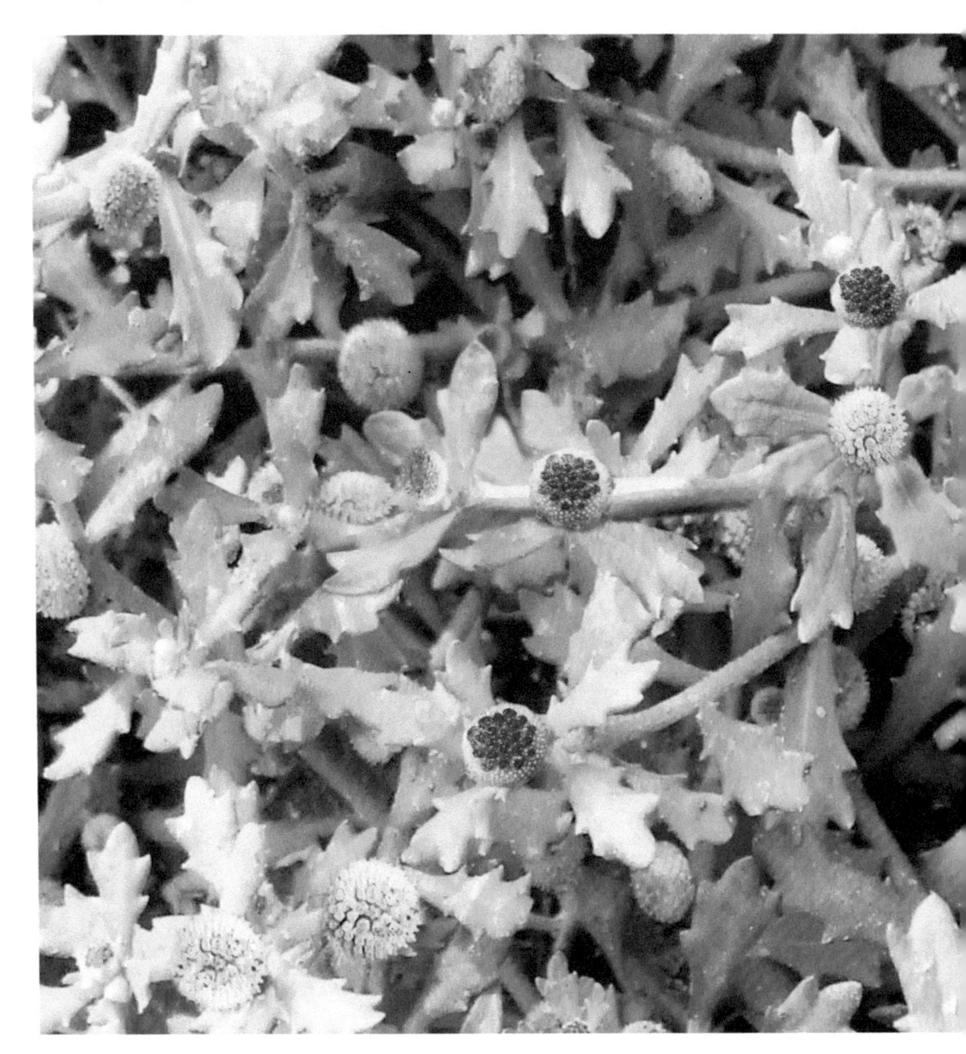

【临证参考】

1. 治寒痰齁喘：野鹅不食草研汁，和酒服。（《李时珍濒湖集简方》）

2. 治脾寒疟疾：鲜鹅不食草一把，杵汁半碗，入酒半碗，和服。（《李时珍濒湖集简方》）

3. 治痔疮肿痛：鲜鹅不食草捣贴之。（《李时珍濒湖集简方》）

4. 治单双喉蛾：鲜鹅不食草 30g，捣烂，取汁浸 30g 糯米磨浆，给患者徐徐含咽。

5. 治跌打肿痛：鹅不食草适量，捣烂，炒热，敷患处。

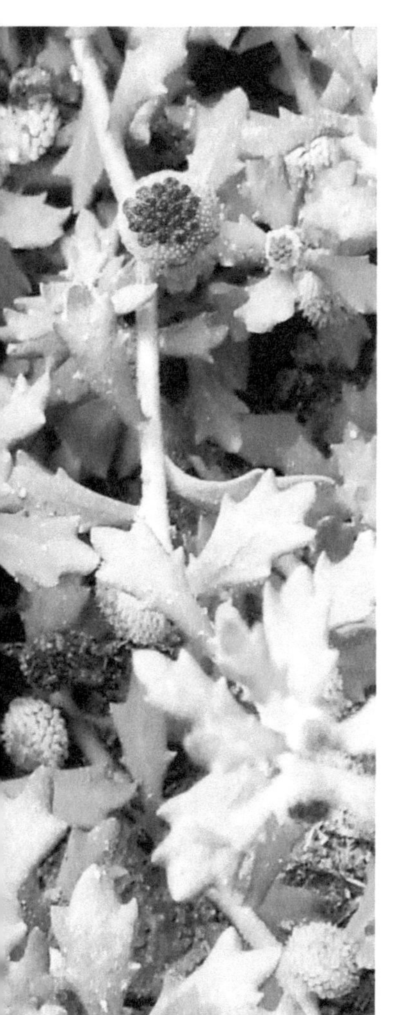

6. 治胬肉攀睛：鲜鹅不食草 60g，捣烂，取汁煮沸澄清，加梅片 0.3g 调匀，点入眼内。

7. 治牛皮癣：鲜鹅不食草捣涂。

8. 治蛇伤：鲜鹅不食草捣烂，外敷伤部。

9. 治伤风头痛、鼻塞、目翳：鲜鹅不食草搓揉，嗅其气，即打喷嚏，每日 2 次。

10. 治间日疟及三日疟：鲜鹅不食草，捻成团，填鼻内，初感有喷嚏，宜稍忍耐，过一夜。

11. 治膀胱结石：鲜鹅不食草 60g。洗净捣汁，加白糖少许，1 次服完。

12. 治痔疮：鲜鹅不食草 50g，无花果叶 15 ～ 18g。煎水，先熏过再洗。

13. 治面神经麻痹：鹅不食草干品 9g，研为细末，加凡士林调成软膏，涂在纱布上，再用鲜草 15g，捣烂如泥，铺在软膏上，患者左侧歪斜贴右边，反之则贴左面，两天换药一次。

14. 治特发性面神经麻痹：鲜鹅不食草 30 ～ 60g，捣烂，用纱布包好，外敷于患侧耳根及颊车穴位 24h，药干后取下加水重新捣搓再外敷。1 次药 1 天，10 天为 1 疗程；并同时服用维生素 B_1、维生素 B_6，每日 3 次，每次 20mg，肌注维生素 B_{12}，每日一次，每次 250 ～ 500mg。外敷时给皮肤涂很薄一层凡士林以保护皮肤。［陕西中医，1994，15（03）：126-127］

鲜狗仔花 Xiān Gǒuzǎihuā

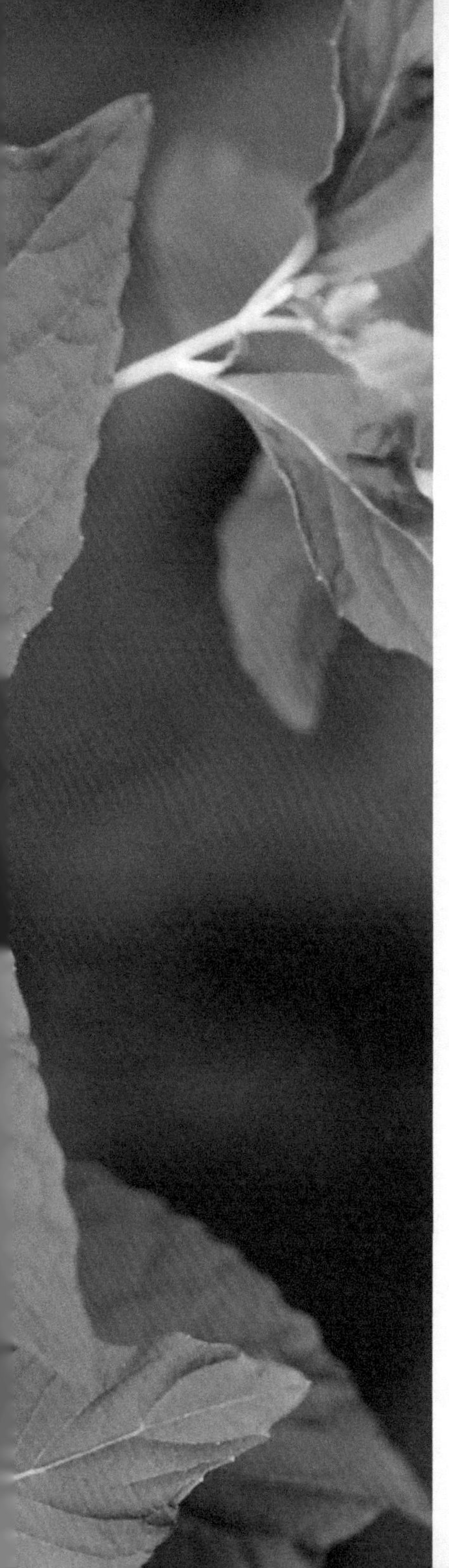

【来源】为菊科植物咸虾花 *Vernonia patula*（Dryand.）Merr. 的全草。主产于广西田阳、大新、龙州、扶绥、马山、上林、玉林、昭平等地。全年可采，洗净，鲜用。

【别名】大叶咸虾花、鲫鱼草、万重花。

【性味】辛、微苦，平。

【功效】清热利湿，散瘀消肿。

【主治】感冒发热，头痛，乳腺炎，急性胃肠炎，痢疾，疮疖，湿疹，荨麻疹，跌打损伤。

【用法用量】内服：煎汤，20 ～ 30g。外用：适量，捣敷或煎水洗。

【使用注意】脾胃虚寒者慎用。

【临证参考】

1. 治疮口不合：鲜叶适量，捣烂敷患处。

2. 治荨麻疹、湿疹：狗仔花全草，捣烂水调外搽。

鲜大叶桉 | Xiān Dàyè'ān

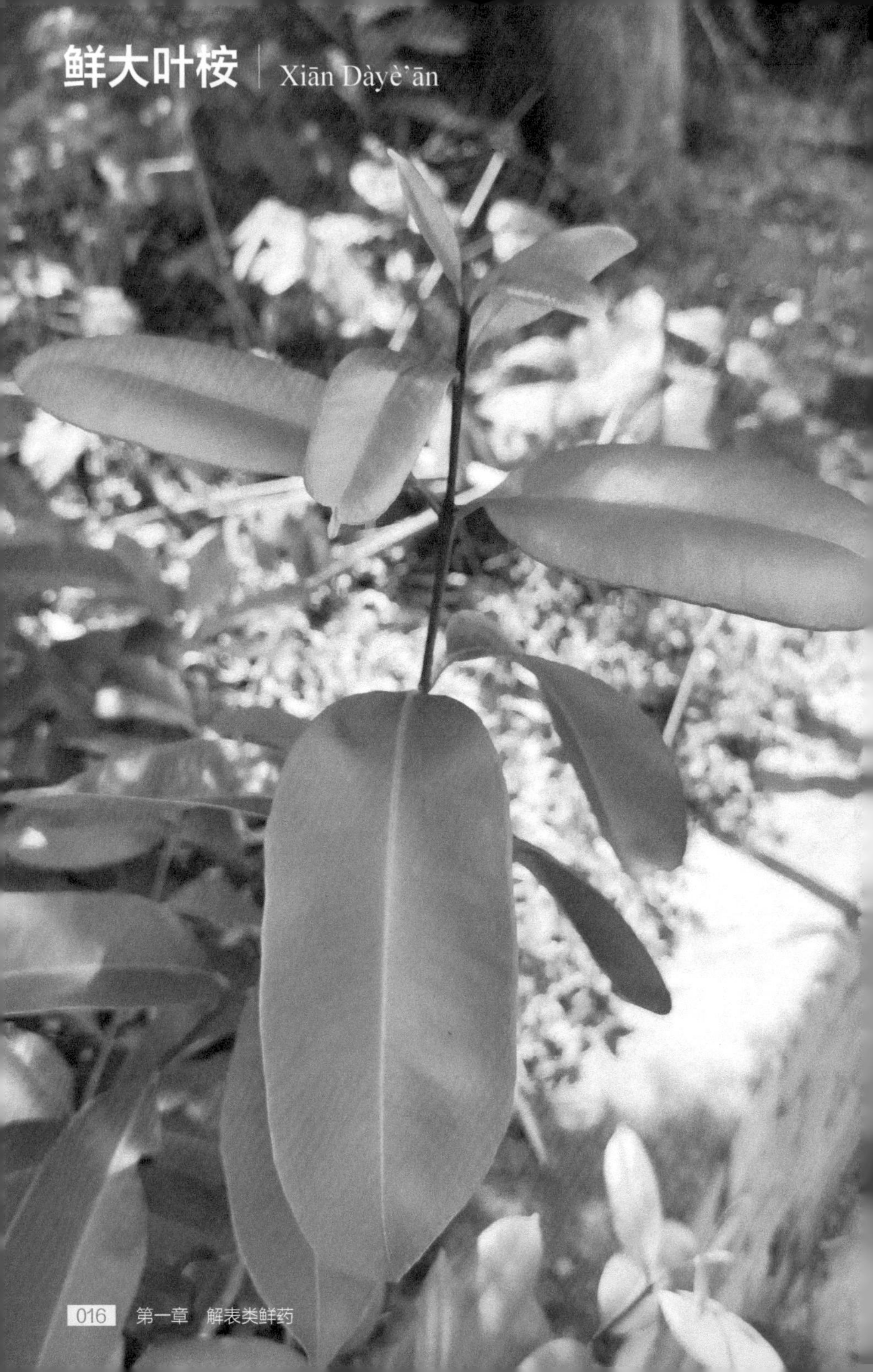

【来源】为桃金娘科植物大叶桉 *Eucalyptus robusta* Smith 的叶。广西各地均有分布。全年可采，鲜用。

【别名】蚊仔树、桉叶、加里树。

【性味】微辛、微苦，平。

【功效】疏风解热，抑菌消炎，防腐止痒。

【主治】预防流行性感冒、流行性脑脊髓膜炎，内服治上呼吸道感染、咽喉炎、支气管炎、肺炎、急性和慢性肾盂肾炎、肠炎、痢疾、丝虫病；外用治烧烫伤、蜂窝织炎、乳腺炎、疖肿、丹毒、水田皮炎、皮肤湿疹、脚癣、皮肤消毒。

【用法用量】内服：煎汤，15 ～ 30g。外用：适量，煎汤洗。

【使用注意】《中华本草》：脾胃虚寒者忌服。

【临证参考】

1. 治感冒：鲜大叶桉 2kg，桑叶 1.5kg，煎 2 次，过滤，浓缩成流浸膏状，加入野菊花粉末 500g，搅匀，干燥，磨粉，加白糖适量装袋，每袋 10g。每次 1 ～ 2 袋，每日 1 ～ 2 次，开水冲服。(《全国中草药汇编》)

2. 治丝虫病：大叶桉鲜叶 90g，切丝，加水 3 倍，小火煎 3h，去渣，再浓缩至 60mL 左右，1 次服。小儿 1 ～ 4 岁服 1/4，5 ～ 10 岁服 1/3，11 ～ 15 岁服 2/3。服药后个别有头痛，但无服海群生（枸橼酸乙胺嗪）所致的严重的发热恶寒反应。

3. 治水田皮炎：鲜大叶桉叶、鲜乌桕叶各 5kg。捣烂加水到 50kg，煎 5h，去渣浓缩成流浸膏 4kg 左右，加防腐剂备用。①预防：隔 1 ～ 2 日搽皮肤 1 次。②治疗：视病情而定，每日搽患部数次。(《全国中草药汇编》)

4. 治皮疹、湿疹：鲜大叶桉叶适量，水煎洗患处。

5. 治急性乳腺炎：鲜大叶桉叶 30g，白英 30g，煎水内服。

6. 治沙眼、角膜炎、结膜炎：大叶桉鲜叶 100g，煎沸 30min 去渣，过滤数次，加苯甲酸钠适量，高压消毒，用时加蒸馏水稀释成万分之一作为洗眼剂。

7. 治急慢性化脓性中耳炎：大叶桉鲜叶，水煎成 5% 溶液，每日滴耳 3 ～ 4 次。

8. 治细菌性痢疾、急性肠胃炎：鲜大叶桉叶 15 ～ 30g，水煎服。

鲜大头陈 Xiān Dàtóuchén

【来源】为玄参科植物球花毛麝香 *Adenosma indianum*（Lour.）Merr. 的全草。主产于广西田东、南宁、防城、博白、玉林、北流、贵港、藤县、昭平、贺州、钟山、恭城、灵川、鹿寨等地。秋、冬采收，鲜用。

【别名】千捶草、乌头风、土夏枯草、地松茶、石棘、假薄荷、黑头草、神曲草、山薄荷。

【性味】辛、微苦，微温。

【功效】疏风解表，化湿消滞。

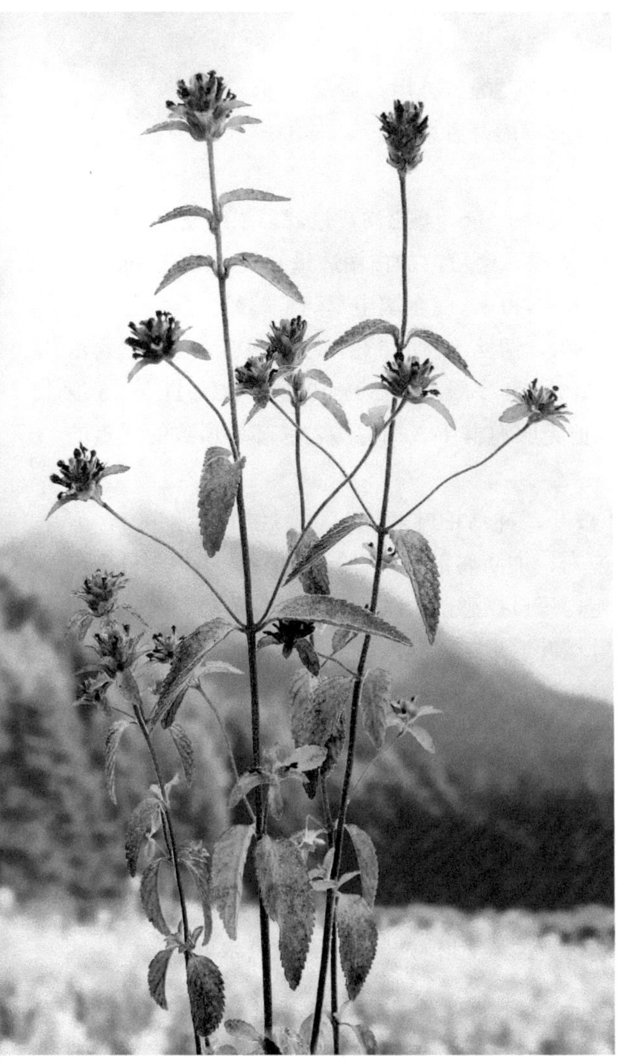

【主治】感冒，发热，头痛，消化不良，肠炎，腹痛。

【用法用量】内服：煎汤，30 ～ 60g。外用：适量，捣敷。

【临证参考】

1. 治皮炎：大头陈适量，捣烂敷患处。

2. 治感冒，咳嗽，发热头痛：大头陈 30 ～ 60g，水煎服。

3. 治消化不良，腹胀腹泻：大头陈 30 ～ 60g，水煎服。

鲜五指枫 | Xiān Wǔzhǐfēng

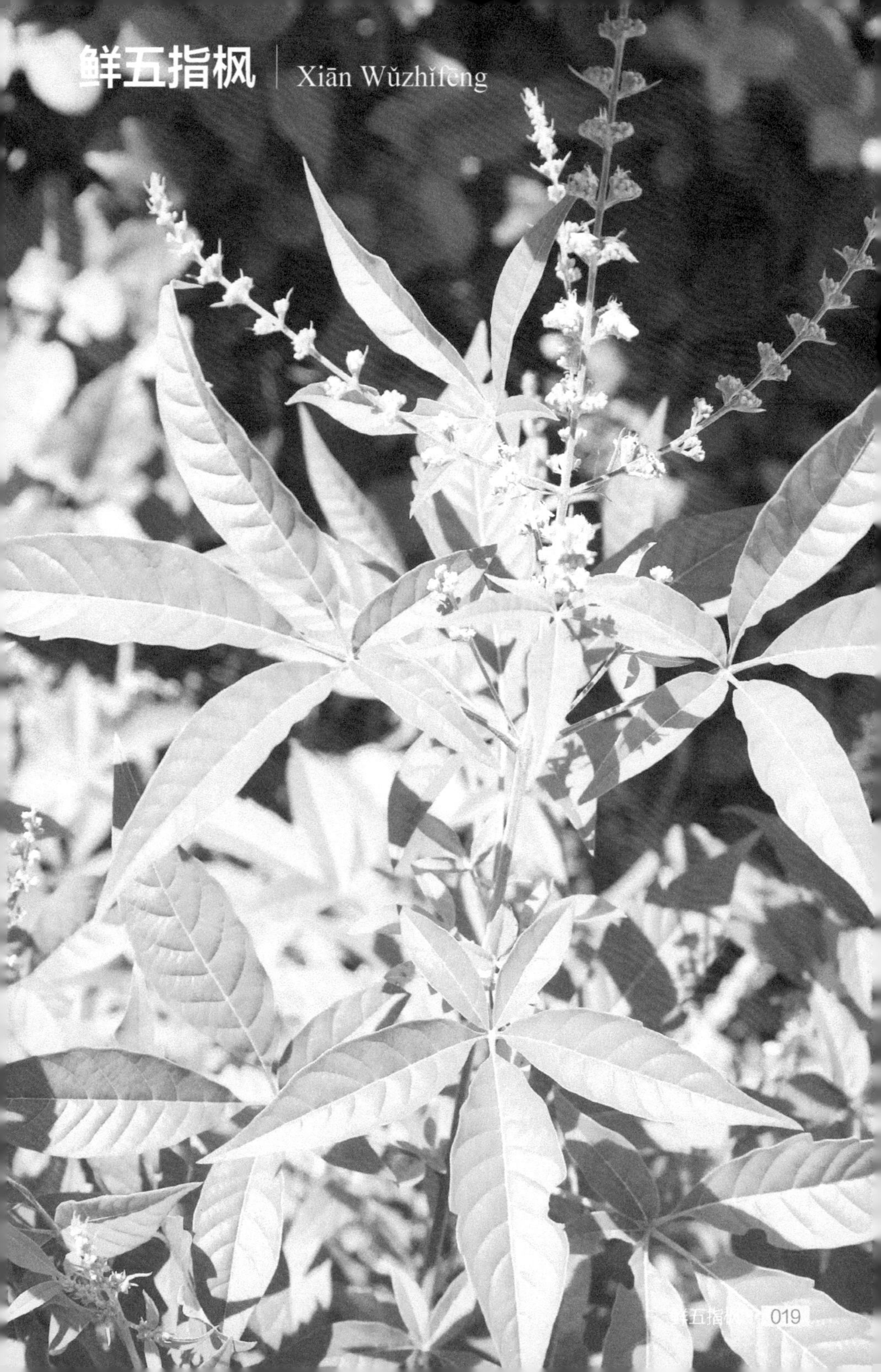

【来源】为马鞭草科植物黄荆 *Vitex negundo* L. 的根、枝叶及果实。广西各地均有分布。根全年可采，叶夏、秋季采收，果实 8 ～ 10 月采，鲜用。

【别名】黄荆、五指柑、蚊子柴。

【性味】根、茎：苦、辛，平。叶：苦，凉。果实：苦、辛，温。

【功效】根、茎：清热止咳，化痰截疟。叶：清热解表，化湿截疟。果实：止咳平喘，理气止痛。

【主治】疟疾，风湿关节痛，腰痛，胃溃疡，慢性胃炎，感冒，牙痛。

【用法用量】内服：煎汤，根、茎 30 ～ 60g；叶 20 ～ 60g；果实 10 ～ 20g。

【临证参考】

1. 治脚癣：鲜五指枫叶 250g，每晚临睡前加开水至浸没五指枫叶为度，浸泡至水现淡绿色时，加温水至半盆，将脚泡水中 5 ～ 10min。

2. 治慢性支气管炎：鲜五指枫根 20g，红糖适量，水煎服。

3. 治毒蛇咬伤：鲜五指枫嫩叶适量，捣烂敷伤口周围。

4. 治急性肠炎：鲜五指枫叶 20g，水煎服。

5. 治头风痛：鲜五指枫叶适量，捣烂外敷太阳穴。

6. 治慢性胃炎：五指枫根 20g，红糖适量，水煎服。

第二章

清热类鲜药

鲜青蒿 Xiān Qīnghāo

【来源】为菊科植物黄花蒿 *Artemisia annua* L. 的地上部分。主产于广西阳朔、钟山、贺州市、岑溪、桂平、博白、南宁、南丹等地。秋季花盛开时采割，鲜用。

【别名】蒿子、臭蒿、香蒿、苦蒿、臭青蒿、香青蒿、细叶蒿、细青蒿、草青蒿、草蒿子。

【性味】苦、辛，寒。

【功效】清虚热，除骨蒸，解暑热，截疟，退黄。

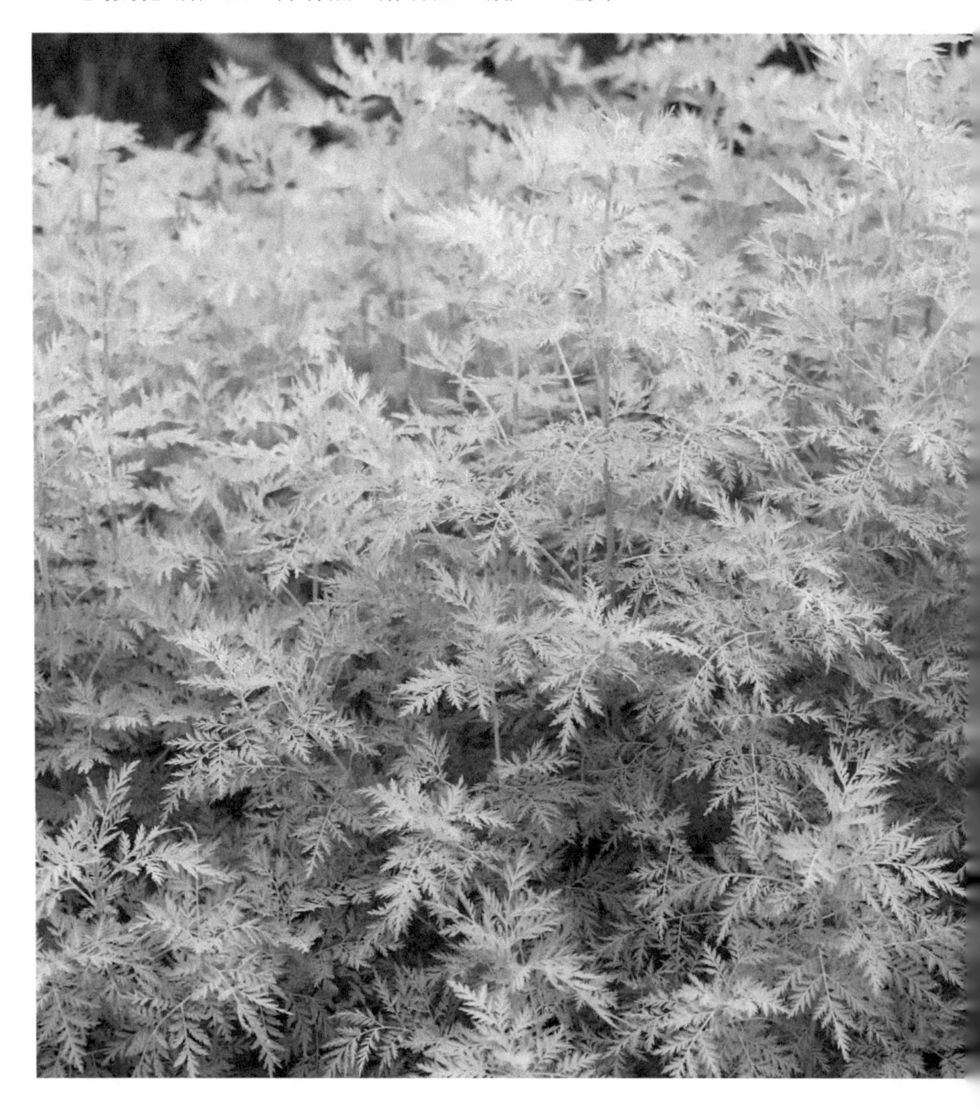

【主治】温邪伤阴，夜热早凉，阴虚发热，骨蒸劳热，暑邪发热，疟疾寒热，湿热黄疸。

【用法用量】内服：煎汤，20～30g，治疟疾可用40～80g，不宜久煎；水浸绞汁饮。外用：适量，捣敷或煎水洗。

【使用注意】脾胃虚弱，肠滑泄泻者忌服。

1.《神农本草经疏》：产后血虚，内寒作泻，及饮食停滞泄泻者，勿用。凡产后脾胃薄弱。

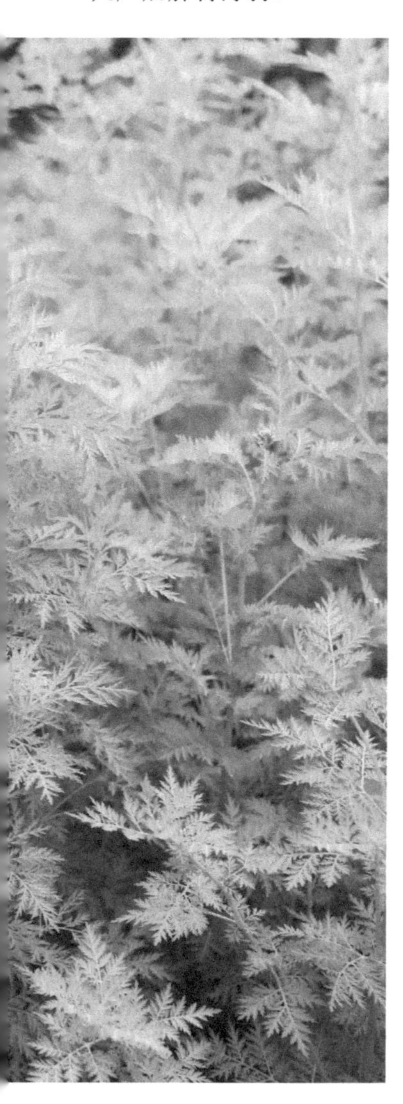

2.《本草通玄》：胃虚者，不敢投也。

【临证参考】

1. 治蜂螫人：青蒿捣敷之。(《肘后备急方》)

2. 治鼻衄：青蒿捣汁服之，并塞鼻中。(《卫生易简方》)

3. 治虚劳久疟：青蒿捣汁，煎过，如常酿酒饮。(《本草纲目》)

4. 治中暑：青蒿嫩叶捣烂，手捻成丸，黄豆大。新汲水吞下，数丸立愈。(《本草汇言》)

5. 治无名肿毒，创伤感染：鲜垂盆草配等量鲜大黄、鲜青蒿，共捣烂敷患处。(《陕甘宁青中草药选》)

6. 治牙齿肿痛：青蒿一握，煎水漱之。

7. 治痱子痒痛：新汲水捣青蒿汁，调蛤粉敷之。(《是斋百一选方》)

8. 治流行性结膜炎：鲜青蒿250g，加水适量，武火煎10min，去渣，放置露天过夜，药液接触露水即可。药液洗敷患部，每天2～3次，轻者1～2天可痊愈，重者2～3天。[新中医，2003，35（01）：8]

9. 治小儿高热：鲜青蒿地上部分，除去茎枝，专取鲜叶，每次15g，用沸水浸泡20min，滤取药汁，加少量白糖服用，每日2～3次。[基层中药杂志，2000，14（05）：64]

鲜青天葵 Xiān Qīngtiānkuí

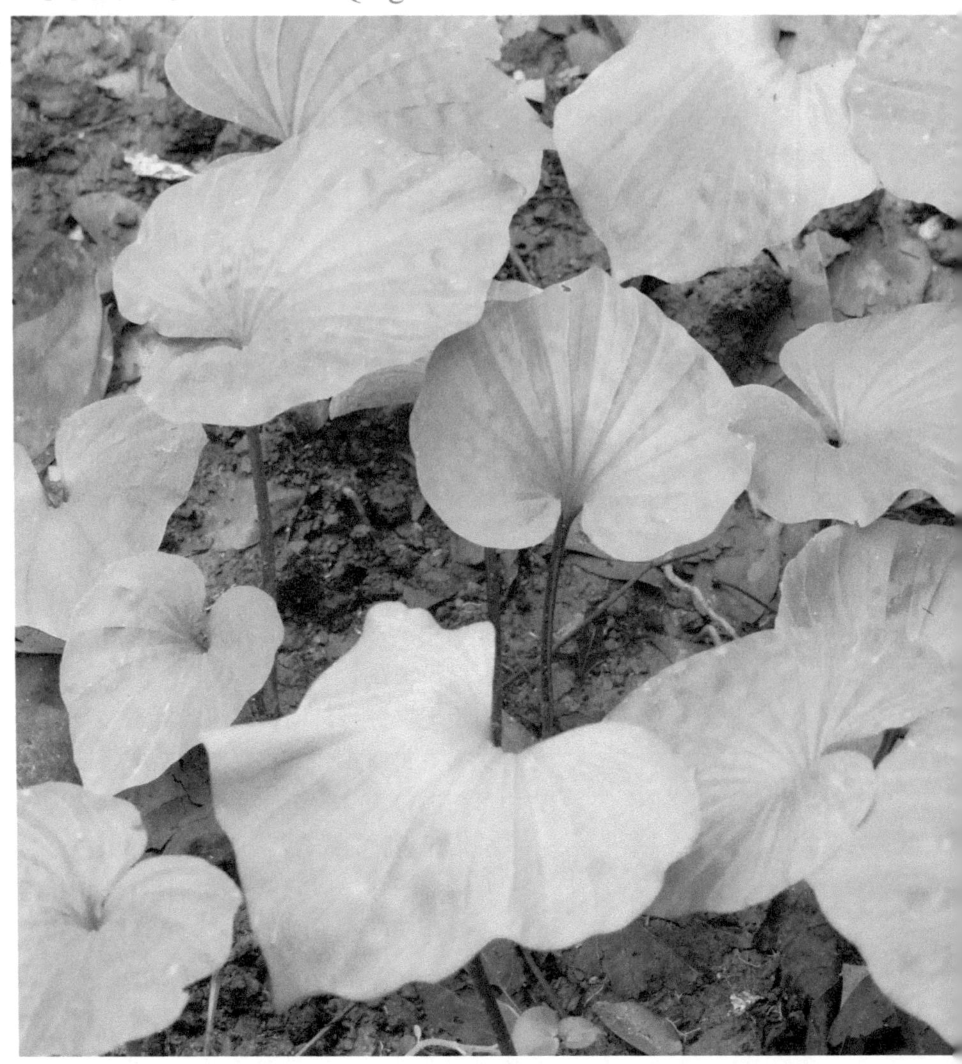

【来源】为兰科植物毛唇芋兰 *Nervilia fordii*（Hance）Schltr. 的全草或块茎。主产于广西隆林、昭平、永福等地。全年可采，鲜用。

【别名】独叶莲、独脚莲、珍珠叶、坠千斤、铁帽子、山米子、青莲。

【性味】甘，凉。

【功效】清肺止咳，健脾消积，镇静止痛，清热解毒，散瘀消肿。

【主治】肺结核，支气管炎，小儿疳积，小儿肺炎，跌打肿痛，口腔炎，急性喉头炎，疮毒。

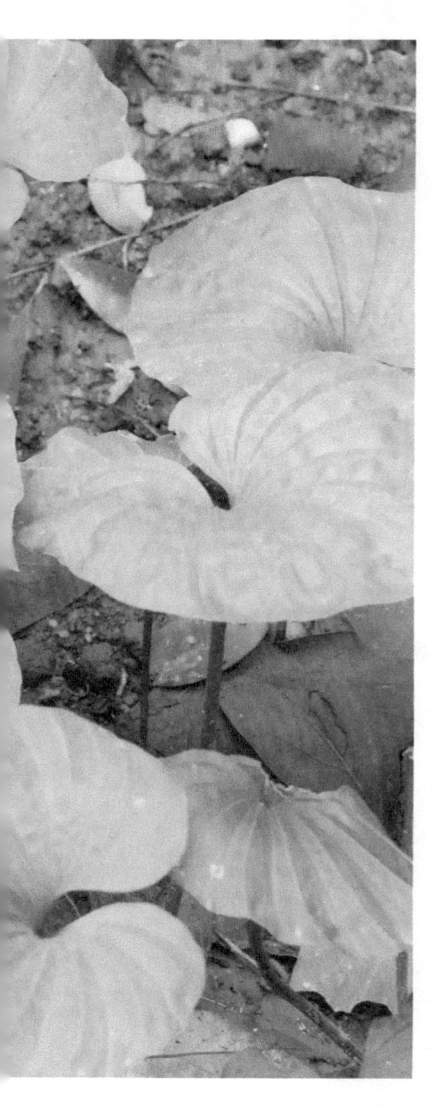

【用法用量】内服：煎汤，10 ～ 20g。外用：适量，新鲜块茎捣烂敷患处。

【使用注意】阳虚者慎服。

【临证参考】

1. 治疮毒：捣烂外涂。

2. 治小儿疳积、疝气痛：青天葵鲜块茎 6 ～ 12g。炖猪瘦肉或鸡蛋吃。(《全国中草药汇编》)

3. 治疮疖肿痛：用鲜青天葵叶捣烂调红糖外敷。

4. 治口腔炎、急性喉头炎：青天葵鲜全草 1 株，生嚼含。(《全国中草药汇编》)

鲜黑面叶 Xiān Hēimiànyè

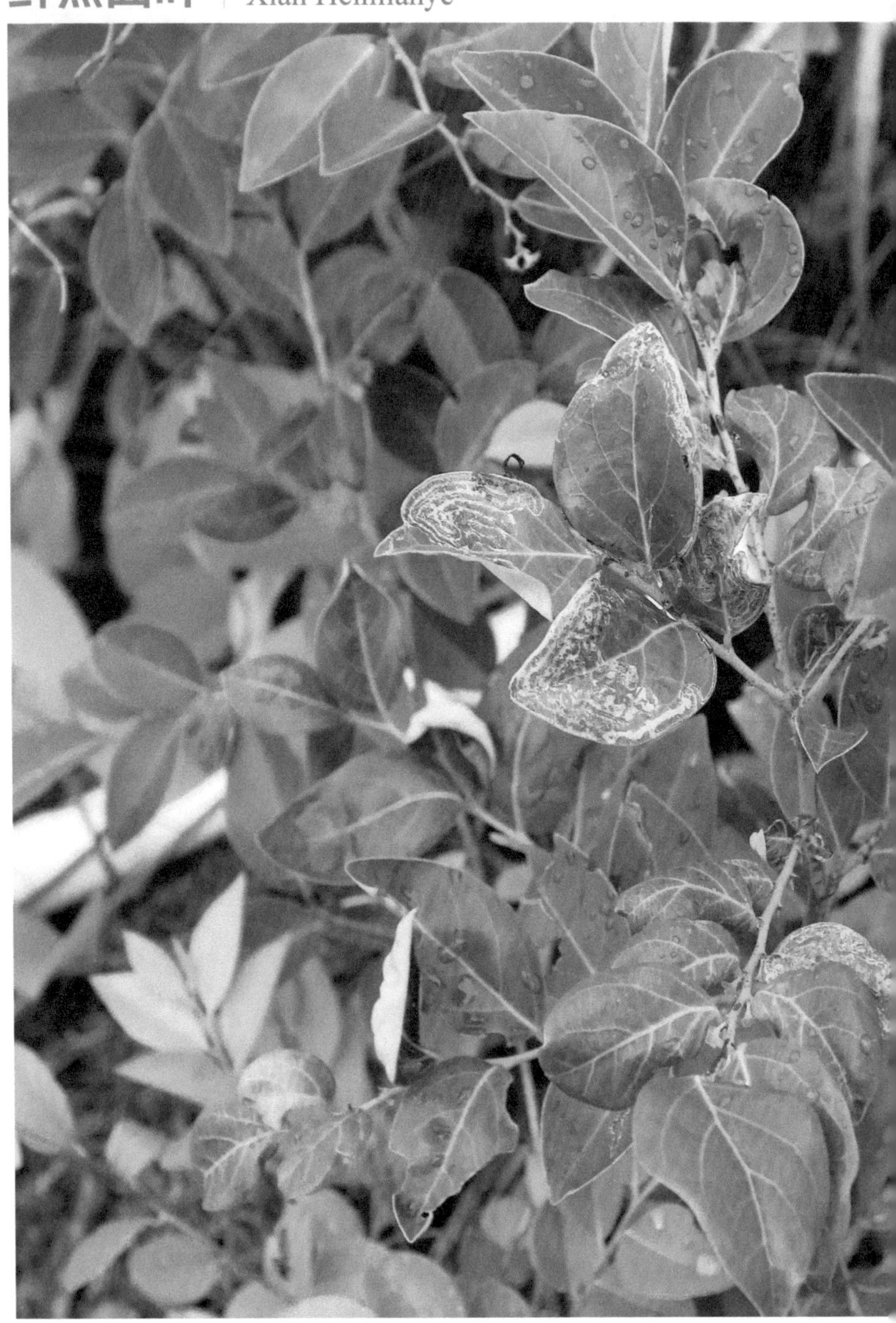

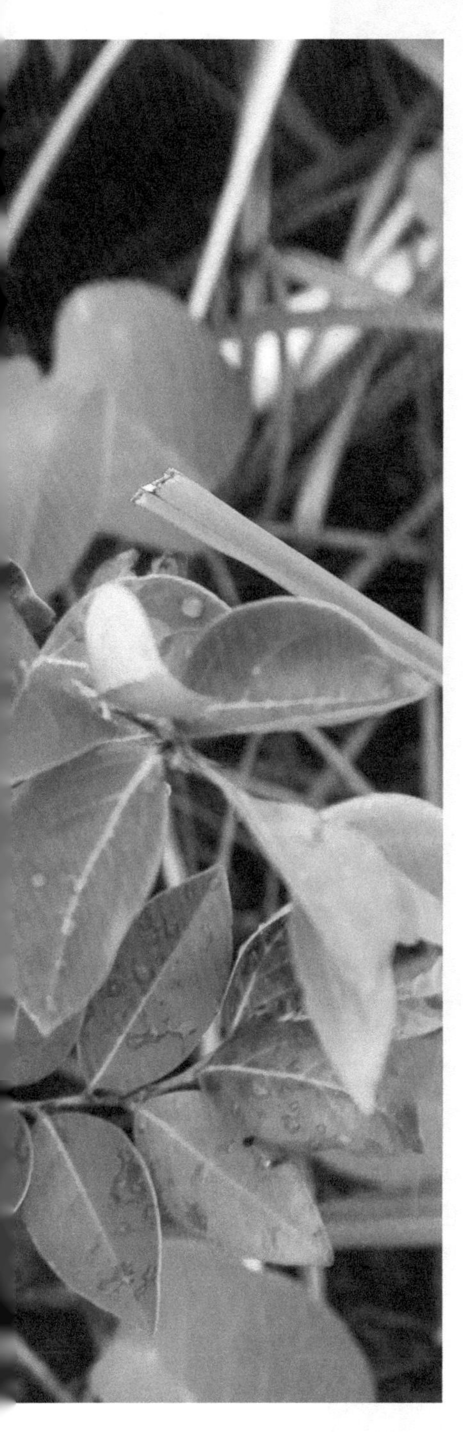

【来源】为大戟科植物黑面树 *Breynia fruticosa*（L.）Hook. f. 的根、叶。广西各地均有分布。全年可采，鲜用。

【别名】蚊惊树、田中逵、四眼叶、夜兰茶、青凡木、四眼草。

【性味】微苦，凉；有小毒。

【功效】清热祛湿，活血解毒，止痛，止痒。

【主治】腹痛吐泻，湿疹，缠腰火丹，皮炎，漆疮，风湿痹痛，产后乳汁不通，阴痒。根：急性胃肠炎，扁桃体炎，支气管炎，尿路结石，产后子宫收缩疼痛，风湿性关节炎。叶：外用治烧烫伤，湿疹，过敏性皮炎，皮肤瘙痒，阴道炎。

【用法用量】内服：煎汤，15 ～ 30g；或捣汁。外用：适量，捣敷或煎水洗。

【使用注意】孕妇禁用。

【临证参考】

1. 治疔疮：黑面叶捣烂敷患处。

2. 治乳管不通而乳少：黑面叶捣烂，和酒糟、蜜糖服之。

3. 治烂疮：黑面叶 30g，半边莲 15g，黑墨草 6g，捣烂敷。

4. 治疮疖、蜘蛛咬伤、刀伤出血：黑面叶捣烂敷。

5. 治一切风寒诸病：取树叶煎汤服之，少顷大吐痰涎。或行路寒暑所侵，吐泻腹痛，虽危笃者，采摘数叶嚼之，或吐或不吐，病徐即愈。

鲜忍冬藤 Xiān Rěndōngténg

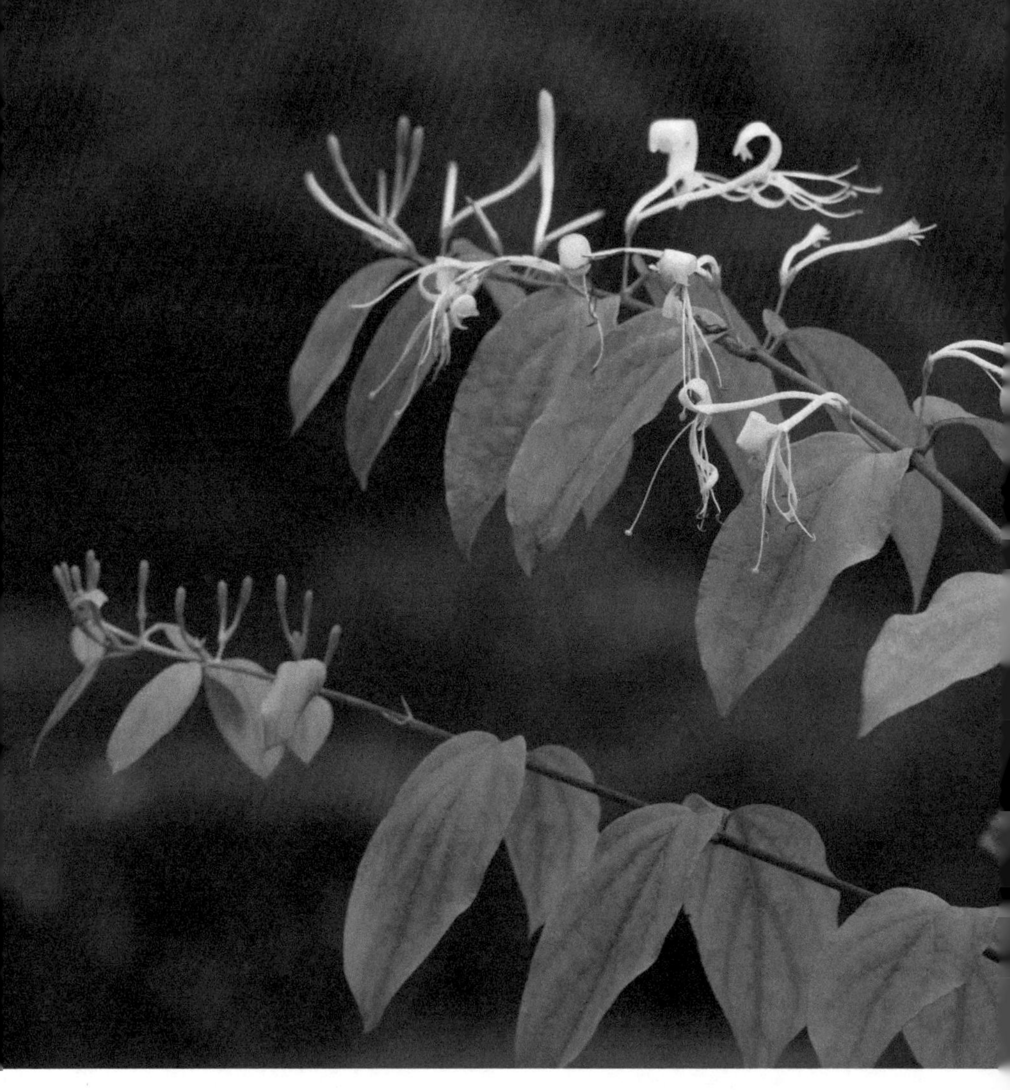

【来源】为忍冬科植物忍冬 *Lonicera japonica* Thunb. 的茎枝。主产于广西桂林、梧州、玉林、柳州、河池、南宁、百色等地。秋、冬二季采割，鲜用。

【别名】老翁须、金钗股、大薜荔、水杨藤、千金藤、鹭鸶藤、忍冬草、左缠藤、忍寒草、通灵草、蜜桶藤。

【性味】甘，寒。

【功效】清热解毒，疏风通络。

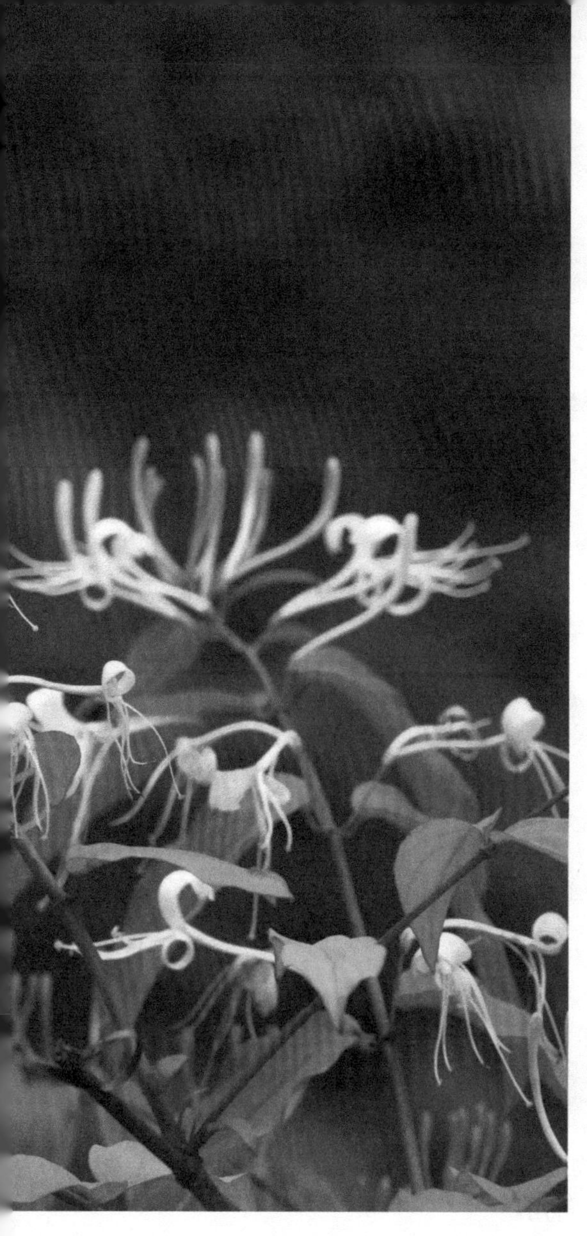

【主治】温病发热，热毒血痢，痈肿疮疡，风湿热痹，关节红肿热痛。

【用法用量】内服：煎汤，20 ～ 60g，或浸酒。外用：适量，煎水熏洗，或熬膏贴，或捣敷。

【使用注意】脾胃虚寒、泄泻不止者忌用。

1. 虚甚及痈疽败疮日久者不可单服。

2. 虚寒作泻者忌用。

【临证参考】

1. 治四时外感、发热口渴，或兼肢体酸痛者：鲜忍冬藤（带叶或花）150g，煎汤代茶频饮。

2. 治一切痈疽：忍冬藤生取五两，大甘草节一两。上用水两碗，煎一碗，入无灰好酒一碗，再煎数沸，去渣，分三服，一昼夜用尽，病重昼夜两剂，至大小便通利为度；另用忍冬藤一把烂研，入酒少许，敷四周。

3. 治四肢闭合性骨折：鲜忍冬藤 150g，洗净，碾烂，加冷开水 100mL 浸泡 1h 后，取汁滴在骨折部位，每日 2 次。［中国民间疗法，1996（03）：33］

鲜鱼腥草 Xiān Yúxīngcǎo

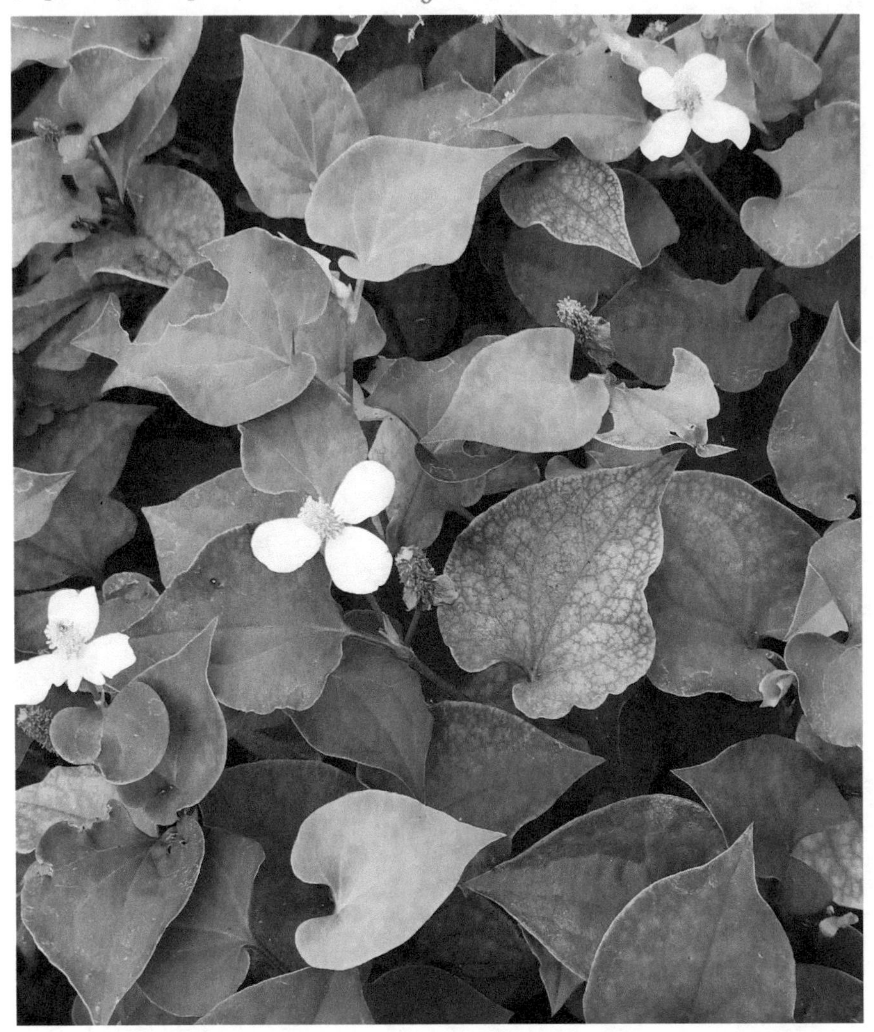

【来源】本品为三白草科植物蕺菜 *Houttuynia cordata* Thunb. 的新鲜全草。广西各地均有分布。全年可采，鲜用。

【别名】侧耳根、猪鼻孔、臭草、鱼鳞草、蕺菜。

【性味】辛，微寒。

【功效】清热解毒，消痈排脓，利尿通淋。

【主治】肺痈吐脓，痰热喘咳，热痢，热淋，痈肿疮毒。

【用法用量】内服：煎汤，30 ～ 50g，不宜久煎；或捣汁服。外用适量，捣敷或煎汤熏洗患处。

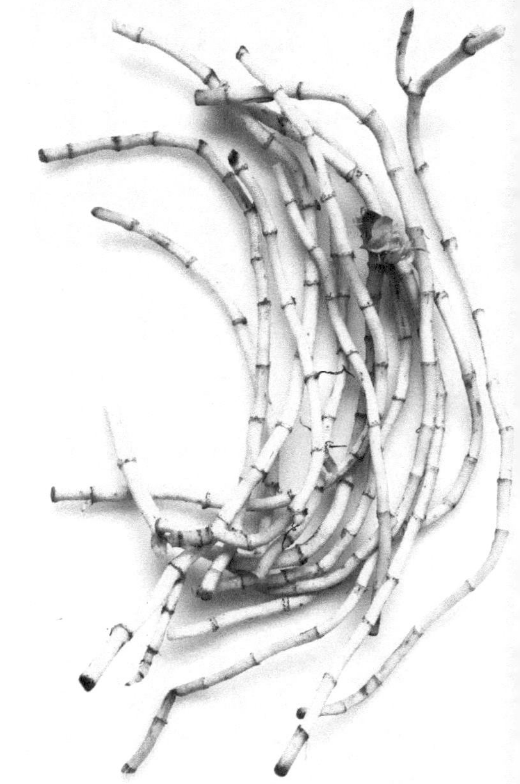

【使用注意】虚寒证及阴性外疡忌服。

1.《名医别录》：多食令人气喘。

2.《证类本草》久食之，发虚弱，损阳气，消精髓。

【临证参考】

1. 治慢性鼻窦炎：鲜鱼腥草捣烂，绞取自然汁，每日滴鼻数次。另用鱼腥草21g，水煎服。

2. 治妇女外阴瘙痒，肛痈：鱼腥草适量，煎汤熏洗。

3. 治疥癣：鲜鱼腥草捣烂外敷患处。

4. 治扁桃体炎：鲜鱼腥草、鲜筋骨草各15g，柚子（种子）适量。共捣烂绞汁，调蜜服。

5. 治食积腹胀：鲜鱼腥草30g。水煎服。

6. 治荨麻疹：鲜鱼腥草捣烂，揉擦患处。

7. 治小儿肺部感染性疾病：用鲜鱼腥草汁1mL/kg（浓度1∶2），内服，疗程为5天。[中国中医药科技，2004，11（05）：317-318]

8. 治风热咳嗽：取鲜鱼腥草50～150g，冰糖（黄砂糖亦可）40～60g。先把鱼腥草洗净，盛于碗内捣烂，然后将冰糖放入200～500mL水中煎沸，再将冰糖水冲于碗内，加盖5～7min后即可。每日1～2次。连服2天为1个疗程，治疗2个疗程判断疗效。

9. 治带下：鲜鱼腥草根30～50g，车前草30g，白糖适量，将两药洗净，捣烂取汁加白糖适量，内服，每周2剂，1个月为1个疗程。

10. 治丹毒：取鲜鱼腥草100～200g，自来水洗净，再用凉开水清洗一遍，捣碎后，加食盐10～20g调匀，外敷患处，加敷料包扎，3次/天。[时珍国医国药，2003（11）：663]

11. 治疔疮：取鲜鱼腥草适量，用水洗净晾干，捣烂如泥，敷于疔疮上，每日更换一次。

鲜古羊藤 Xiān Gǔyángténg

【来源】为萝藦科植物马连鞍 *Streptocaulon griffithii* Hook. f. 的根。主产于广西桂南、桂西等地。全年可采，鲜用。

【别名】老鸦咀、毛青才、奶藤、马达、红马连鞍、虎阴藤、有毛老鸦嘴。

【性味】苦、微甘，凉。

【功效】清热解毒，散瘀止痛。

【主治】感冒发热，痢疾，胃痛，腹痛，跌打瘀痛，淋浊，毒蛇咬伤。

【用法用量】内服：煎汤，6 ～ 12g。外用：适量，捣敷。

【使用注意】

1. 虚寒者忌用。

2. 古羊藤，有毒部位：叶和种子。误食它的叶、种子易引起头晕、腹痛。

【临证参考】

1. 治红白痢症：古羊藤根 30g。煎汤冲蜜糖 15g，一天两次分服。

2. 治奶疮：鲜古羊藤、土常山、鹰不扑根、相思藤叶、芙蓉叶各适量，加酒糟、生盐各适量，捣烂敷患处。

鲜白点秤 Xiān Báidiǎnchèng

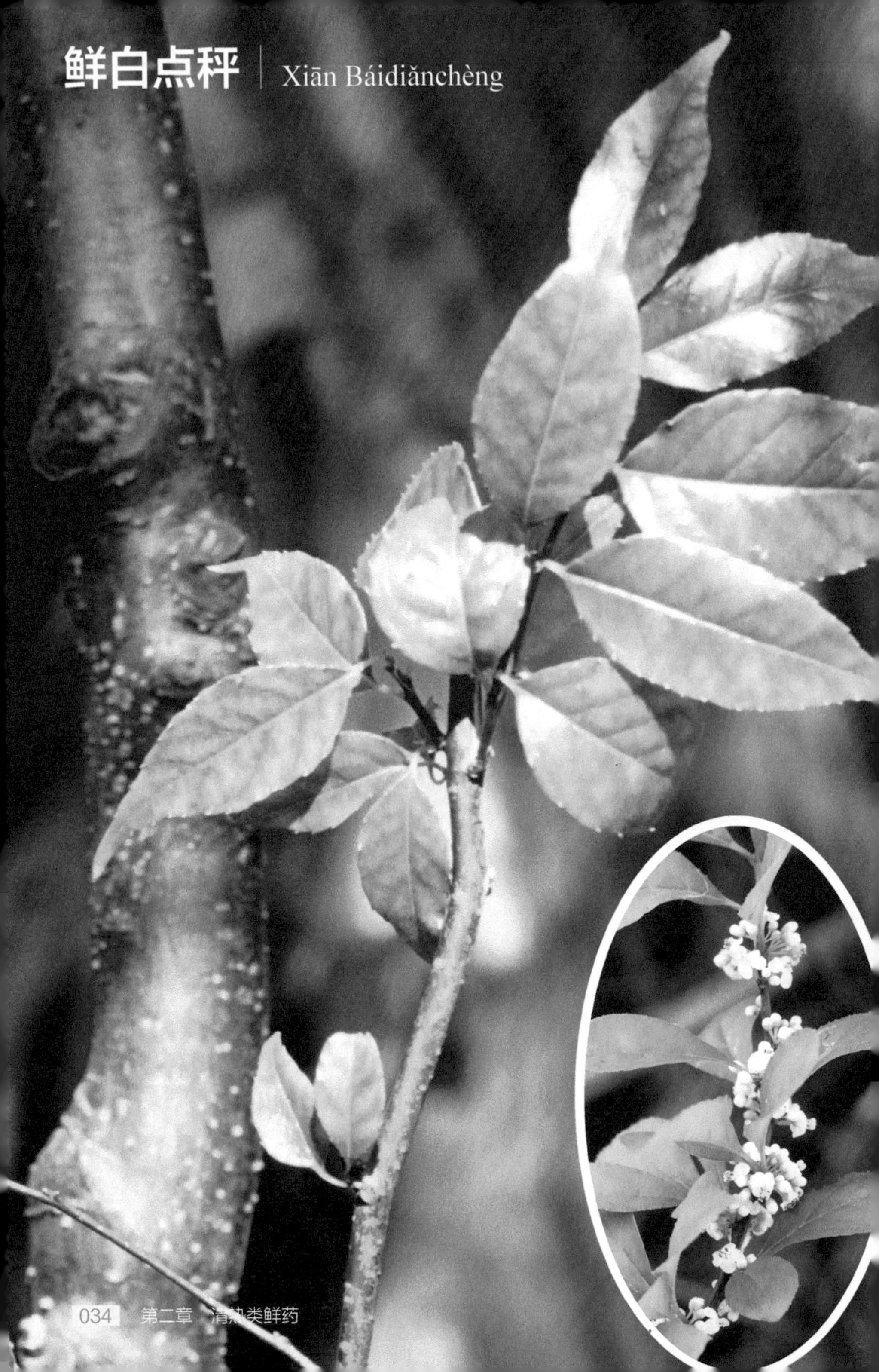

【来源】为冬青科植物梅叶冬青 *Ilex asprella*（Hook. et Arn.）Champ. ex Benth. 的根、叶。广西各地均有分布。根全年可采，叶春、夏季采，鲜用。

【别名】梅叶冬青、天星木、岗梅。

【性味】苦、甘，寒。

【功效】清热解毒，生津止渴，散瘀止痛。

【主治】感冒，高热烦渴，扁桃体炎，咽喉炎，气管炎，百日咳，肠炎，痢疾，传染性肝炎，跌打损伤，痈疖肿毒，野蕈、砒霜中毒。

【用法用量】内服：根，煎汤，30 ～ 60g。外用：叶，适量，捣敷。

【使用注意】有胃病及气血虚象者忌用。

【临证参考】

1. 治小儿百日咳：白岗梅根（鲜用）30g，白茅根 30g，水煎酌加蜜糖兑服。

2. 治扁桃体炎、咽喉炎：鲜岗梅根、蜂蜜各适量，捣烂，纱布包好，口内含咽。

3. 治偏正头痛：鲜岗梅根 90g，鸡矢藤 60g，鸭蛋 2 个，水煎，吃蛋喝汤。

4. 治头晕目眩：鲜岗梅根 60g，臭牡丹根 30g，水煎服。

5. 治跌打损伤：鲜岗梅根（切片，酒炒）100g，鸡 1 只，水酒各半炖服。（《实用中草药彩色图鉴大全集·根和根茎类中草药彩色图鉴》）

鲜白花蛇舌草 Xiān Báihuāshéshécǎo

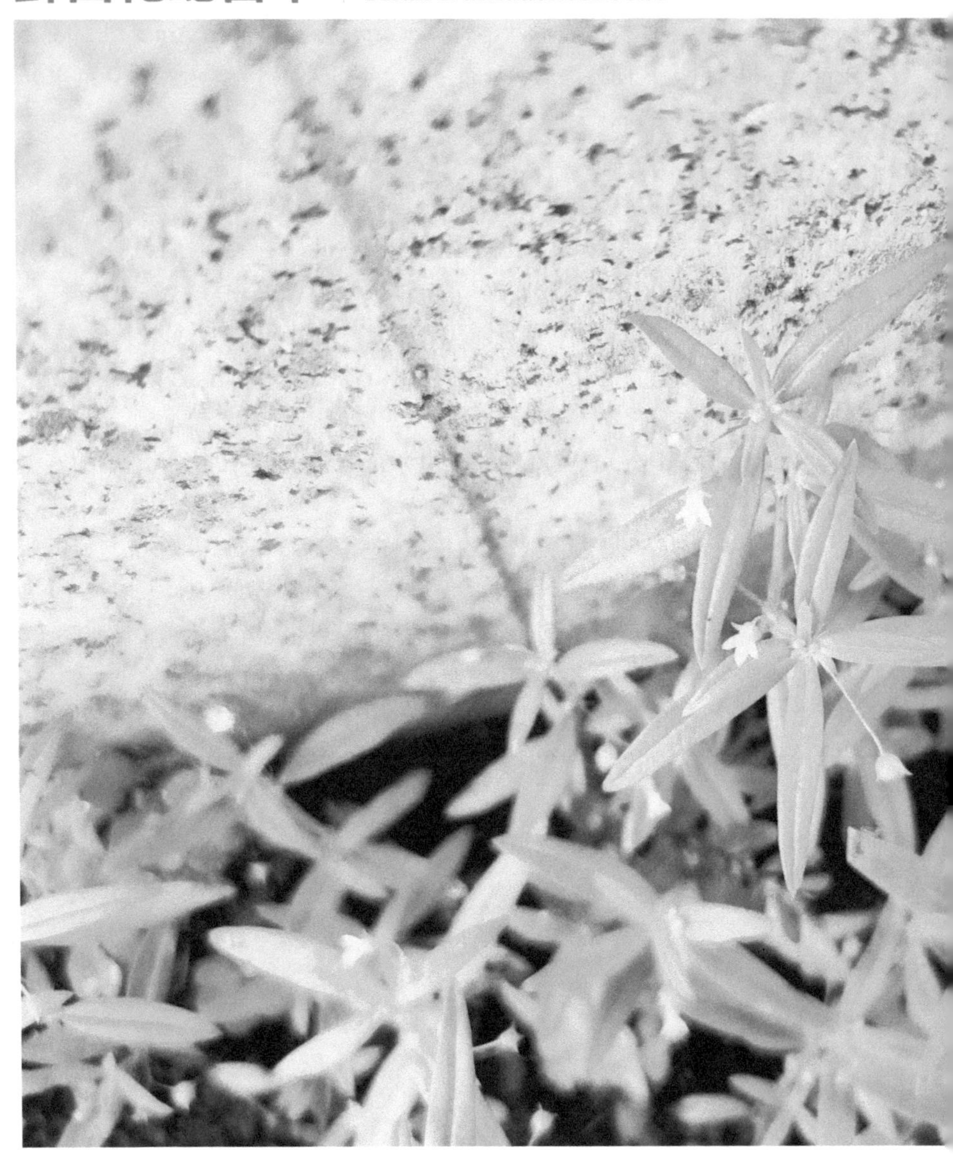

【来源】为茜草科植物白花蛇舌草 *Hedyotis diffusa* Willd. 的全草。主产于广西贺州、岑溪、容县、玉林、平南、金秀等地。夏秋采集，鲜用。

【别名】蛇舌草、矮脚白花蛇利草。

【性味】苦、甘，寒。

【功效】清热解毒，利尿消肿，活血止痛。

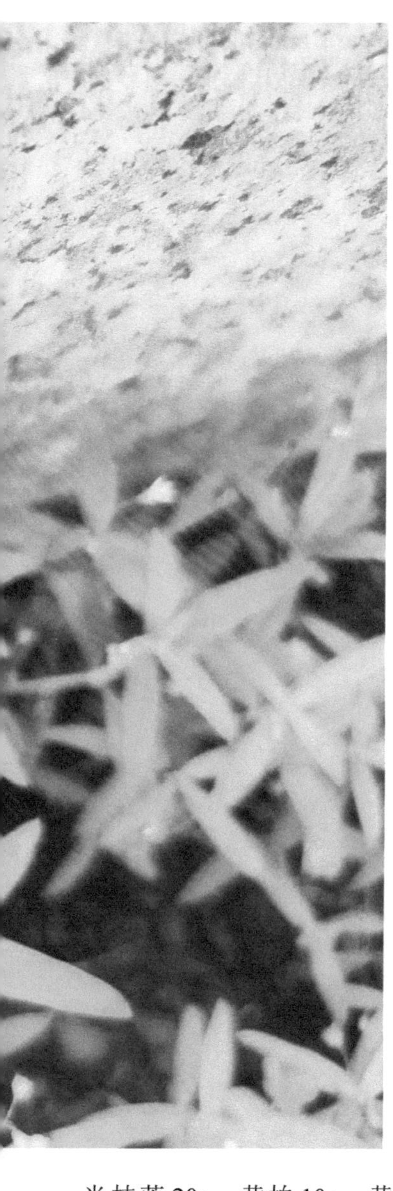

【主治】肺热喘咳，扁桃体炎，咽喉炎，阑尾炎，痢疾，尿路感染，黄疸，肝炎，盆腔炎，附件炎，痈肿疔疮，毒蛇咬伤，肿瘤。亦可用于消化道癌症。

【用法用量】内服：煎汤，30～60g，或捣汁。外用：适量，捣敷。

【使用注意】孕妇慎用。

【临证参考】

1.治小儿急惊风：鲜白花蛇舌草全草9～15g，开水炖服；或鲜全草捣烂绞汁1杯，和蜜炖服。

2. 治咽喉肿痛、结膜炎：鲜白花蛇舌草全草30～60g，水煎服。

3. 治小儿惊热，不能入睡：鲜白花蛇舌草打汁一汤匙服。

4. 治疮肿热痛：鲜白花蛇舌草洗净，捣烂敷之，干即更换。

5. 治毒蛇咬伤：鲜白花蛇舌草30～60g，捣烂绞汁或水煎服，渣敷伤口。

6. 治疔疮痈肿：鲜白花蛇舌草全草30～60g，水煎服；另取鲜全草和冷饭捣烂，敷患处。

7. 治跌打损伤：鲜白花蛇舌草120g，水酒各半煎，内服。

8. 治蛇毒咬伤：鲜白花蛇舌草全草30～60g，捣烂绞汁或水煎服。

9. 治急慢性腹泻：鲜白花蛇舌草120g，煎水内服。

10. 治晚期子宫颈癌：鲜白花蛇舌草70g，半枝莲20g，黄柏10g，黄连10g，牛膝10g，苍术10g，白术10g，三七10g，牡丹皮10g，赤芍10g，薏苡仁10g，鸡内金10g，三棱10g，莪术10g，人参6g，每日1剂。每晚用甲硝唑1片与适量蛇床子研细末，布包，置阴道内。[中医杂志，2009，50（07）：629]

鲜半边莲　Xiān Bànbiānlián

【来源】本品为桔梗科植物半边莲 *Lobelia chinensis* Lour. 的全草。主产于广西平乐、梧州、岑溪、北流、陆川、桂平、南宁、隆林等地。夏季采收，鲜用。

【别名】急解索、蛇利草、细米草、半边菊、半边旗、顺风旗、单片芽。

【性味】辛，平。

【功效】清热解毒，利尿消肿。

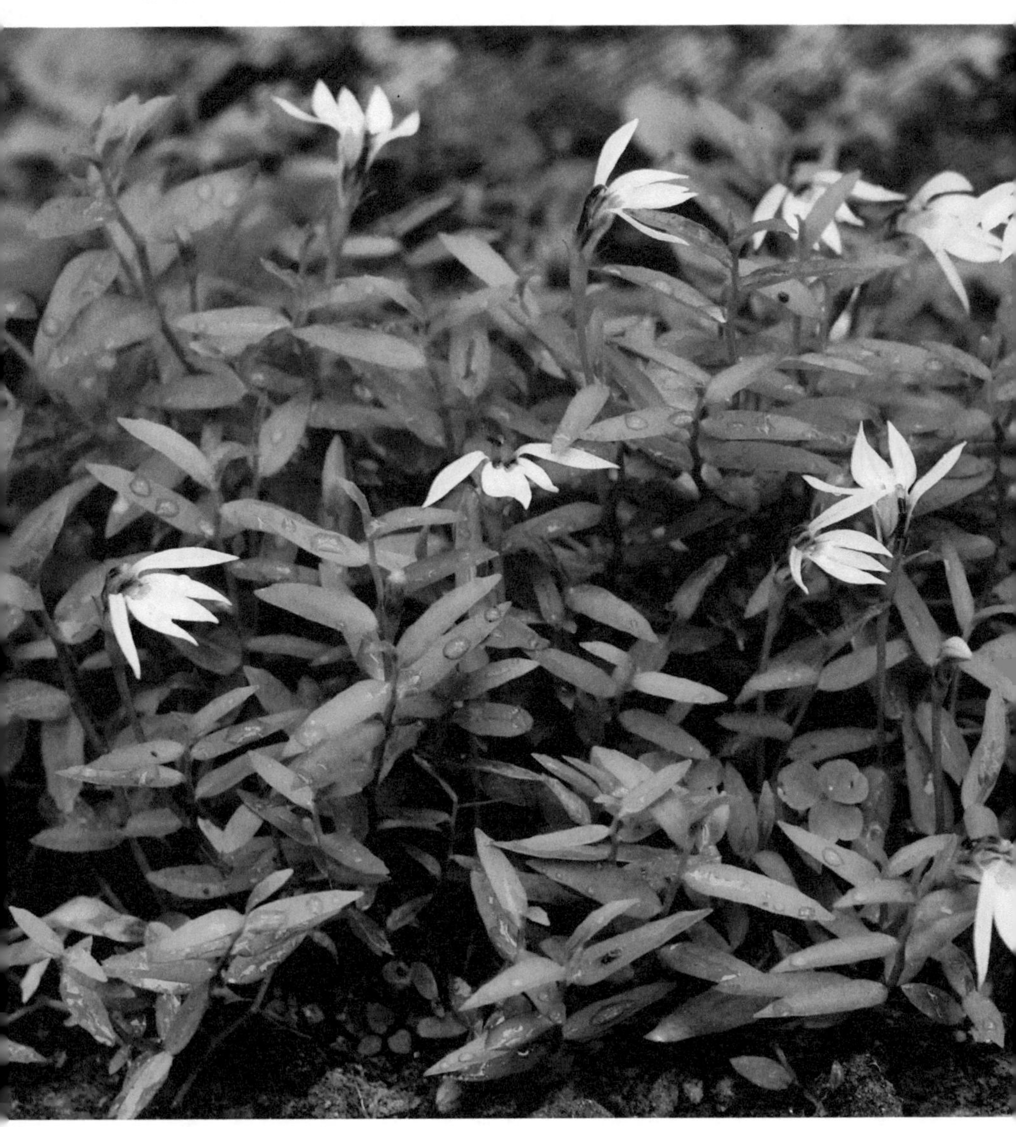

【主治】痈肿疔疮，蛇虫咬伤，臌胀水肿，湿热黄疸，湿疹湿疮。

【用法用量】内服：煎汤，30～60g，或捣汁。外用：适量，捣敷或捣汁调涂。

【使用注意】虚证忌用。

【临证参考】

1. 治毒蛇咬伤：鲜半边莲30～60g，捣烂绞汁，加甜酒30g调服，服后盖被入睡，以便出微汗。毒重的一天服两次，并用捣烂的鲜半边莲敷于伤口周围。

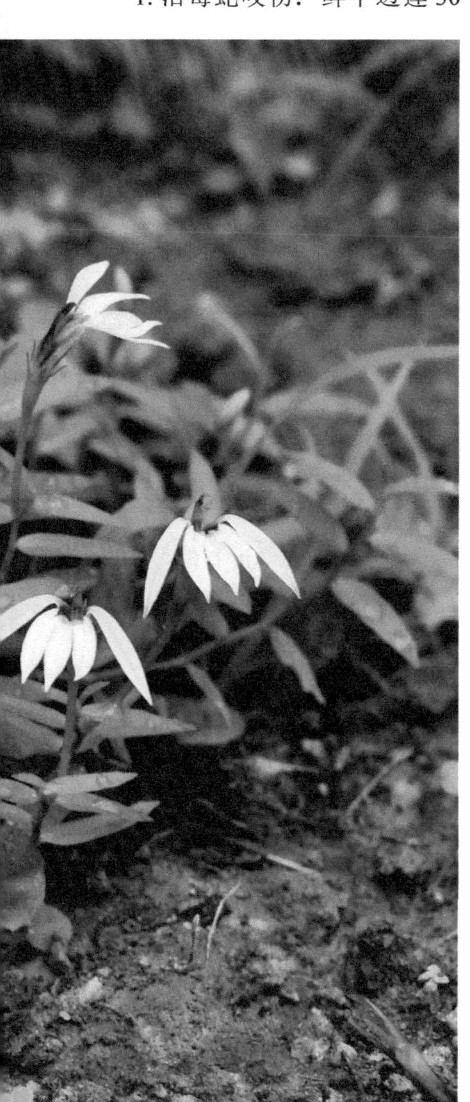

2. 治疔疮、一切阳性肿毒：鲜半边莲适量，加食盐数粒同捣烂，敷患处，有黄水渗出，渐愈。

3. 治乳腺炎：鲜半边莲适量，捣烂敷患处。

4. 治无名肿毒：半边莲叶捣烂，加酒敷患处。（《岭南草药志》）

5. 治急性中耳炎：半边莲擂烂绞汁，和酒少许滴耳。（《岭南草药志》）

6. 治漆疮：半边莲全草捣汁搽。

7. 治腋臭术口感染：新鲜半边莲捣药80g分摊两腋面，上覆盖消毒纱布，四周胶布固定。［中医药临床杂志，2005，17（05）：441-442］

8. 治糜烂型手足癣或亚急性湿疹：鲜半边莲与生天南星捣烂，加雄黄少许调和，敷患处，每日换药2～3次，或用半边莲煎剂局部湿敷或外搽。［吉林中医药，2006，26（10）：69］

9. 治带状疱疹：鲜半边莲，捣烂如泥，敷于患处，上盖纱布，胶布固定，药干用冷开水湿润之。［吉林中医药，2006，26（10）：69］

鲜玉叶金花 | Xiān Yùyèjīnhuā

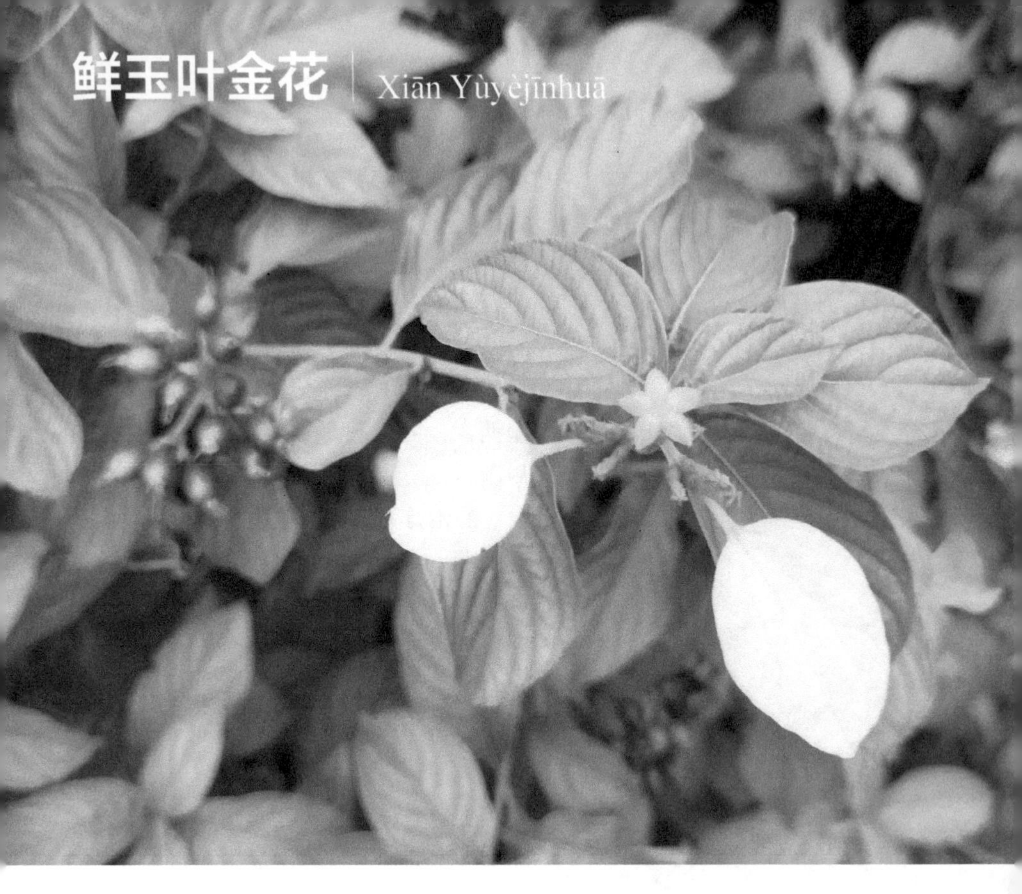

【来源】为茜草科植物玉叶金花 *Mussaenda Pubescens* Ait. f. 的茎和叶。主产于广西桂平、北流、陆川、博白、北海、防城港、龙州、南宁、马山、乐业、罗城等地。全年可采，鲜用。

【别名】白纸扇、野白纸扇、山甘草、土甘草、凉口茶、仙甘藤、蝴蝶藤、蜻蜓翅、生肌藤、黄蜂藤、白叶子、凉藤子、大凉藤、小凉藤。

【性味】甘、淡，凉。

【功效】清热解暑，凉血解毒。

【主治】中毒，感冒，支气管炎，扁桃体炎，咽喉炎，肾炎水肿，肠炎，子宫出血，毒蛇咬伤。

【用法用量】内服：煎汤，30 ～ 60g。外用：适量，捣敷。

【临证参考】

1. 治恶疮肿毒：玉叶金花捣烂敷患处。
2. 治烧烫伤、毒蛇咬伤：鲜玉叶金花叶 60 ～ 120g，水煎，外洗。
3. 治咽喉肿痛：鲜玉叶金花叶和食盐少许捣烂绞汁，频频咽下。

鲜密蒙花叶 Xiān Mìménghuāyè

【来源】为马钱科植物密蒙花 *Buddleja officinalis* Maxim. 的叶。主产于广西宾阳、邕宁、武鸣、隆安、德保、那坡、隆林、田林、柳江、藤县等地。叶四季可采收，晒干备用，也可鲜用。

【别名】小锦花、蒙花、黄饭花、疙瘩皮树花、鸡骨头花。

【性味】甘，微寒。

【功效】清热泻火，养肝明目，退翳。

【主治】目赤肿痛，多泪羞明，目生翳膜，肝虚目暗，视物昏花。

【用法用量】内服：煎汤，12 ～ 20g；或入丸、散。

【临证参考】

1. 治痈疮溃烂：鲜密蒙花叶捣烂，外敷。

2. 治创伤：鲜密蒙花叶适量，以嫩为佳，加香油适量浸润捣绒，立即敷于患处。1 ～ 2 日 1 剂。［四川中医，1986，4（06）：48］

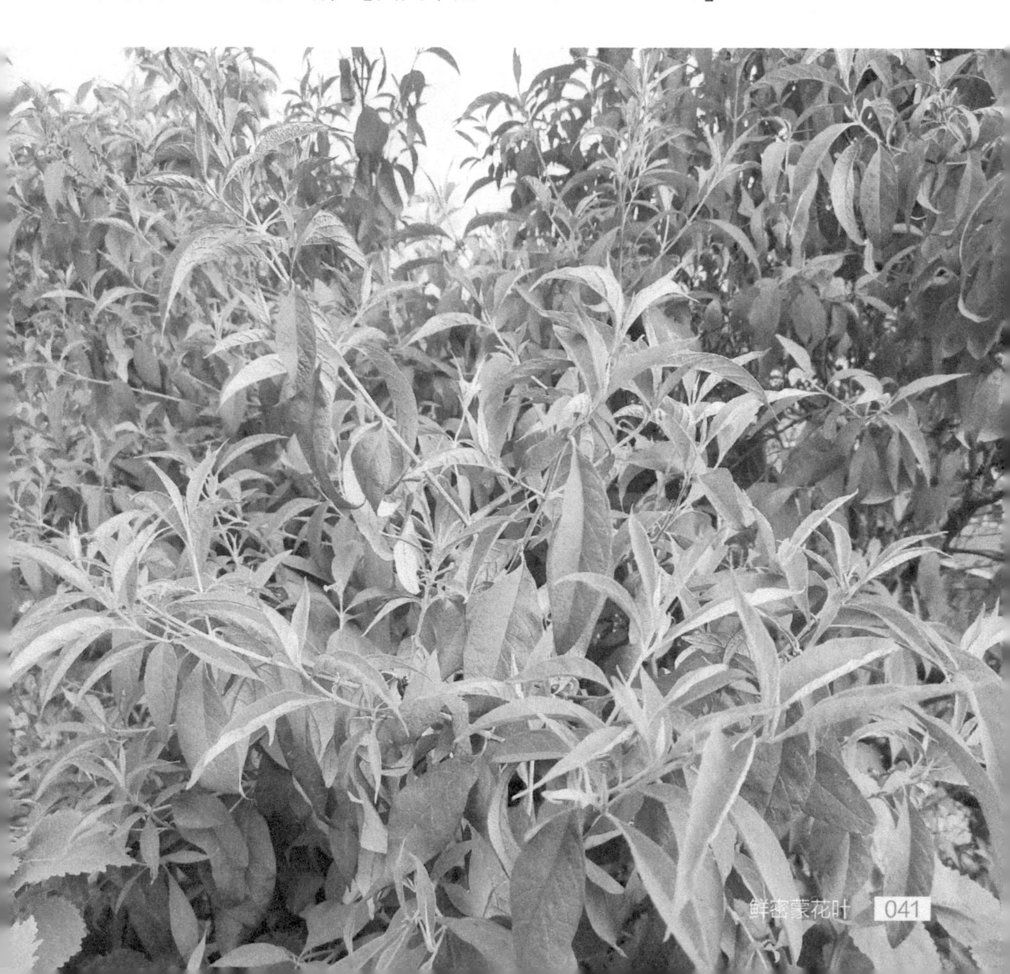

鲜犁头草 Xiān Lítóucǎo

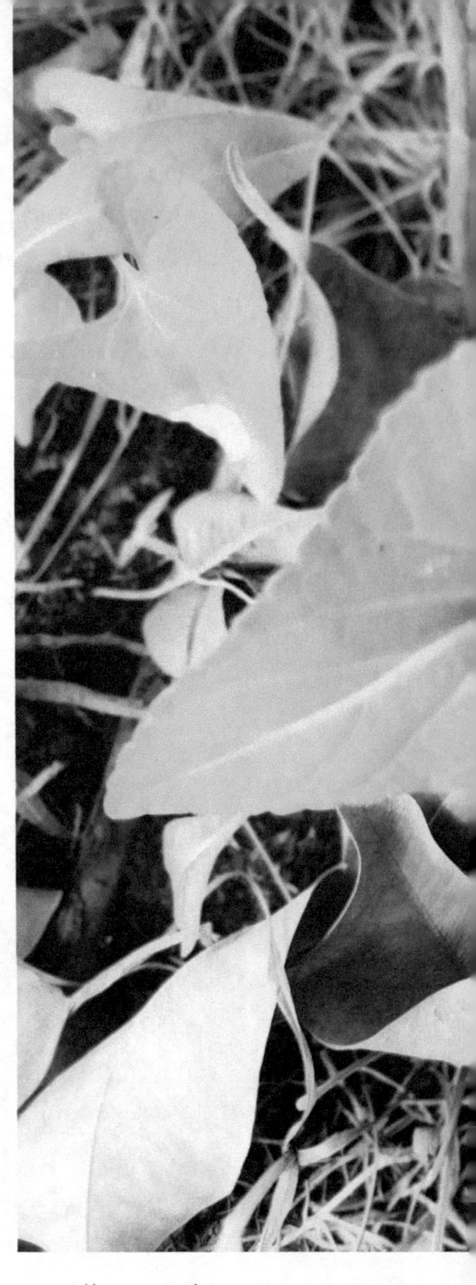

【来源】为堇菜科植物犁头草 *Viola japonica* Langsd. 或长萼堇菜 *V. inconspicua* Blume 的全草。主产于广西资源、灌阳、永福、蒙山、藤县、桂平、北流、凌云、东兰等地。夏秋开花时采集全草，鲜用。

【别名】紫金锁、紫花地丁、小甜水茄、瘩背草、三角草、犁头尖、烙铁草、地丁草、紫地丁。

【性味】苦、微辛，寒。

【功效】清热解毒，化瘀排脓，凉血清肝。

【主治】痈疽肿毒，乳痈，肠痈下血，化脓性骨髓炎，黄疸，目赤肿痛，瘰疬，外伤出血，蛇伤。

【用法用量】内服：煎汤，30 ～ 60g，或捣汁服。外用：适量，捣敷。

【使用注意】

《全国中草药汇编》：服药后不可喝热水、吃热食。

【临证参考】

1. 治痈疽疔疮、无名肿毒：鲜犁头草、鲜野菊花叶各等量，同捣烂，敷患处；或鲜犁头草全草，加白糖少许，捣敷亦可，每日换一次。同时捣汁一酒杯内服。

2. 治痈肿、疔疮、瘰疬、乳痈、指疔：鲜犁头草捣烂敷。

3. 治毒蛇咬伤：鲜犁头草捣烂敷患处，一日换 1 ～ 2 次。

4. 治外伤出血：犁头草、酢浆草各适量，捣烂，外敷患处，纱布加压包扎；或单用犁头草捣敷。

5. 治盐卤中毒：鲜犁头草捣汁二酒杯，开水冲服。

6. 治咽喉炎、扁桃体炎：用鲜犁头草全草 5 ～ 10g，水煎服。

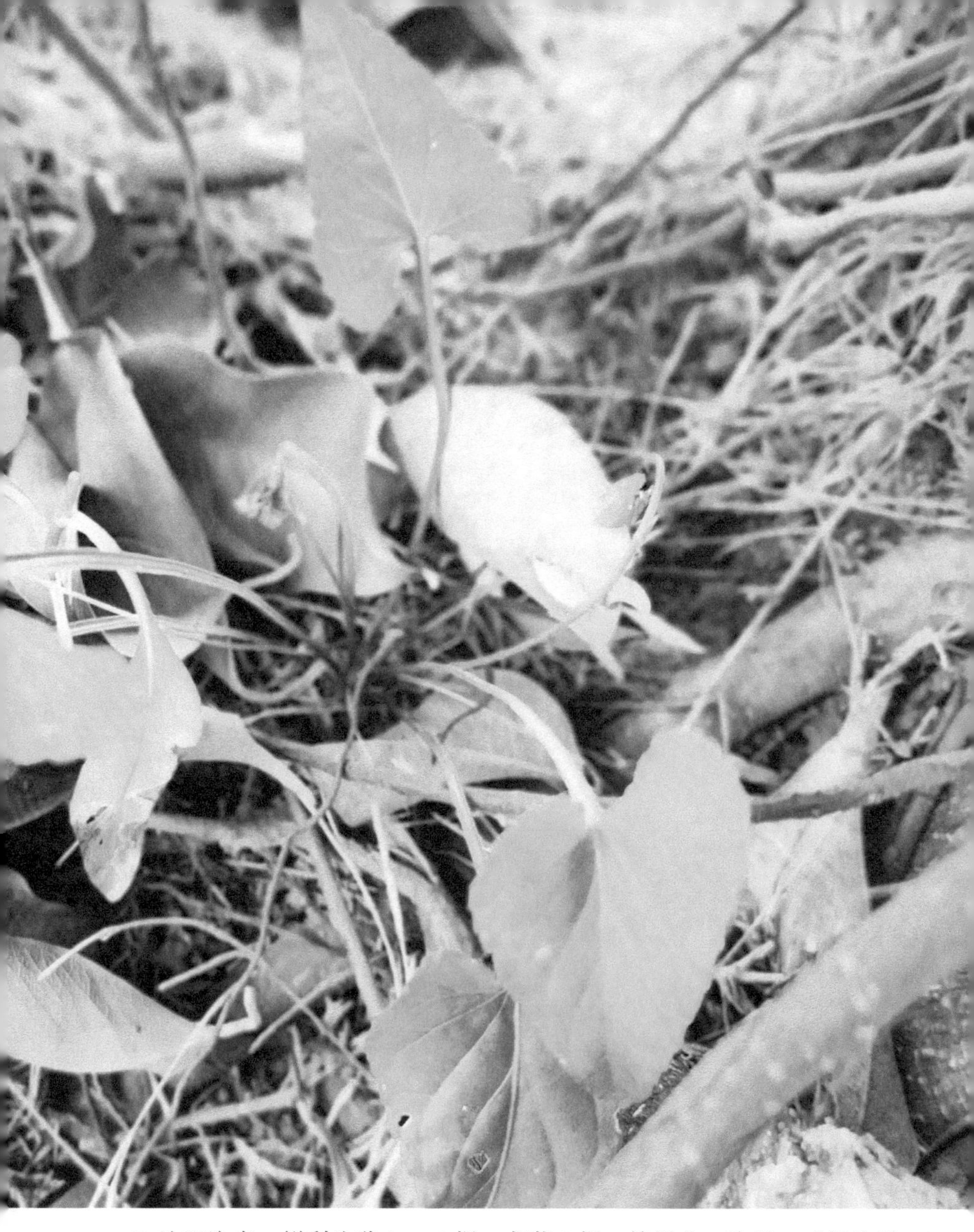

7. 治甲沟炎：鲜犁头草 3 ～ 5 棵，龙葵 1 棵，捣烂分 2 次用，或每次用料一半捣烂后外敷，每日更换 2 次，疗程 3 ～ 5 天或至痊愈。[福建中医药，1999，30（06）：19]

8. 治暑疖：取鲜犁头草适量，洗净，加食盐少许，共捣烂，然后敷贴患处，每日更换 2 ～ 3 次。

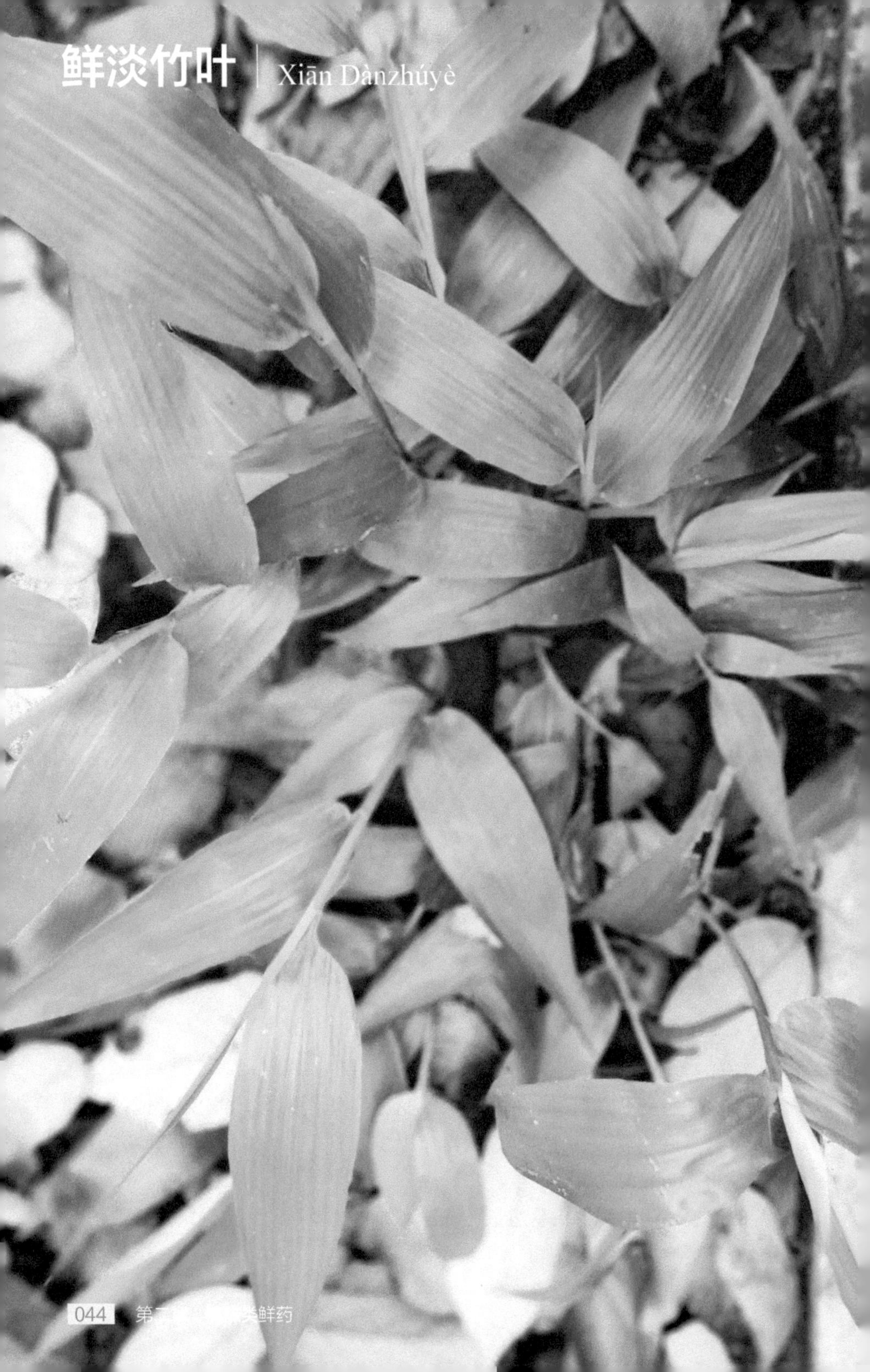

鲜淡竹叶 Xiān Dànzhúyè

【来源】为禾本科植物淡竹叶 *Lophatherum gracile* Brongn. 的茎和叶。主产于广西天等、田阳、乐业、凤山、东兰、金秀、藤县、玉林、博白等地。夏季未抽花穗前采割，鲜用。

【别名】迷身草、山鸡米、金竹叶、山冬、地竹、野麦冬。

【性味】甘、淡，寒。

【功效】清热泻火，除烦止渴，利尿通淋。

【主治】热病烦渴，小便短赤涩痛，口舌生疮。

【用法用量】内服：煎汤，18 ～ 30g。

【使用注意】阴虚火旺、骨蒸潮热者慎用。

1.《本草品汇精要》：孕妇勿服。

2.《中华本草》：无实火、湿热者慎服，体虚有寒者禁服。

【临证参考】

1. 治口舌糜烂：鲜淡竹叶 30g，木通 9g，生地黄 9g，水煎服。

2. 治热病烦渴：鲜淡竹叶 30g，麦冬 15g，水煎服。

3. 治肺炎：鲜淡竹叶 30g，三椏苦 9g，麦冬 15g，水煎服。

4. 治咽痛、目赤及皮肤疖痈之患：鲜淡竹叶 20g，水煎后取汁，加绿豆 50g、大米 100g，煮成稀粥，分顿随量食用。

5. 治睑腺炎：取鲜淡竹叶茎，去其节，放在酒精灯上烧中部，待其汁渗出，稍停片刻，涂在患处，每日一次，涂后 2 ～ 3h 患者疼痛即减轻。［江苏医药，1976，2（05）：46-47］

6. 治热病烦渴：鲜淡竹叶适量，煎汤当茶饮。［中医药通报，2012，11（02）：59］

鲜喜树皮 Xiān Xǐshùpí

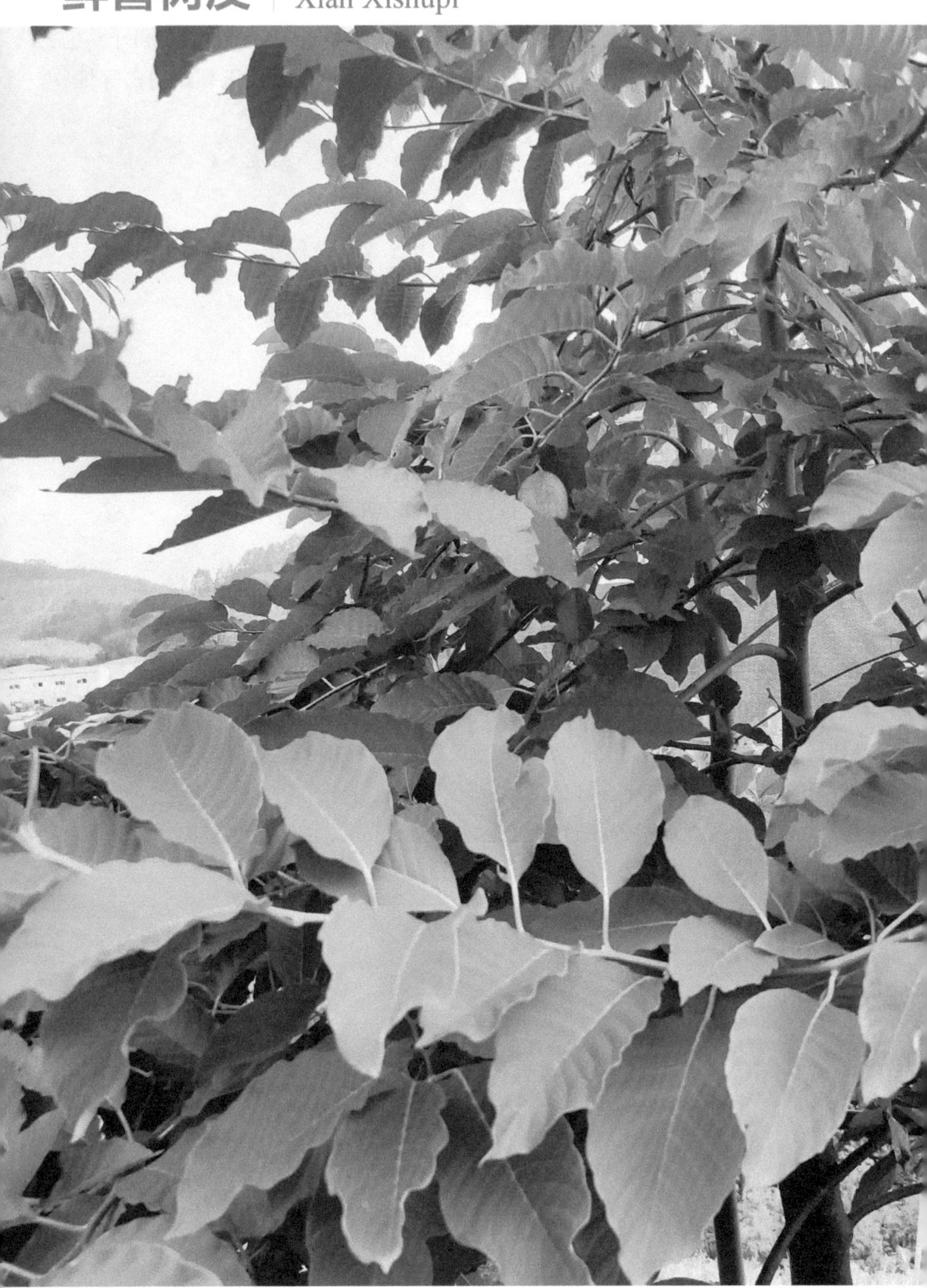

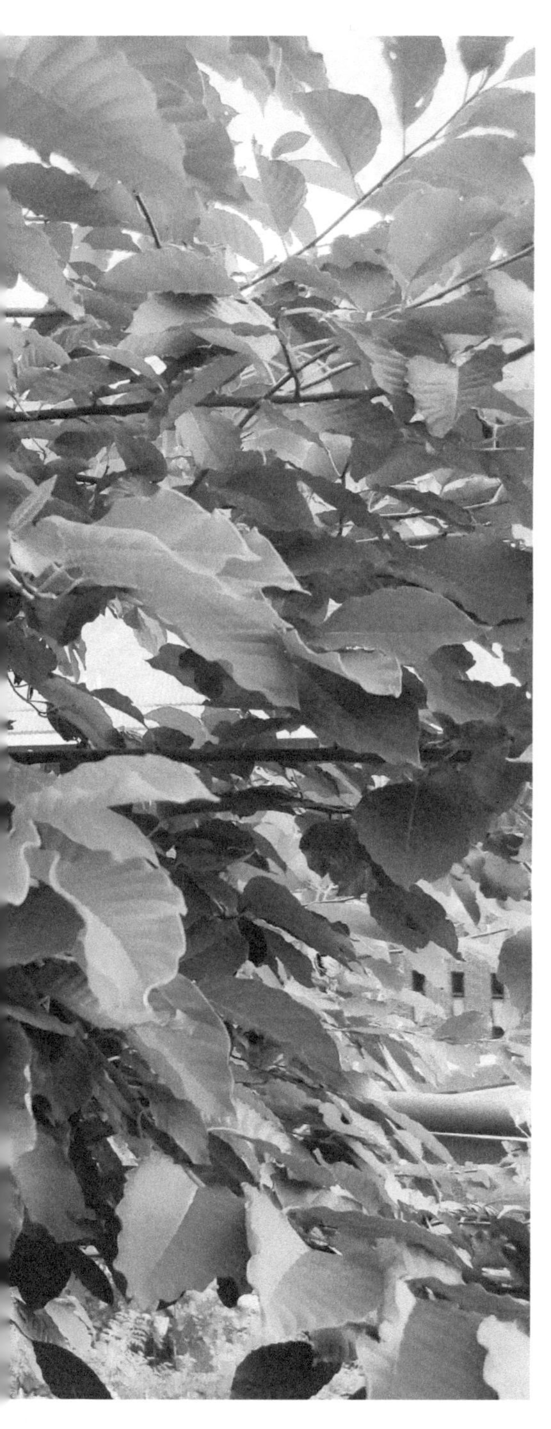

【来源】为珙桐科植物喜树 *Camptotheca acuminata* Decne. 的树皮。主产于广西南宁、上林、马山、凌云、隆林、罗城、金秀、平乐、桂林等地。全年均可采，剥取树皮，切碎，鲜用。

【别名】旱莲、水栗、水桐树、天梓树、旱莲子、千张树、野芭蕉、水漠子、旱莲木、南京梧桐。

【性味】苦，寒；有小毒。

【功效】清热解毒，祛风止痒。

【主治】牛皮癣。

【用法用量】外用：适量，煎汤洗或水煎浓缩调涂。内服：煎汤，15 ～ 30g。

【使用注意】孕妇禁用。

【临证参考】

治牛皮癣：喜树皮切碎，水煎浓缩，然后加羊毛脂、凡士林，调成 10% ～ 20% 油膏外搽；另取喜树皮 30～60g，水煎服，每日 1 剂。

鲜酢浆草 Xiān Cùjiāngcǎo

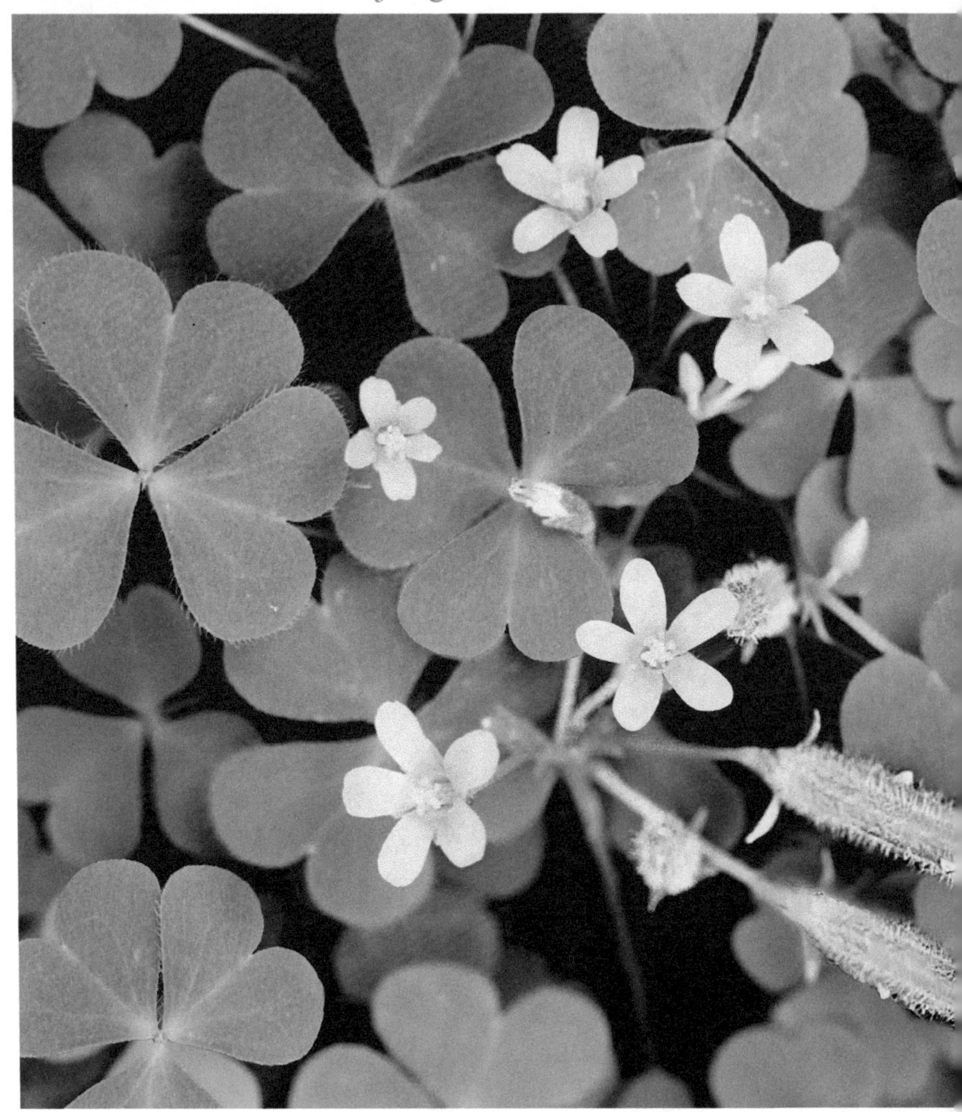

【来源】为酢浆草科植物酢浆草 *Oxalis corniculata* L. 的全草。广西各地均有分布。夏季采收，鲜用。

【别名】雀林草、浆草、饺草、鸠草、酸味草、叶酸浆、斑苋。

【性味】酸，寒。

【功效】清热利湿，凉血散瘀，解毒消肿。

【主治】感冒发热，咽喉肿痛，泄泻，痢疾，黄疸，淋证，赤白带下，

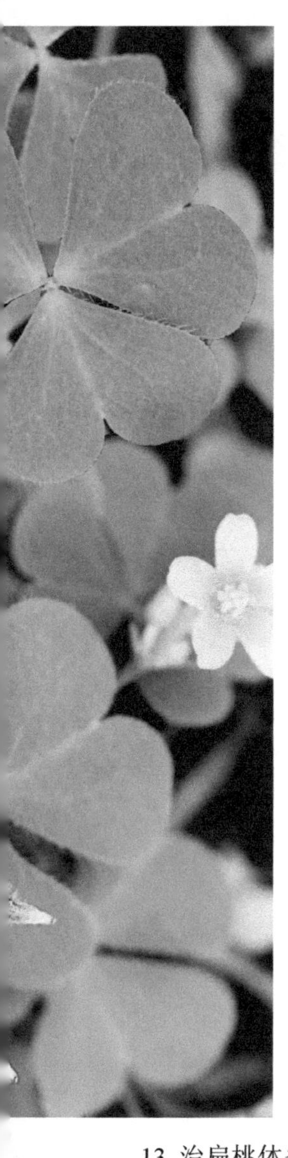

麻疹，吐血，衄血，跌打损伤，毒蛇咬伤，痈肿疮疖，脚癣，湿疹，痔，脱肛，烧烫伤。

【用法用量】内服：煎汤，30 ～ 60g；或鲜品绞汁饮。外用：适量，煎水洗、捣烂敷、捣汁涂或煎水漱口。

【临证参考】

1. 治血淋、热淋：酢浆草取汁，入蜜同服。(《履巉岩本草》)

2. 治二便不通：酢浆草一大把，车前草一握，捣汁加入砂糖一钱，调服一盏，不通再服。(《摘元方》)

3. 治鼻衄：鲜酢浆草杵烂，揉作小丸，塞鼻腔内。

4. 治齿龈腐烂：鲜酢浆草和食盐少许，捣烂绞汁，用消毒棉花蘸汁，擦洗患处，一日 3 ～ 5 次。

5. 治咽喉肿痛：鲜酢浆草 30 ～ 60g，食盐少许，共捣烂，用纱布包好含于口中；或煎汤漱口，并治口腔炎。

6. 治喘咳：鲜酢浆草 30g，加米少许煮服，连服三剂。

7. 治疔疮：鲜酢浆草，和红糖少许，捣烂为泥，敷患处。

8. 治腹部痈肿：鲜酢浆草 60g，放碗内捣出汁，热甜酒冲，去渣服。

9. 治创伤青肿：鲜酢浆草 60g，搓伤处。又用鲜草 60g，加红糖 15g，开水炖服。

10. 治烫伤：酢浆草洗净捣烂，调麻油敷患处。

11. 治跌打损伤、毒蛇咬伤、烧烫伤：鲜酢浆草捣烂取汁服，渣外敷蛇伤或敷伤口周围。

12. 治急性腹泻：鲜酢浆草 60g，洗净，取冷开水半碗，擂汁，一次顿服。

13. 治扁桃体炎、黄疸性肝炎：鲜酢浆草 60 ～ 120g，水煎服。

14. 治带状疱疹：鲜酢浆草适量，洗净，用开水烫一下，搓出液汁，在患处轻轻涂擦，每天 1 ～ 2 次。[湖南中医杂志，2016，32（11）：87]

15. 治黄疸：取新鲜酢浆草 100 ～ 300g，用冷水煎，待煮沸后打入鸡蛋 1 个成酢浆草蛋汤，分早、中、晚 3 次服用，或频服。每日 1 剂。[浙江中医杂志，1999，34（05）：22]

鲜铁苋菜 Xiān Tiěxiàncài

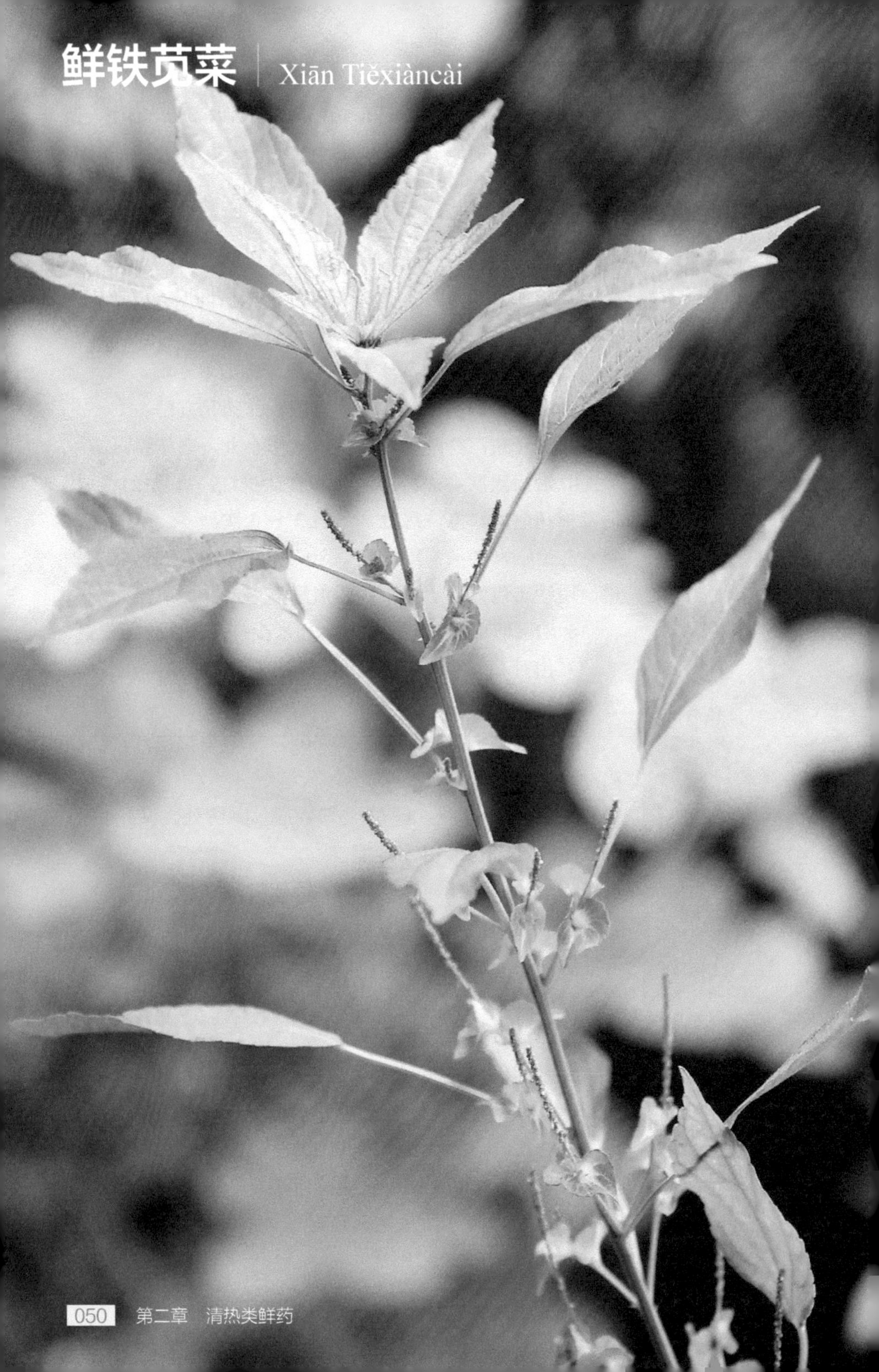

【来源】为大戟科植物铁苋菜 *Acalypha australis* L. 的全草。主产于广西马山、隆安、邕宁、苍梧、贺州、全州等地。夏秋采集全草，鲜用。

【别名】人苋、血见愁、海蚌含珠、叶里含珠、野麻草。

【性味】苦、涩，凉。

【功效】清热解毒，消积，利湿，止痢，收敛止血。

【主治】内服治肠炎，细菌性痢疾，阿米巴痢疾，小儿疳积，肝炎，疟疾，吐血，衄血，尿血，便血，子宫出血；外用治痈疖疮疡，外伤出血，湿疹，皮炎，毒蛇咬伤。

【用法用量】内服：煎汤，30 ～ 60g。外用：适量，捣敷。

【临证参考】

1. 治阿米巴痢疾：铁苋菜根、凤尾草根（均鲜）各 30g，腹痛加南瓜卷须（鲜）15g，水煎浓汁，早晚空腹服。

2. 治痢疾、肠炎：鲜铁苋菜全草 30 ～ 60g，水煎服；或鲜铁苋菜全草、鲜地锦草各 30g，水煎服。

3. 治瘘管：鲜铁苋菜捣烂取汁 30g，羊肉 190g，或鳗鱼适量，酒水各半炖服。

4. 治乳汁不足：鲜铁苋菜 15 ～ 30g，煎水，煮鱼服。

5. 治疳积：鲜铁苋菜全草 30 ～ 60g，同猪肝煮服。或用铁苋菜鲜品 15g，姜、葱各 30g 捣烂，加入鸭蛋清搅匀，外敷脚心 1 晚，隔 3 天 1 次，连敷 5 ～ 7 次。重病例内服、外敷并同。

鲜葫芦茶 Xiān Húluchá

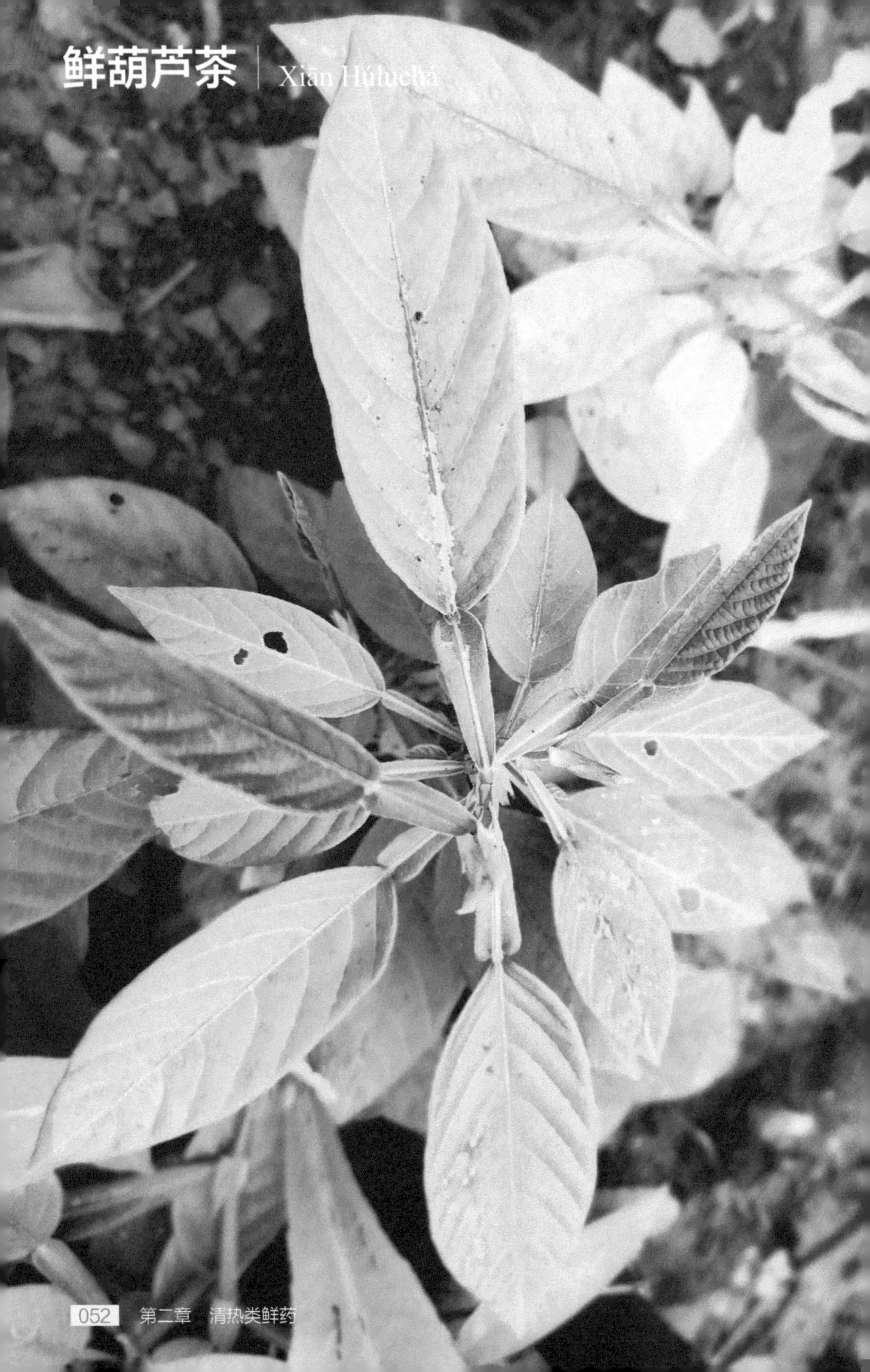

【来源】为豆科植物葫芦茶 *Desmodium triquetrum*（L.）DC. 的全株。主产于广西贺州、昭平、梧州、岑溪、平南、北流、博白、灵山、南宁、武鸣、上林、凌云等地。全年可采收，鲜用。

【别名】牛虫草、迫颈草、百劳舌、田刀柄、钊板茶、咸鱼草。

【性味】微苦、涩，凉。

【功效】清热解毒，消积利湿，杀虫防腐。

【主治】中暑烦渴，感冒发热，咽喉肿痛，肺痈咯血，肾炎，黄疸，泄泻，痢疾，风湿关节痛，小儿疳积，钩虫病，疥疮。

【用法用量】内服：煎汤，30 ～ 120g。外用：适量，捣汁涂，或煎水洗。

【临证参考】

1. 治硬皮病：葫芦茶、拔脓膏（荨麻科糯米藤）各等分，和食盐捣烂敷患处。

2. 治产后瘀血痛：鲜葫芦茶全草 15 ～ 30g，杵烂，酌加米酒炖服。如用清水煎服，可治月经病。

3. 治痈毒：葫芦茶叶捣绒，取汁滴于伤口，每日 2 ～ 3 次，每次适量。

4. 治荨麻疹：葫芦茶鲜茎、叶 30g，水煎服。或用鲜全草适量，水煎熏洗。

5. 治口腔炎：鲜葫芦茶 5 ～ 10g，水煎含漱。

6. 治中暑：鲜竹叶 500g，鲜葫芦茶 250g，菊花 30g，甘草 60g，水煎当茶饮。

鲜雾水葛 | Xiān Wùshuǐgě

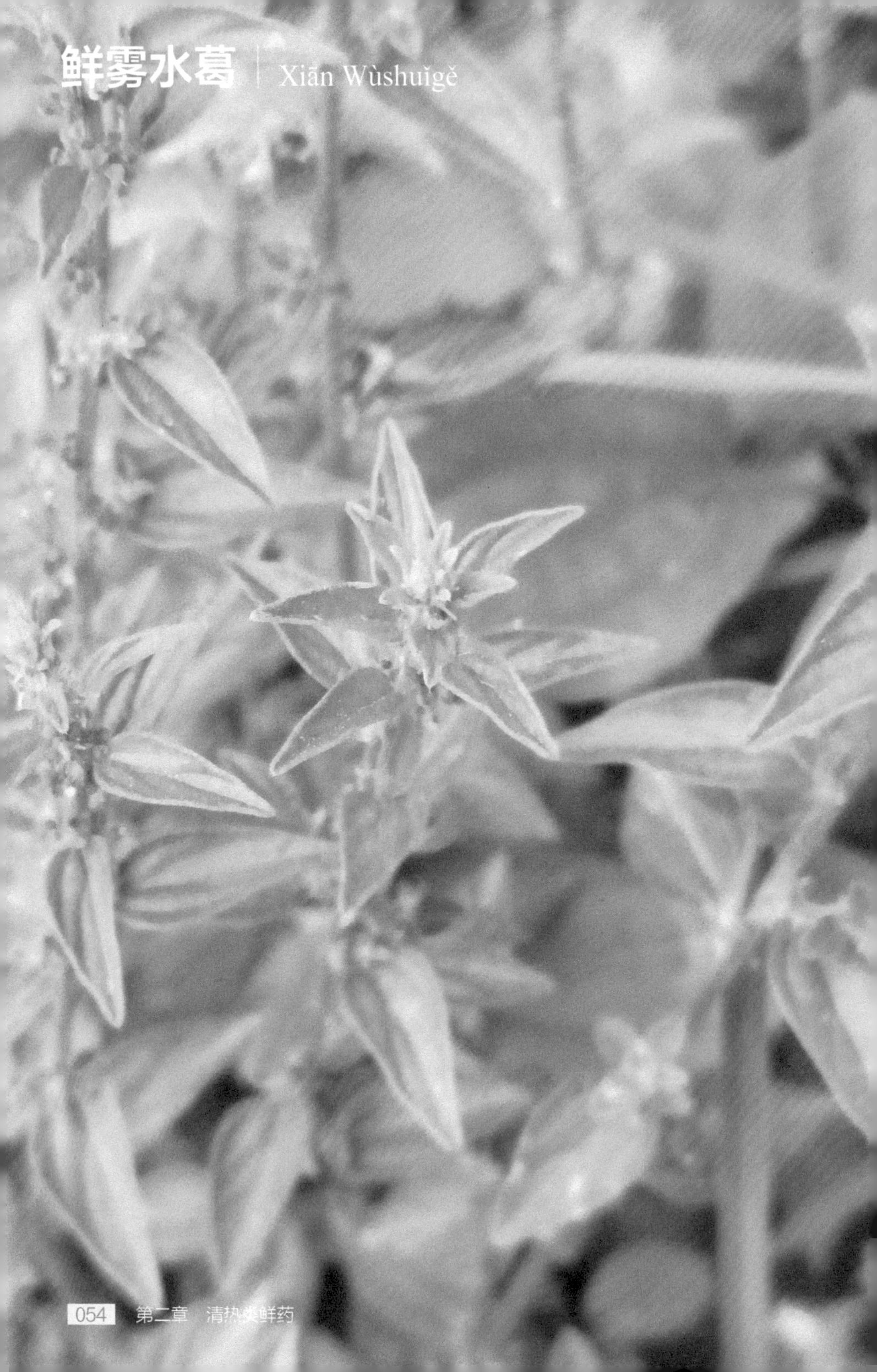

【来源】为荨麻科植物雾水葛 *Pouzolzia zeylanica*（L.）Benn. 的全草。广西各地均有分布。全年可采，鲜用。

【别名】啜脓膏、拔脓膏、生肉药、糯米藤。

【性味】甘、淡，寒。

【功效】清热解毒，清肿排脓，利水通淋。

【主治】疮疡痈疽，乳痈，火牙痛，痢疾，腹泻，小便淋痛，白浊。

【用法用量】内服：煎汤，30 ～ 60g。外用：适量，捣敷或捣汁含漱。

【使用注意】强于拔脓，无脓勿用。

《闽南民间草药》：雾水葛，拔脓效力甚强，无脓者勿用之，以免增痛。

【临证参考】

1. 治感染、肠炎、痢疾、疖肿、乳痈：雾水葛 30 ～ 60g，水煎服。

2. 治骨折（复位，固定后）、痈疮：鲜雾水葛叶捣敷患处，或用干粉调酒包敷患处。

3. 治硬皮病：雾水葛叶、葫芦茶叶和食盐捣烂外敷；并用雾水葛茎和葫芦茶煎水洗擦。(《全展选编·皮肤科》)

4. 治痈疮脓疡：鲜雾水葛捣烂，初起调食少许，已经成脓调红糖少许外敷。

鲜大青木 Xiān Dàqīngmù

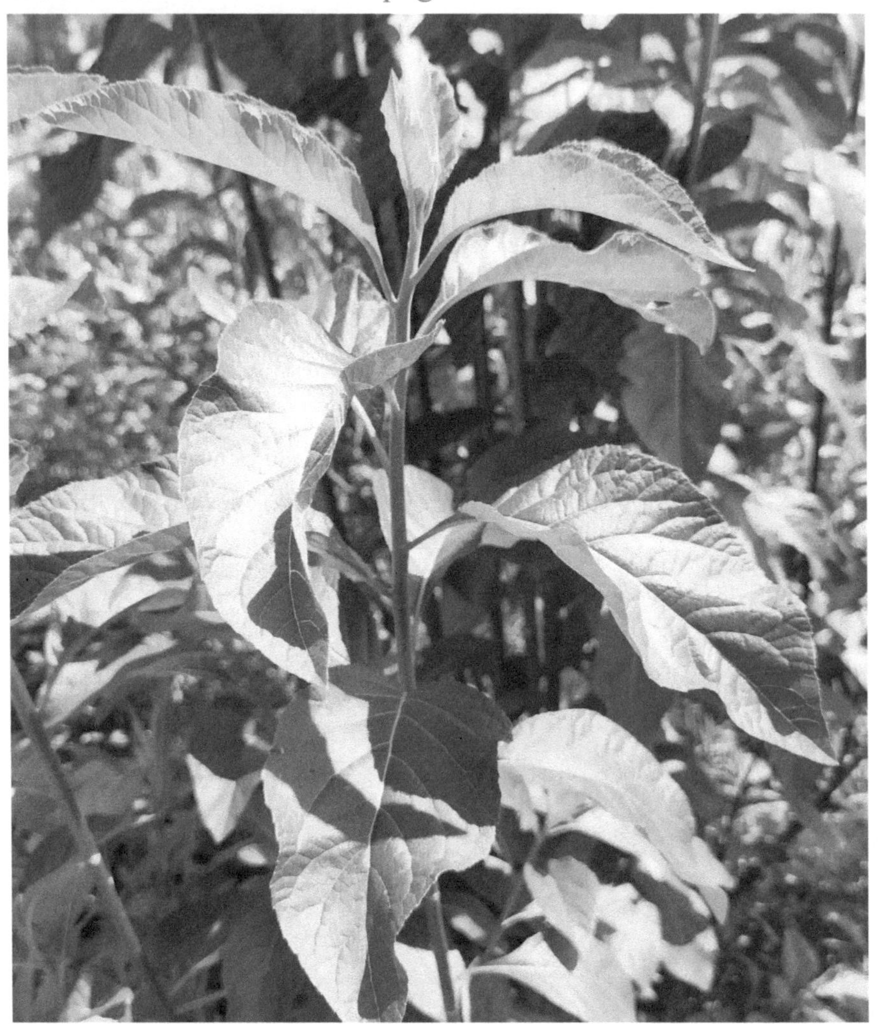

【来源】为马鞭草科植物大青木 *Clerodendrum cyrtophyllum* Turcz. 的根和叶。主产于广西河池、全州、昭平、贺州、武鸣、南宁等地。全年可采，鲜用。

【别名】大青木、臭大青、猪屎青。

【性味】苦，寒。

【功效】清热利湿，凉血解毒。

【主治】流行性脑脊髓膜炎，流行性乙型脑炎，感冒，麻疹并发肺炎，流行性腮腺炎，扁桃体炎，传染性肝炎，痢疾，尿路感染。

【用法用量】内服：煎汤，30 ~ 60g。外用：适量，捣敷。

【临证参考】

1. 治痈疮：鲜大青木叶适量，捣烂外敷。

2. 治头痛：鲜大青木根 90 ～ 120g、油豆腐 60g，加水酒适量，放于有盖的碗中，隔水炖，喝酒吃豆腐。每日 1 剂，分 2 次服。

3. 治流行性乙型脑炎：取新鲜大青木叶 400g，洗净，分 2 次放石臼内捣烂，纱布过滤，绞汁内服（不得煎煮），昏迷者用鼻饲法，上为 1 日量。

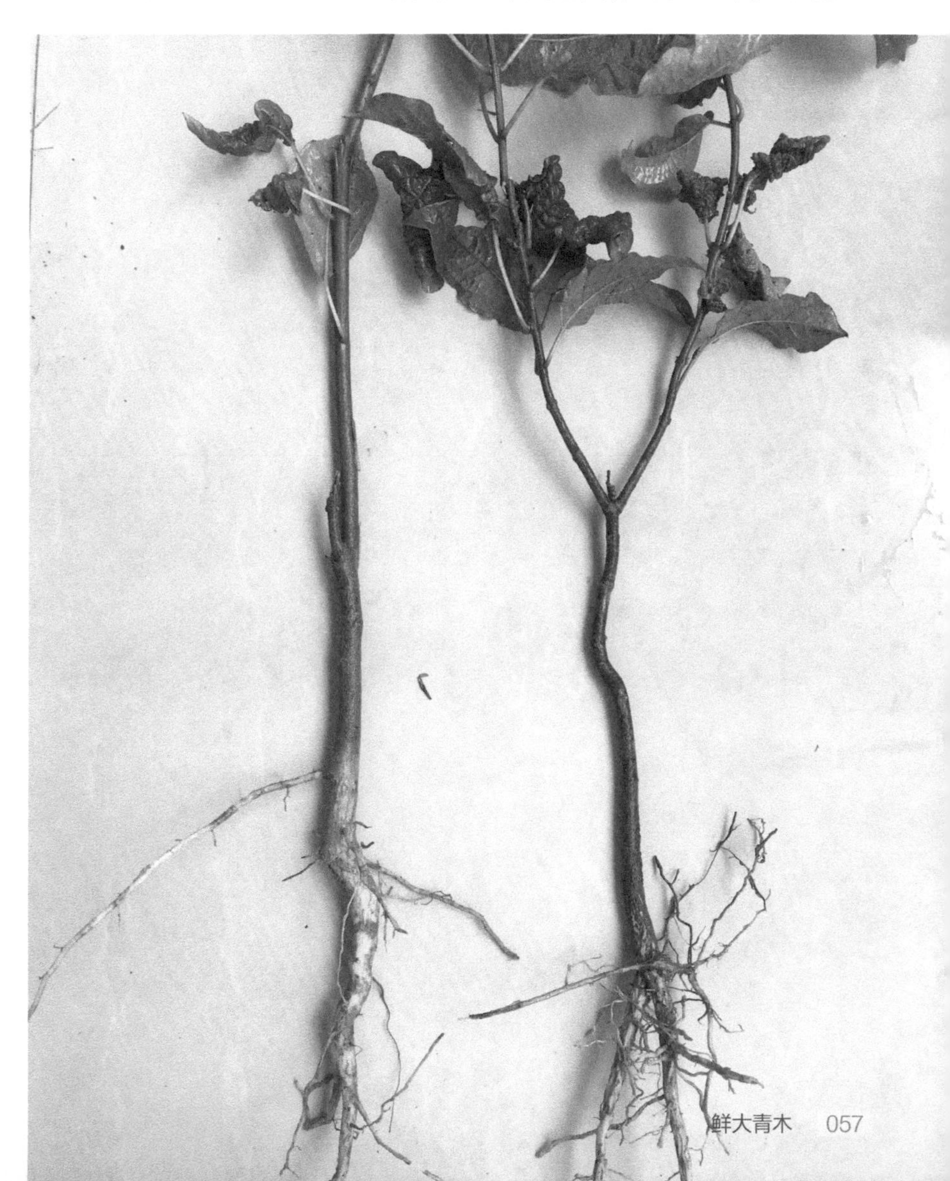

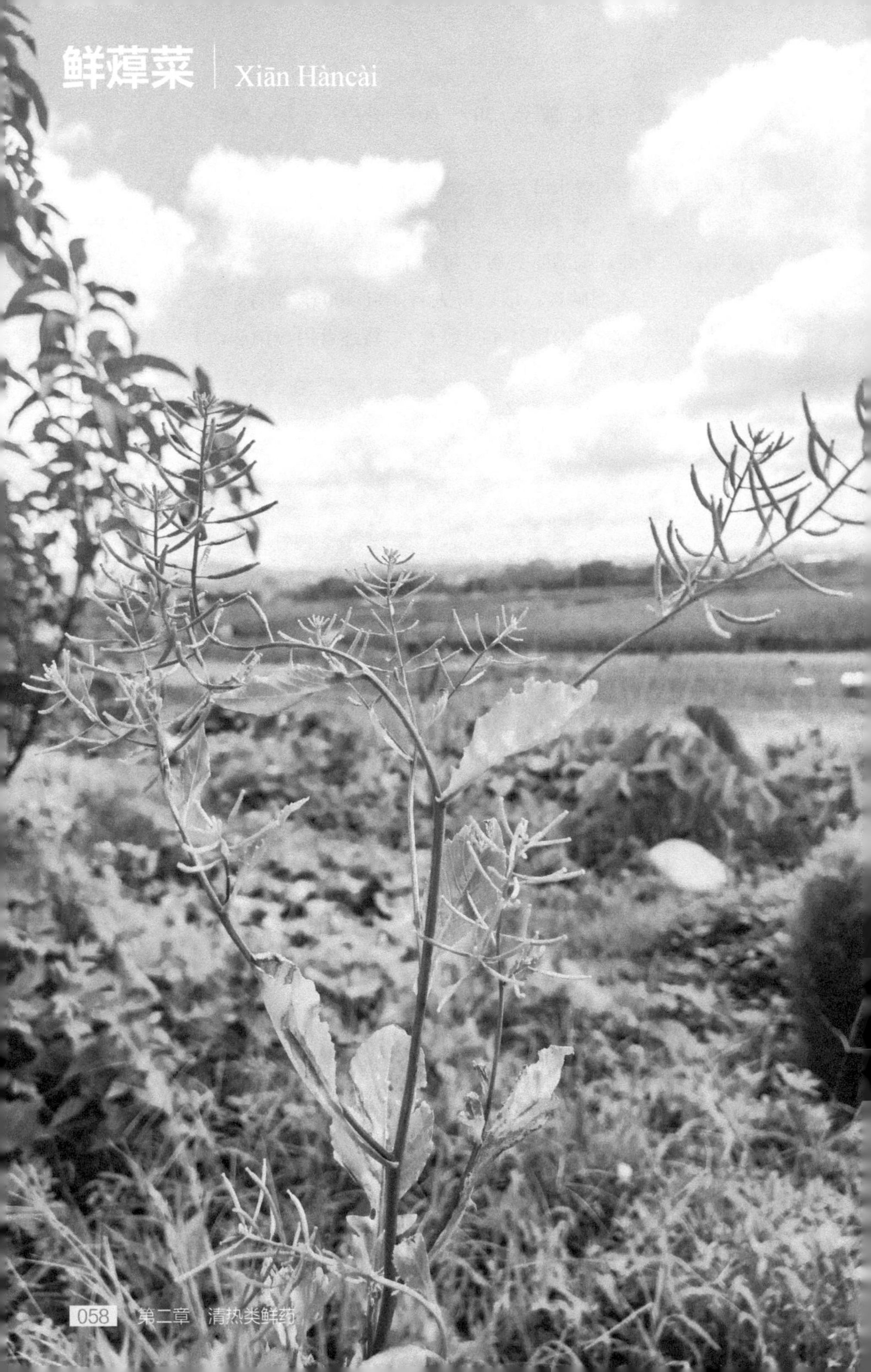

鲜蔊菜 | Xiān Hàncài

【来源】为十字花科植物蔊菜 *Rorippa montana*（Wall.）Small. 的全草。主产于桂北地区。5 ～ 7 月采收，鲜用。

【别名】干油菜、野油菜、塘葛菜、石豇豆、辣米菜。

【性味】辛、苦，微温。

【功效】祛痰止咳，清热解毒，活血通经。

【主治】咳嗽痰喘，感冒发热，闭经，水肿，关节风湿痛，跌打肿痛，麻疹不透，鼻窦炎，疔疮痈肿，漆疮。

【用法用量】内服：煎汤，20 ～ 60g，或捣绞汁服。外用：适量，捣敷。

【使用注意】不与黄荆叶同用。

《上海常用中草药》：蔊菜不能和黄荆叶同用，否则引起肢体麻木。

【临证参考】

1. 治烧烫伤：鲜蔊菜捣烂取汁外涂。

2. 治鼻窦炎：鲜蔊菜适量，和雄黄少许捣烂，塞鼻腔内。

3. 治蛇头疔：鲜蔊菜捣烂，调鸭蛋清外敷。

4. 治小儿发热：蔊菜适量，水煎外洗双脚。但药水不可将脚面淹没，即不能高出脚背。［黔南民族医专学报，2018，31（04）：280-281］

5. 治头晕：蔊菜嫩苗 30g，鸡蛋 1 个。将蔊菜嫩苗切细，打入鸡蛋，炒吃。［黔南民族医专学报，2018，31（04）：280-281］

6. 治漆疮：鲜蔊菜适量，捣汁，外涂患处。［黔南民族医专学报，2018，31（04）：280-281］

鲜阔叶十大功劳 Xiān Kuòyèshídàgōngláo

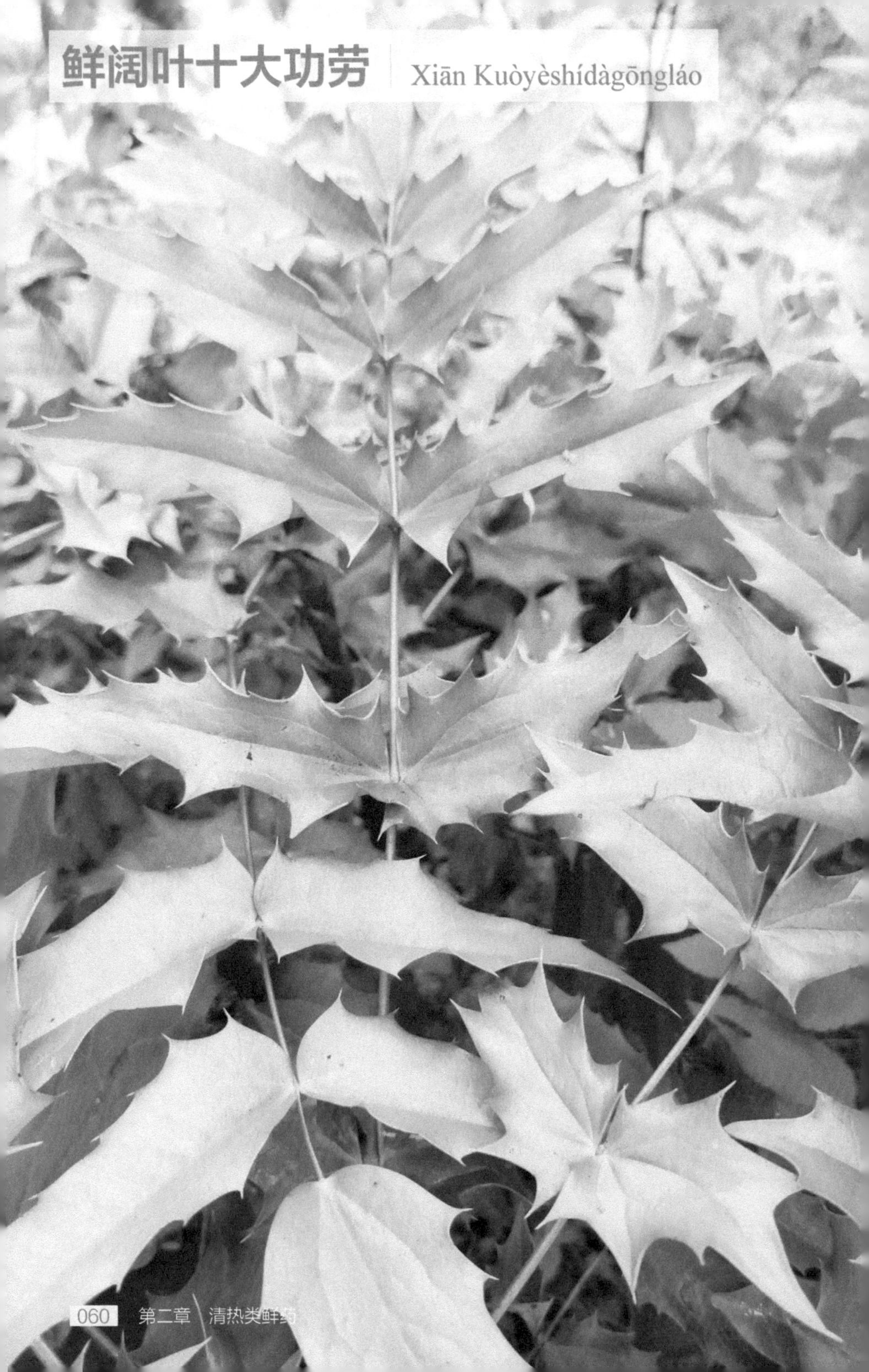

【来源】为小檗科植物阔叶十大功劳 *Mahonia bealei*（Fort.）Carr. 的叶。主产于广西宾阳、靖西、凤山、融水、凌云、乐业、全州、昭平、平南等地。全年可采，鲜用。

【别名】土黄柏、土黄连、八角刺、刺黄柏、黄天竹。

【性味】苦，凉。

【功效】清热燥湿，消肿解毒。

【主治】湿热痢疾，腹泻，黄疸，肺痨咯血，目赤肿痛。

【用法用量】内服：煎汤，30 ～ 60g。外用：适量，捣敷。

【临证参考】

1. 治湿疹、疮毒、烫火伤：鲜阔叶十大功劳茎叶、苦参各 60g，煎水，洗患处。并用茎、叶各 60g，烘干研末，用麻油或凡士林调成 20% 油膏外搽，或摊纱布上敷患处。

2. 治肺结核咳嗽咯血：阔叶十大功劳叶、女贞子、墨旱莲、枸杞子各 9g，水煎服。

3. 治风火牙痛：阔叶十大功劳叶 9g，水煎，顿服，每日 1 剂，痛则服 2 剂。

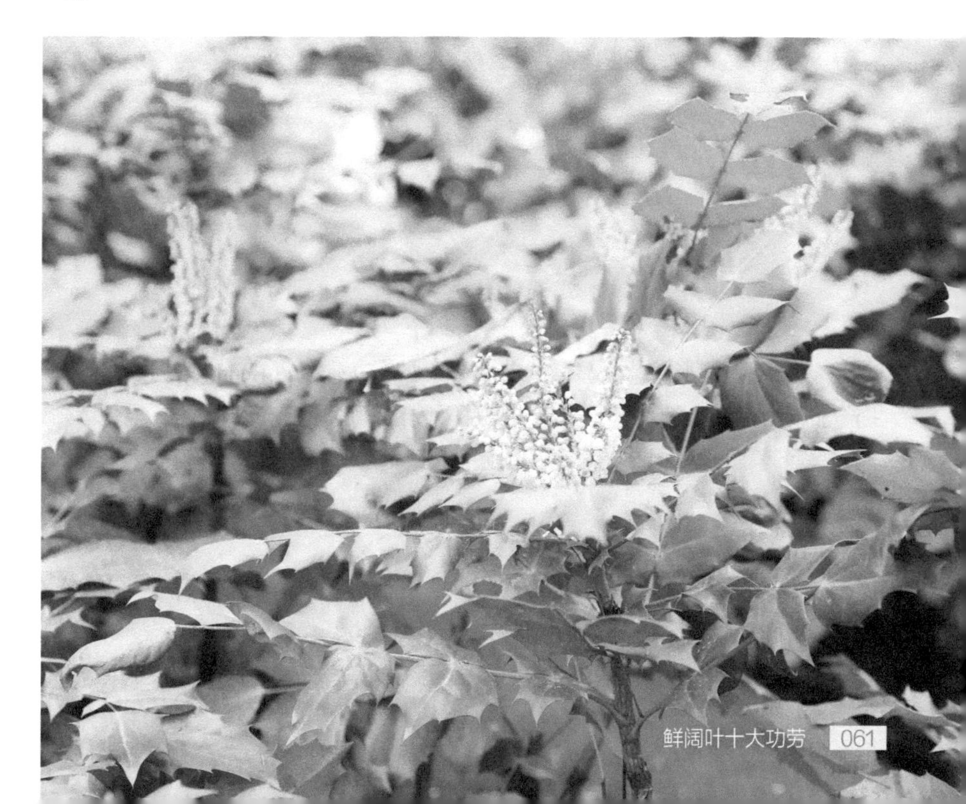

鲜蓝花柴胡 Xiān Lánhuācháihú

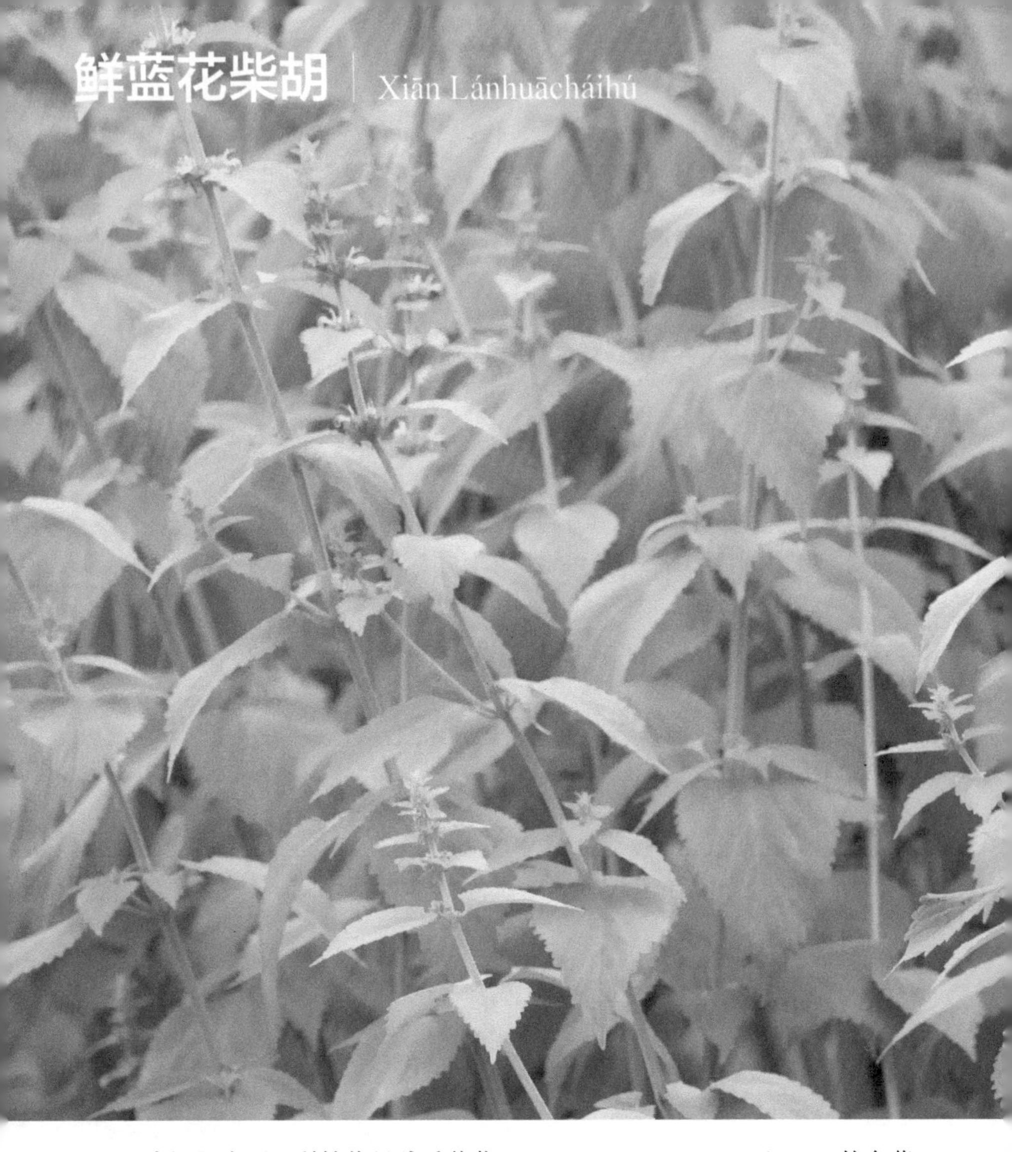

【来源】为唇形科植物显脉香茶菜 *Rabdosia nervosa*（Benth.）Hara 的全草。主产于广西南宁、博白等地。7 ～ 9 月采收，鲜用。

【别名】藿香、大叶蛇总管、显脉香茶菜、脉叶香茶菜、山薄荷、铁鞭角。

【性味】微辛、苦，寒。

【功效】利湿和胃，清热解毒，消肿敛疮。

【主治】内服治急性黄疸性肝炎；外用治烧烫伤，毒蛇咬伤，脓疱疮，湿疹，皮肤瘙痒。

【用法用量】内服：煎汤，30 ～ 120g。外用：适量，捣敷，或煎水洗。

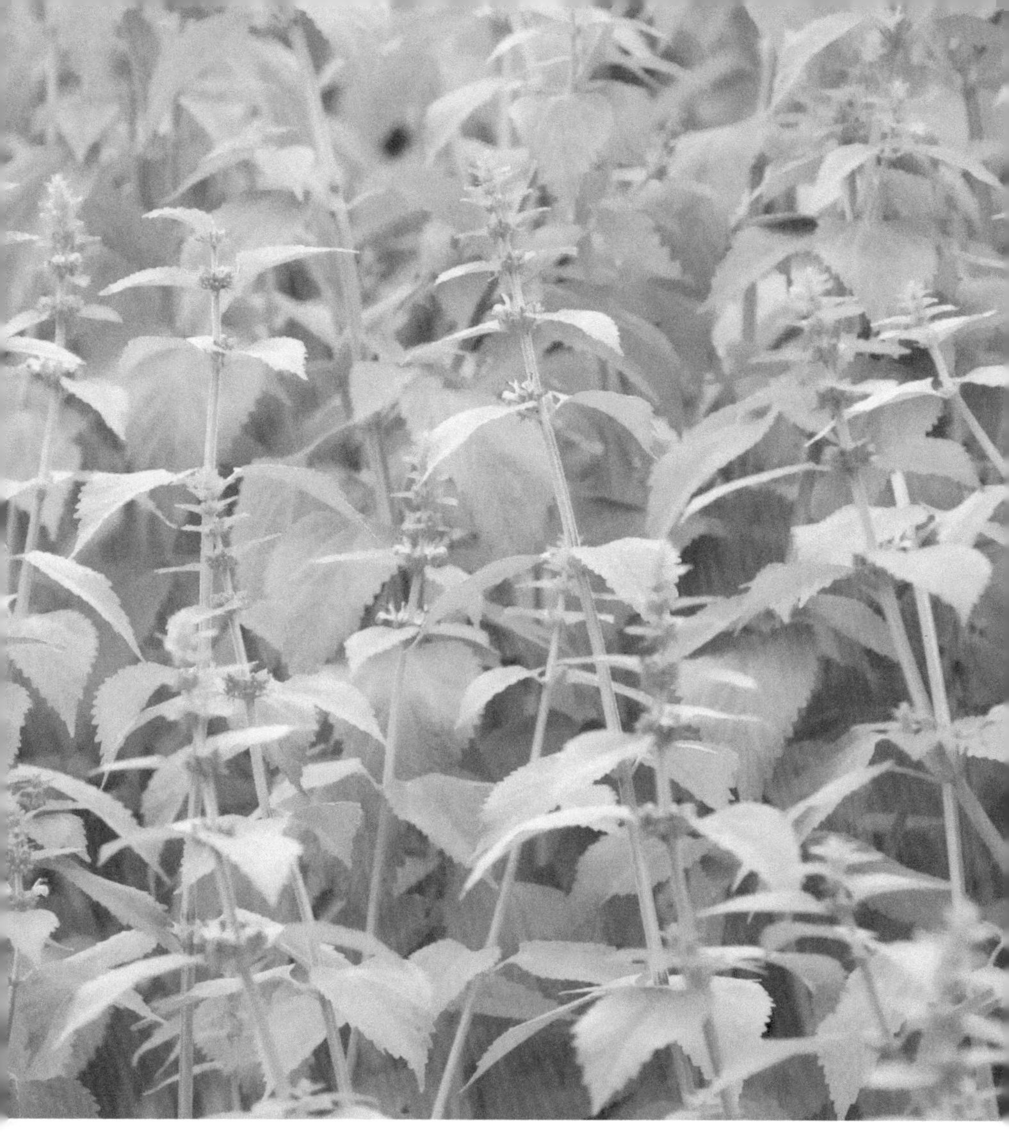

【临证参考】

1. 治脓疱疮、湿疹、皮肤瘙痒：鲜蓝花柴胡，水煎，洗患处。

2. 治毒蛇咬伤：鲜蓝花柴胡叶适量，捣烂敷伤口周围。

3. 治烧烫伤：鲜蓝花柴胡适量，捣烂外敷。

4. 治脑卒中引起的便秘：取新鲜的生姜 100g、新鲜的山薄荷 150g，清洗干净捣碎，加入食盐适量，装入自制的纱布袋（规格 15cm×15cm），热蒸后（温度 39 ～ 42℃），平敷于患者脐部，再用 39 ～ 42℃热水袋烫于脐部纱布袋上 30min，2 次 / 天。［社区医学杂志，2014，12（23）：79-80］

鲜地胆头 Xiān Dìdǎntóu

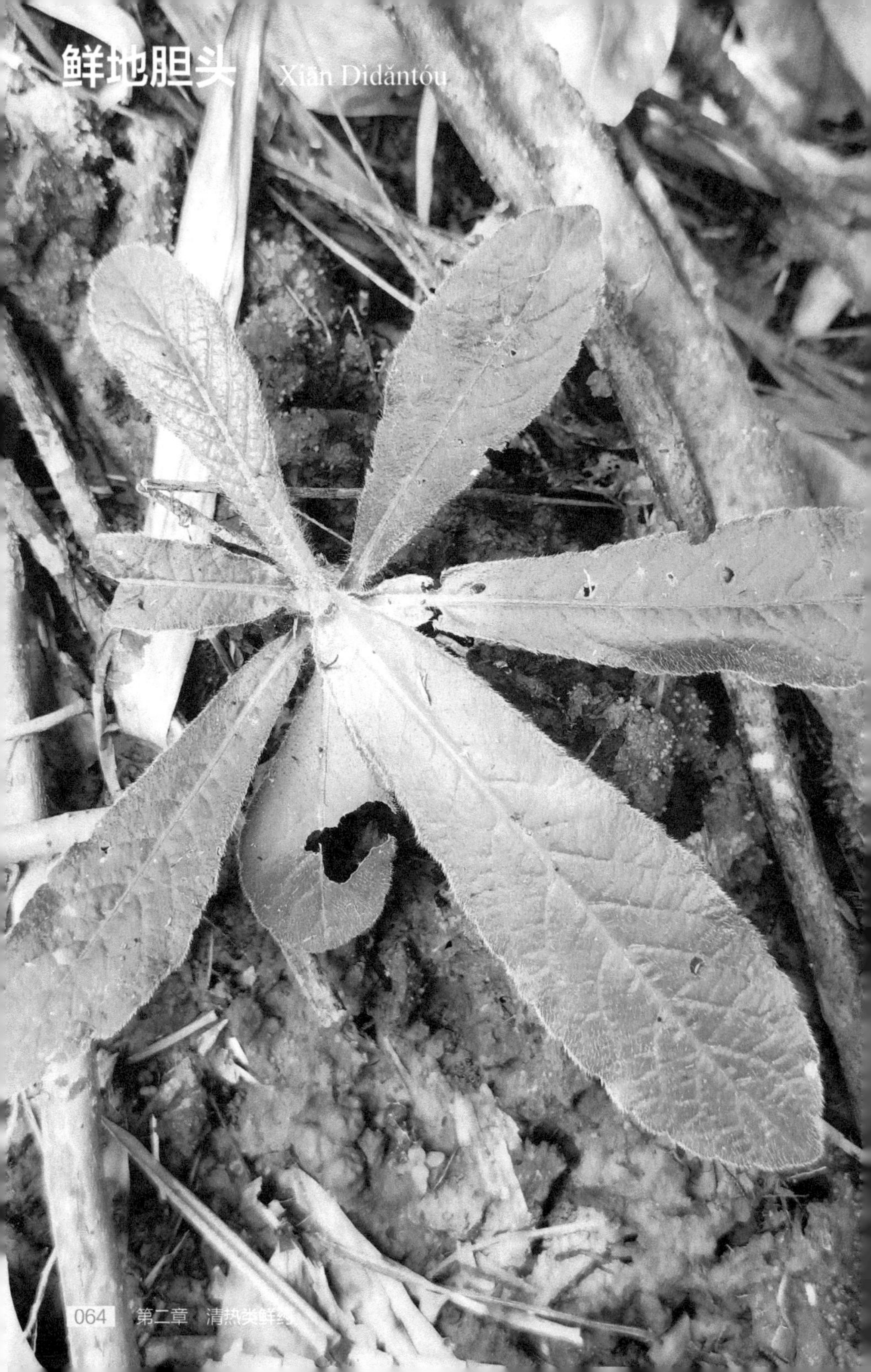

【来源】为菊科植物地胆草 *Elephantopus scaber* L. 或白花地胆草 *Elephantopus tomentosus* L. 的全草。主产于广西富川、蒙山、苍梧、岑溪、藤县、平南、桂平、南宁、武鸣、那坡、凤山等地。夏秋采收，鲜用。

【别名】苦地胆、草鞋底、铺地娘。

【性味】苦、辛，寒。

【功效】清热凉血，解毒，利尿，消肿。

【主治】扁桃体炎，咽喉炎，眼炎，黄疸，肾水肿，月经不调，带下病，疮疖，湿疹，虫蛇咬伤。

【用法用量】内服：煎汤，30～60g；或捣汁。外用：捣敷或煎水熏洗。

【使用注意】体虚寒者忌用，孕妇慎用。

【临证参考】

1. 治疖肿、乳痈：鲜地胆草全草适量，捣烂，加米醋调匀，敷患处。

2. 治蛇伤：地胆草同金沸草，入盐捣敷之。(《本草纲目》)

3. 治肝硬化腹水：地胆草鲜草 60g，同猪瘦肉或墨鱼 1 只炖服。

4. 治黄疸：地胆草连根叶洗净，鲜者 120～180g 煮猪肉食，连服 4～5 天。(《岭南草药志》)

5. 治糖尿病：地胆草 10 株（连根叶），生姜 15g。水煎代茶饮。(《岭南草药志》)

6. 治角膜炎：(1) 外洗方。鲜地胆草 60g。将鲜地胆草捣烂，用纱布包好，放入碗内，加热开水适量浸半小时，挤出药水，每日外洗患眼 3～6 次。(2) 内服方。千里光、狗肝菜、银花藤、草决明各 15g，路边菊、土柴胡、土黄芩、一点红各 9g。水煎，每日分 3 次服。[广西中医药，1981，4（增刊）：105]

鲜华泽兰 Xiān Huázélán

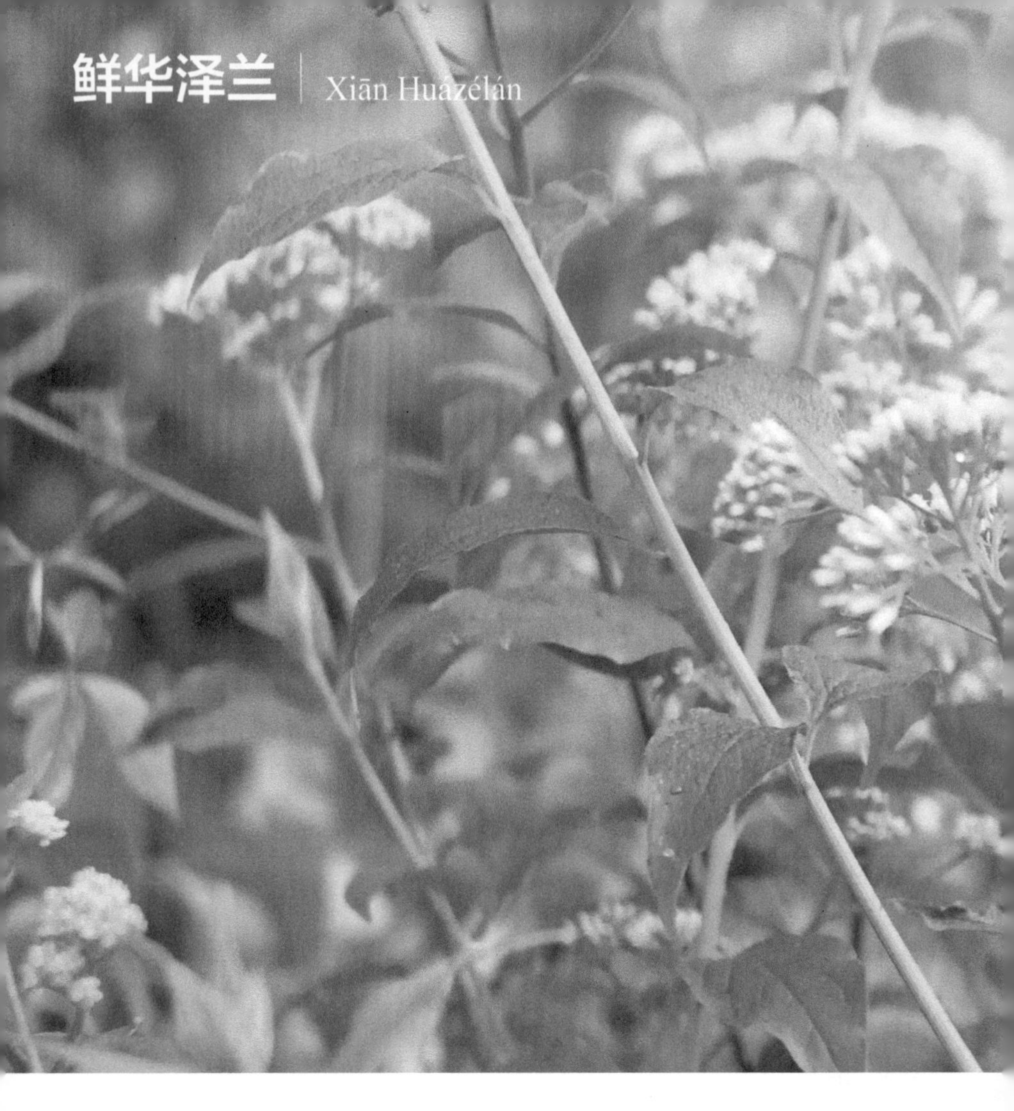

【来源】为菊科植物华泽兰 *Eupatorium chinense* L. 的全草。广西各地均有分布。春秋采收，鲜用。

【别名】大泽兰、多须公、六月霜。

【性味】苦、辛，平；有毒。

【功效】清热解毒，疏肝活血。

【主治】风热感冒，胸胁痛，脘痛腹胀，跌打损伤，痈肿疮毒，蛇咬伤。

【用法用量】内服：煎汤，30 ～ 60g。外用：适量，捣敷或煎水洗。

【使用注意】《中华本草》：孕妇禁服。

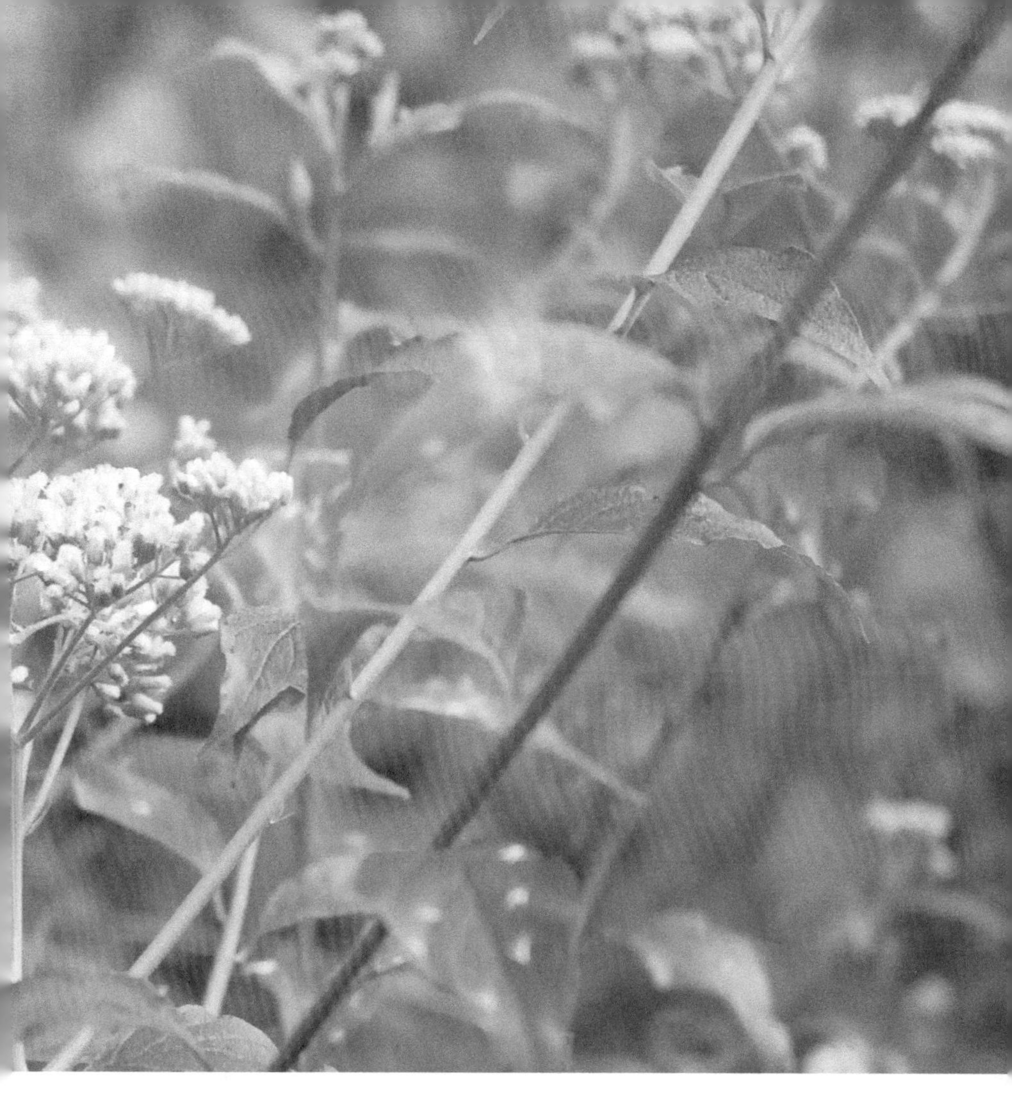

【临证参考】

1. 治毒蛇咬伤：鲜华泽兰、鲜细叶香茶菜各90g，鲜元宝草30g，共捣烂，榨汁。冲凉开水1～2碗内服，用药渣敷伤口周围。(《全国中草药汇编》)

2. 治扭伤肿痛：鲜华泽兰根、苎麻根各适量，甜酒少许，捣烂外敷。(《中草药彩色图谱与验方》)

3. 治无名肿痛、外伤出血：鲜华泽兰叶适量，捣烂外敷。(《中草药彩色图谱与验方》)

4. 治感冒、咳嗽、胸痛：鲜华泽兰30g，枇杷叶、郁金各6～9g，水煎服。(《福建药物志·第2册》)

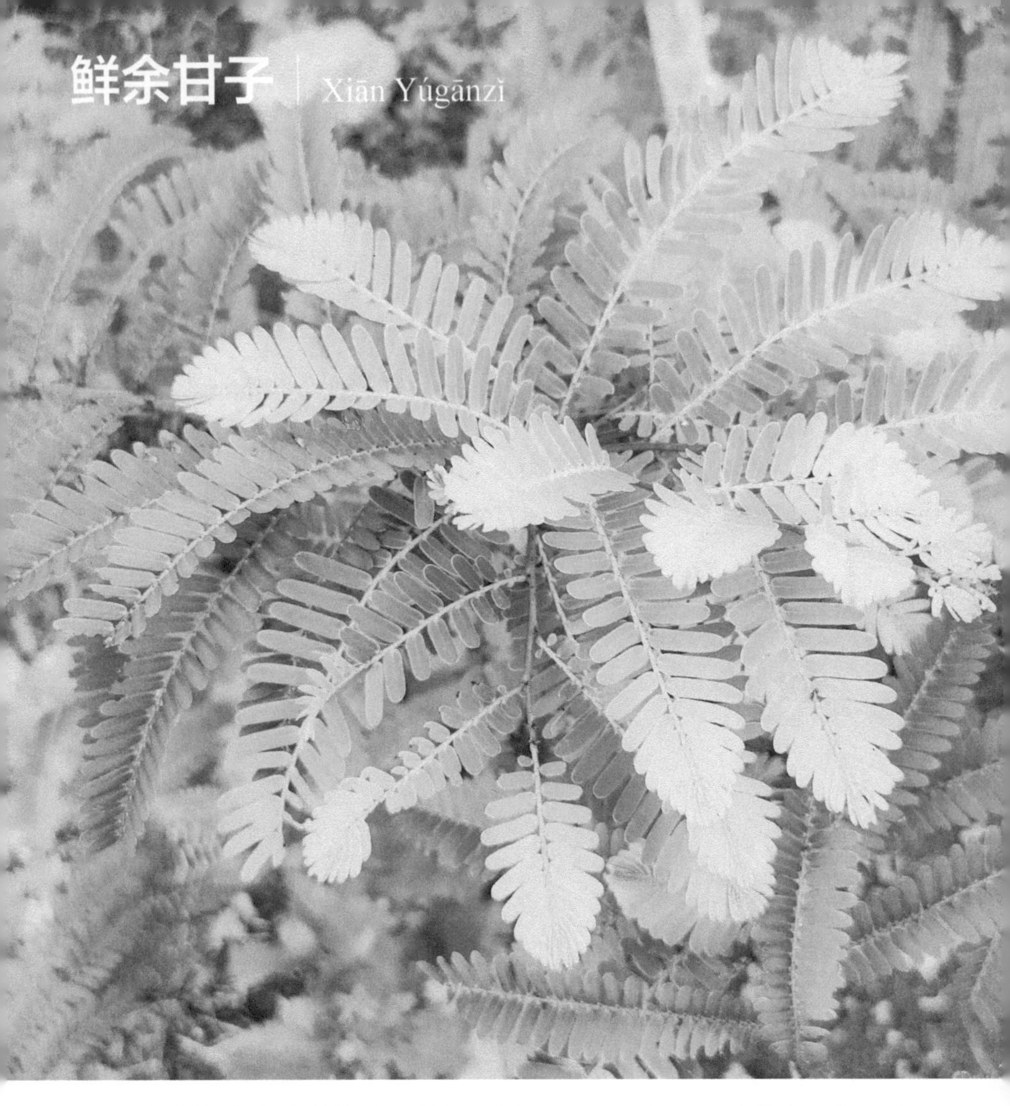

【来源】为大戟科植物余甘子 *Phyllanthus emblica* L. 的果实、根、叶、树皮。主产于广西南宁、百色等地。根、树皮全年可采。叶春夏采，果实冬季至次春果实成熟时采收，鲜用。

【别名】余甘、土橄榄、望果、油甘子、牛甘子。

【性味】果实：甘、酸、涩，凉。根：淡，平。叶、树皮：辛，平。

【功效】清热凉血，消食健胃，生津止咳。

【主治】血热血瘀，消化不良，腹胀，咳嗽，喉痛，口干。

【用法用量】内服：煎汤，30 ～ 60g，或绞汁。外用：捣汁涂。

【使用注意】《中华本草》：脾胃虚寒者慎服。

【临证参考】

1. 治感冒发热、咳嗽、咽喉痛、目干烦渴、维生素 C 缺乏症：鲜余甘子 10 ～ 30 个，水煎服。

2. 治高血压病：鲜余甘子 5 ～ 8 枚生食，每日 2 次。

3. 治河豚中毒：余甘子生吃吞汁，并可治鱼骨鲠喉。

4. 治哮喘：余甘子 21 个，先煮猪心肺，去浮沫，再加余甘子煮熟，连汤吃。

5. 治食积呕吐、腹痛、泄泻：余甘子果 5 ～ 10 枚或盐渍果 5 ～ 8 枚嚼食；或盐浸果液 1 汤匙，开水冲服。

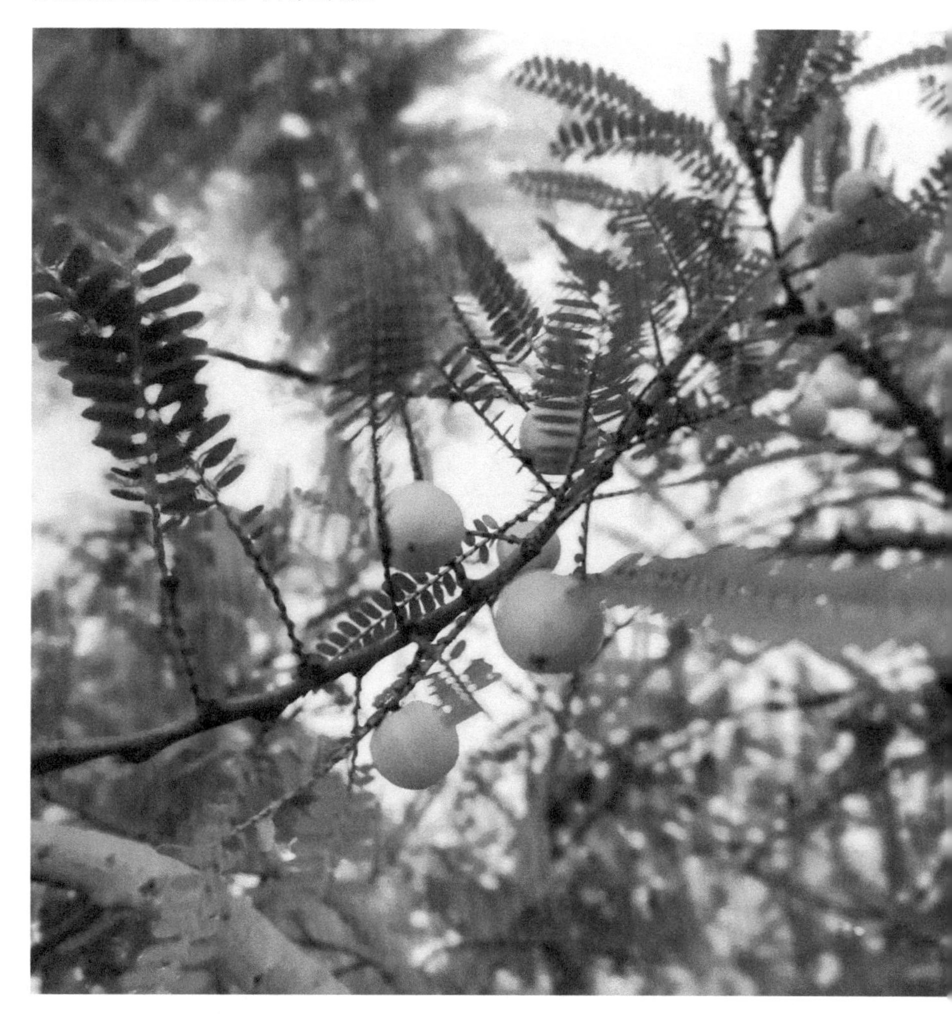

鲜刺苋菜 Xiān Cìxiàncài

【来源】为苋科植物刺苋 *Amaranthus spinosus* L. 的全草。广西各地均有分布。全年可采，鲜用。

【别名】野勒苋、刺苋。

【性味】甘、淡，寒。

【功效】清热利湿，解毒消肿。

【主治】内服治痢疾，肠炎，胃、十二指肠溃疡出血，痔疮便血；外用治毒蛇咬伤，皮肤湿疹，疖肿脓疡。

【用法用量】内服：煎汤，30 ～ 60g。外用：适量，捣烂敷患处。

【使用注意】虚痢日久及孕妇忌服。

【临证参考】

1. 治胆囊炎、胆道结石：鲜刺苋叶 150g，猪小肠（去油脂）180g，加水炖熟，分 3 次服，1 天服完，7 天为 1 个疗程。

2. 治痢疾：鲜刺苋根 30g，红糖 15g，酌加水，煎取半碗，饭前服。

3. 治痢疾、急性肠炎、泄泻：鲜刺苋叶及根 30 ～ 60g，凤尾草 30g，水煎，一日 2 ～ 3 次分服。

4. 治尿道炎、血尿：鲜刺苋根、车前草各 30g，水煎服。

5. 治臁疮：鲜刺苋全草捣烂，加生桐油和匀，敷贴患处。

6. 治咽喉痛：鲜刺苋根 45g，水煎服。

鲜南蛇簕　Xiān Nánshélè

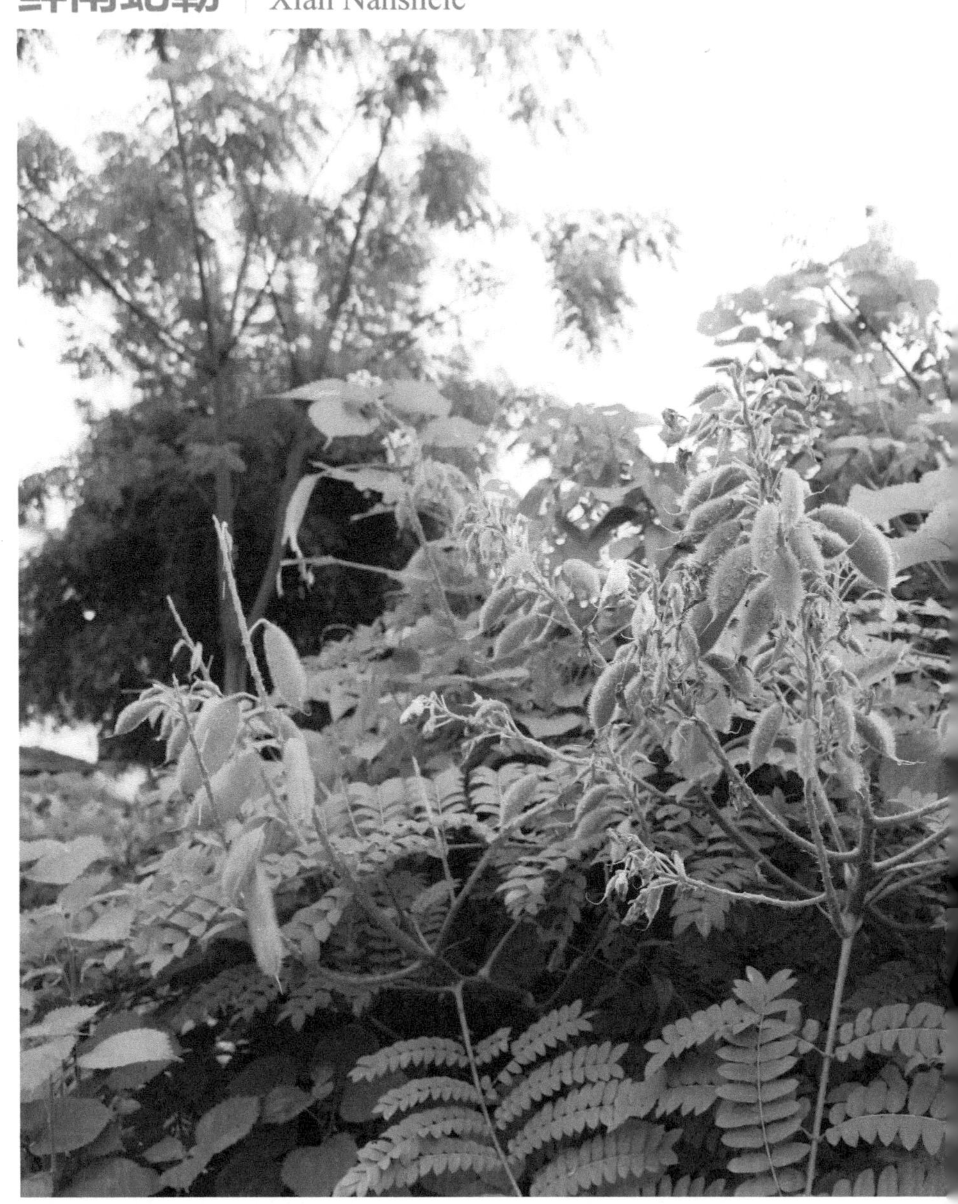

【来源】为豆科植物喙荚云实 *Caesalpinia minax* Hance 的根、茎、叶和种子。主产于南宁、邕宁、上林、都安、凌云、隆林、那坡等地。全年采根及茎、叶，秋季采果，取出种子，鲜用。

【别名】老鸦枕头、猫爪簕、苦石莲、广石莲、青蛇子。

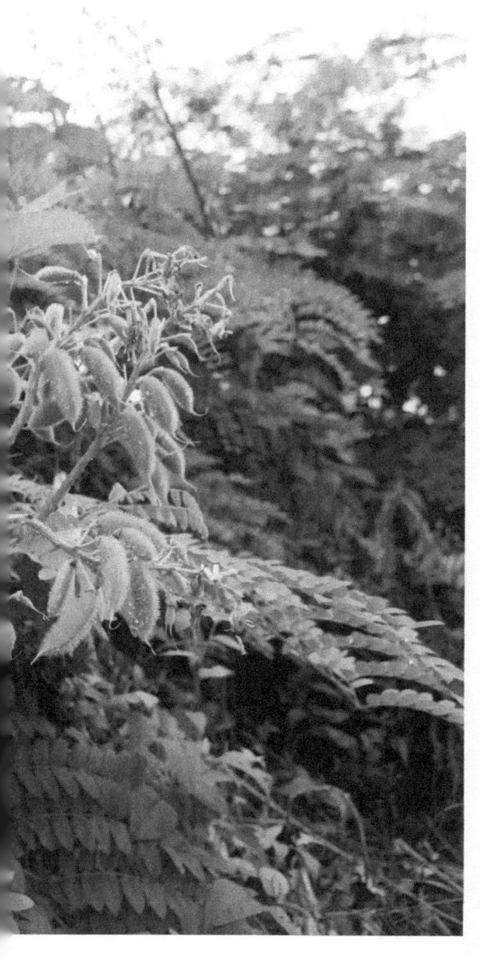

【性味】苦，凉。

【功效】清热解毒，祛瘀消肿，杀虫止痒。

【主治】感冒发热，风湿性关节炎，跌打损伤，骨折，疮疡肿毒，皮肤瘙痒，毒蛇咬伤。

【用法用量】内服：煎汤，20～30g。外用：茎叶，适量，捣敷或煎水洗。

【临证参考】

1. 治诸骨鲠喉：南蛇簕根切片，含于口中，徐徐咽口水。

2. 治疮疡肿毒、皮肤瘙痒：鲜南蛇簕茎叶适量，捣烂敷患处，或煎水洗。

3. 治瘰疬、痈肿：南蛇簕嫩茎叶捣烂，调蜜糖外敷。

4. 治跌打骨折：南蛇簕嫩叶捣烂，调酒炒热外敷。

鲜虾钳草 | Xiān Xiāqiáncǎo

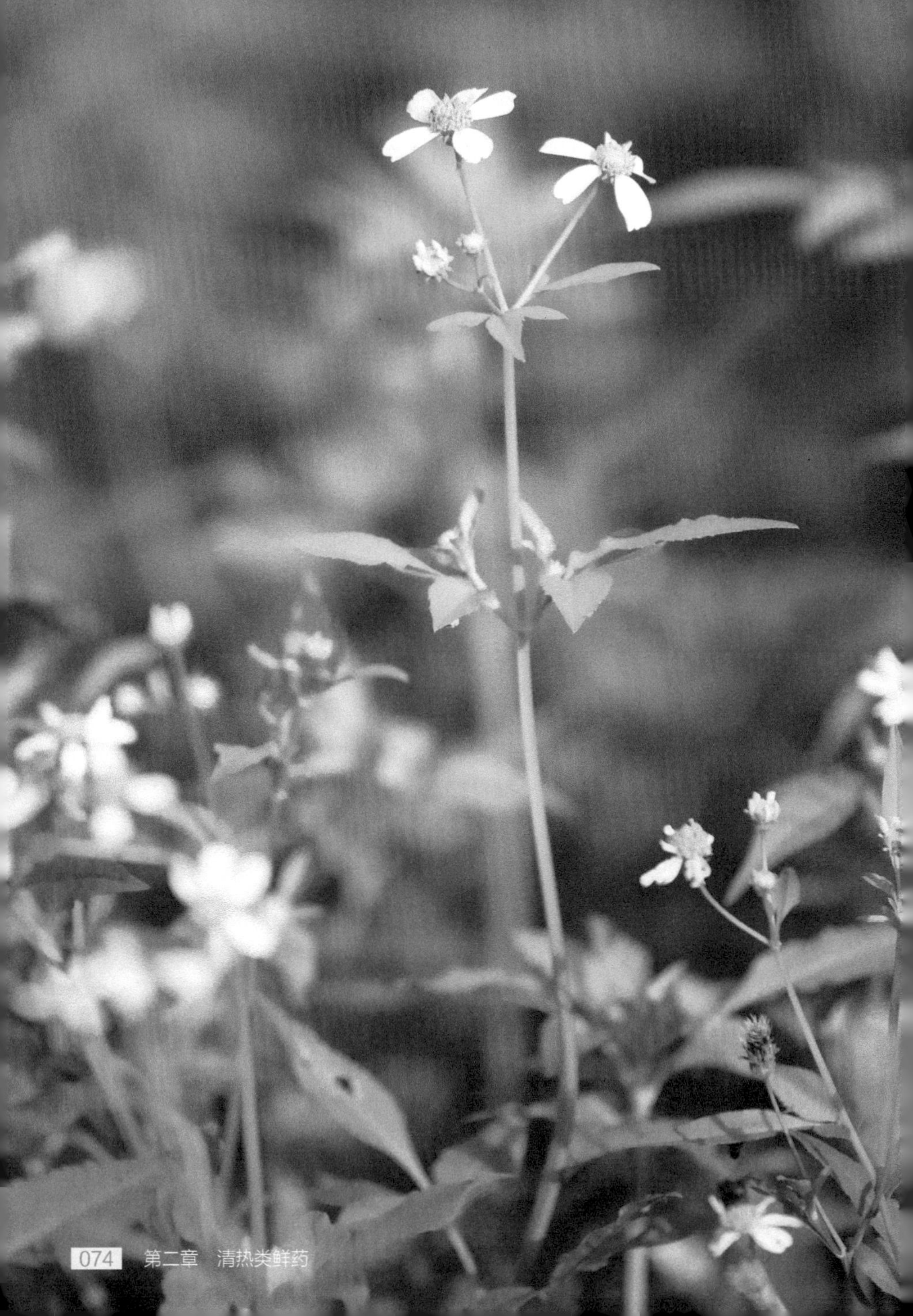

【来源】为菊科植物三叶鬼针草 *Bidens pilosa* L. 的全草。广西各地均有分布。夏、秋季采，鲜用。

【别名】鬼针草、盲肠草、鬼见愁、婆婆针、黄花雾。

【性味】甘、微苦，凉。

【功效】清热解毒，利湿健脾，散瘀消肿。

【主治】时行感冒，咽喉肿痛，黄疸性肝炎，暑湿吐泻，肠炎，痢疾，肠痈，小儿疳积，血虚黄肿，痔疮，虫蛇咬伤。

【用法用量】内服：煎汤，30 ～ 60g，或熬膏，或捣汁。外用：适量，捣敷或煎水洗。

【使用注意】《泉州本草》：孕妇忌服。

【临证参考】

1. 治阑尾炎：鲜虾钳草 10g，水煎，冲蜜糖服。

2. 治蜈蚣咬伤：鲜虾钳草叶适量，揉烂擦伤口，或捣烂敷伤口。

3. 治虚劳乏力：鲜虾钳草 50g，紫金牛、龙芽草、六月雪各 10 ～ 15g，红枣 7 枚，水煎服，崩漏吐血者忌服。［大众卫生报，2013］

4. 治跌打损伤：鲜虾钳草 100g，洗净捣烂，白酒 150mL 浸泡搅拌 15 ～ 20min，用纱布浸药液外敷患处。10min 换一次纱布，30min 后疼痛减轻，2 天后瘀肿渐消，用药 5 天瘀肿消退。［中医外治杂志，2001，10（03）：55］

鲜穿心莲 Xiān Chuānxīnlián

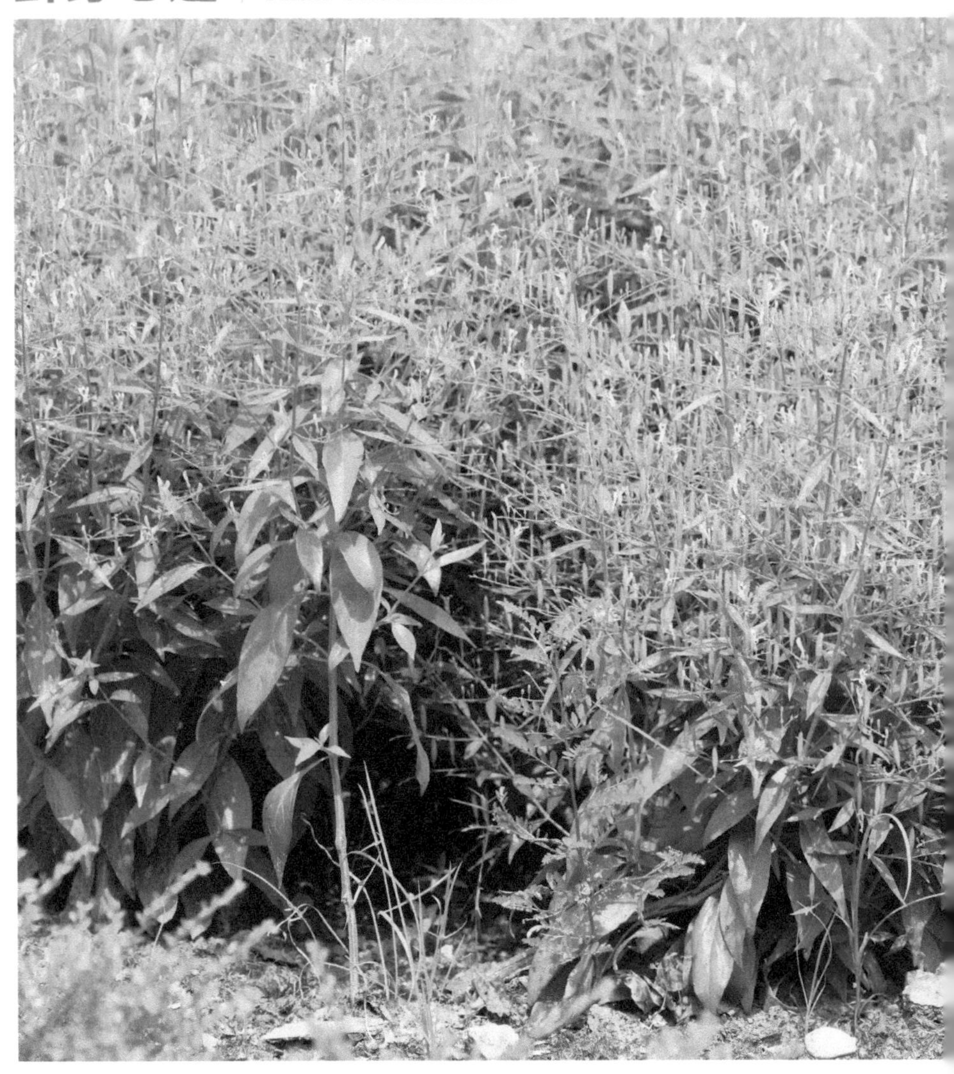

【来源】 为爵床科植物穿心莲 *Andrographis paniculata*（Burm. f.）Nees 的地上部分。栽培为主。秋初茎叶茂盛时采割，鲜用。

【别名】 榄核莲、一见喜、斩舌剑、苦草、苦胆草。

【性味】 苦，寒。

【功效】 清热解毒，凉血，消肿。

【主治】 感冒发热，咽喉肿痛，口舌生疮，顿咳劳嗽，泄泻痢疾，热淋涩痛，痈肿疮疡，蛇虫咬伤。

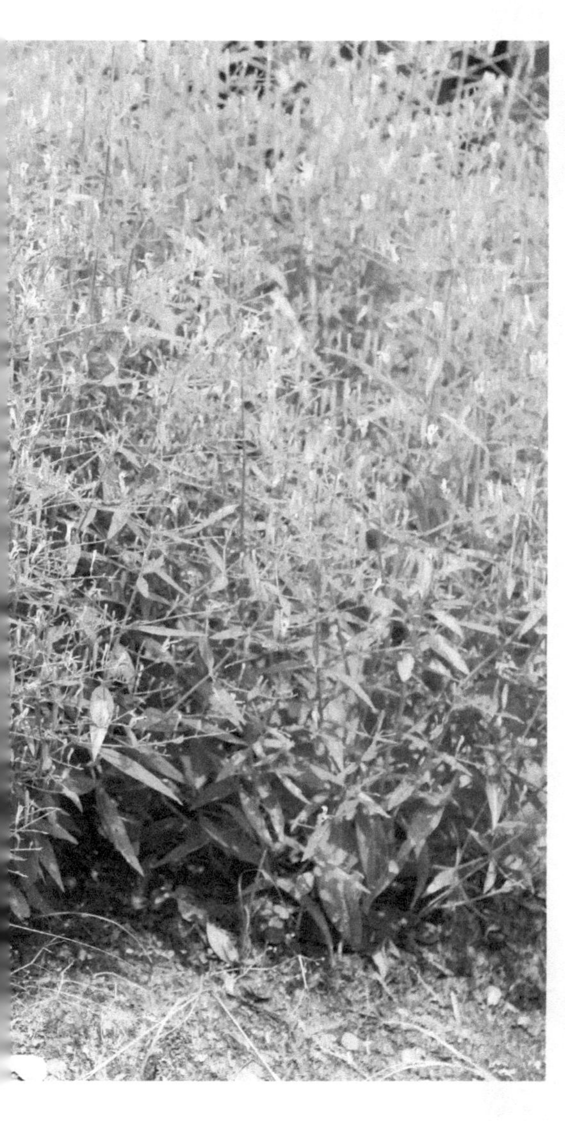

【用法用量】内服：煎汤，18～30g，单味大剂量可用至60～120g。外用：适量，捣烂或制成软膏涂青患处；或水煎滴眼、耳。

【使用注意】《中华本草》：阳虚证及脾胃弱者慎服。

【临证参考】

1. 治细菌性痢疾、阿米巴痢疾、肠炎：穿心莲鲜叶10～15片，水煎，调蜜服。

2. 治咽喉炎：鲜穿心莲90g，嚼烂吞服。

3. 治鼻窦炎、中耳炎、结膜炎、胃火牙痛：鲜穿心莲全草9～15g，水煎服；或捣汁滴耳。

4. 治热淋：鲜穿心莲14～15片，捣烂，加蜜，开水冲服。

5. 治毒蛇咬伤：鲜穿心莲叶捣烂，调旱烟筒内的烟油外敷；另取鲜叶9～15g，水煎服。

6. 治甲沟炎：30g新鲜穿心莲叶用清水洗净，甩干，捣烂呈糊状，加少量凡士林，局部按换药常规消毒，将一见喜膏敷在患处。［实用中医药杂志，2000，16（06）：37］

鲜鸭跖草 Xiān Yāzhícǎo

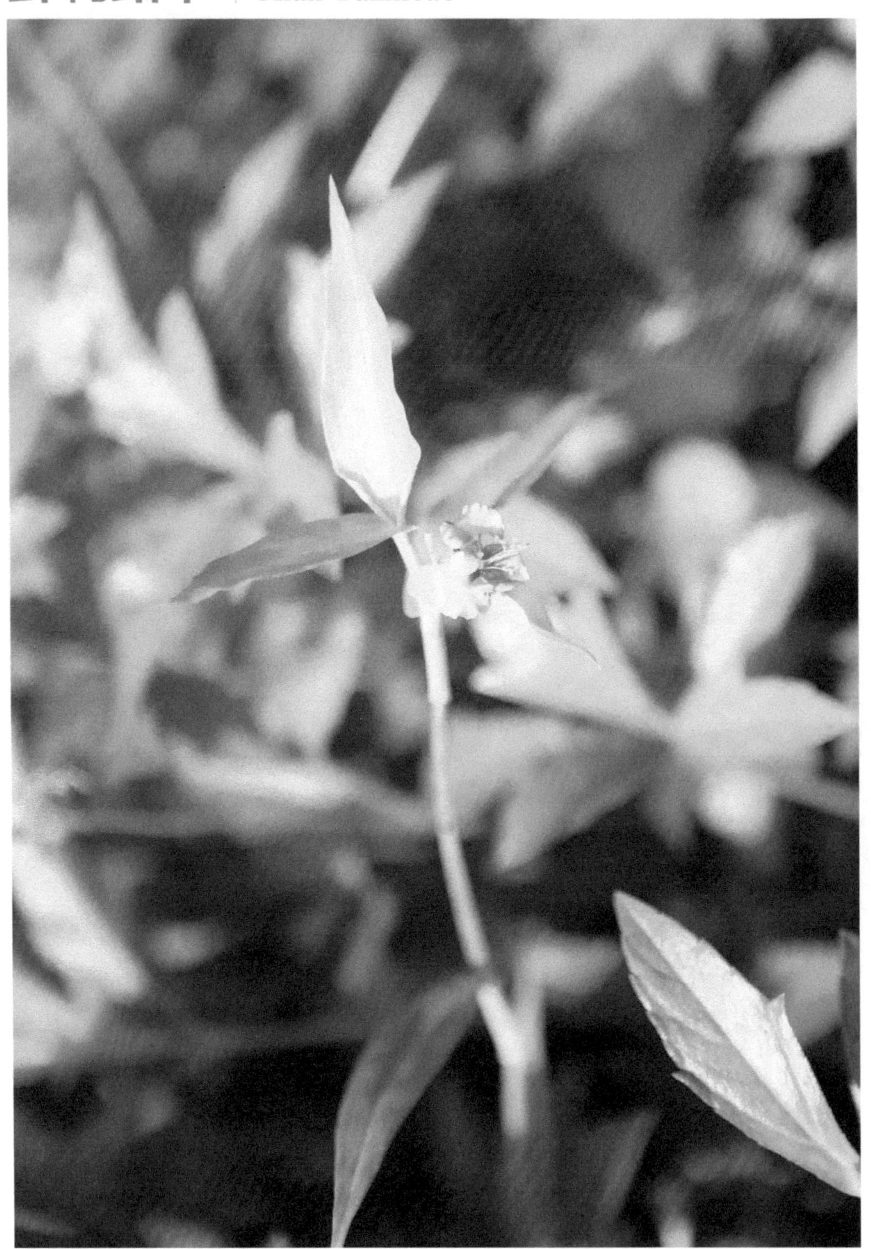

【来源】为鸭跖草科植物鸭跖草 *Commelina communis* L. 的全草。主产于广西三江、钟山、贺州等地。6～7月开花期采收全草，鲜用。

【别名】竹节菜、鸭食草、鸭脚草、鸡舌草。

【性味】甘、淡，寒。

【功效】清热泻火，解毒，利水消肿。

【主治】感冒发热，热病烦渴，咽喉肿痛，水肿尿少，热淋涩痛，痈肿疔毒。

【用法用量】内服：煎汤，60 ～ 90g，或捣汁。外用：适量，捣敷。

【使用注意】脾胃虚寒者慎服。

【临证参考】

1. 治五淋、小便刺痛：鲜鸭跖草枝端嫩叶 120g，捣烂，加开水一杯，绞汁调蜜内服，每日 3 次。体质虚弱者，药量酌减。

2. 治水肿：鲜鸭跖草 60 ～ 90g，水煎服，连服数日。

3. 治吐血：鸭跖草捣汁内服。

4. 治小儿丹毒、热痢以及作急性热病的退热用：鲜鸭跖草 60 ～ 90g，重症可用 150 ～ 210g，水煎服或捣汁服。

5. 治关节肿痛、痈疽肿毒、疮疖脓疡：鲜鸭跖草捣烂，加烧酒少许敷患处，一日一换。

6. 治急性血吸虫病：鲜鸭跖草，洗净，每天 150 ～ 240g，煎汤代茶饮，5 ～ 7 天为 1 个疗程。

7. 治手指蛇头疔：鲜鸭跖草，合雄黄捣烂，敷患处，一日一换。初起能消，已化脓者，能退黄止痛。

8. 治流行性腮腺炎：鲜鸭跖草 50g，板蓝根 15g，紫金牛 6g，水煎服。另用鲜草适量，捣烂外敷肿处。

9. 治急性咽炎、扁桃体炎：鲜鸭跖草 60g，水煎服。鲜鸭跖草 90 ～ 120g，捣烂，加凉开水挤汁，频频含咽。(《全国中草药汇编》)

10. 治喉痹肿痛：鸭跖草 60g。洗净捣汁，频频含服。

11. 治小便不通：鸭跖草 30g，车前草 30g。捣汁入蜜少许，空腹服之。(《李时珍濒湖集简方》)

12. 治睑腺炎：取鲜鸭跖草，去叶留茎，洗净后剪去茎节，夹取一段在火上烧烤，当另一端出现液滴时，即趁热将流出的液汁熨涂在患处。液汁流入眼内也无妨。一般每次取 3 茎段，熨涂 3 滴 / 次。每日治疗 1 ～ 3 次。[中国民间疗法，2001，9（07）：34-35]

13. 治急性尿路感染：鸭跖草 60g，加水浓煎去渣，每日 1 剂，分两次服用，7 天为 1 个疗程。[浙江中医杂志，1999（02）：78]

鲜蛇莓 Xiān Shéméi

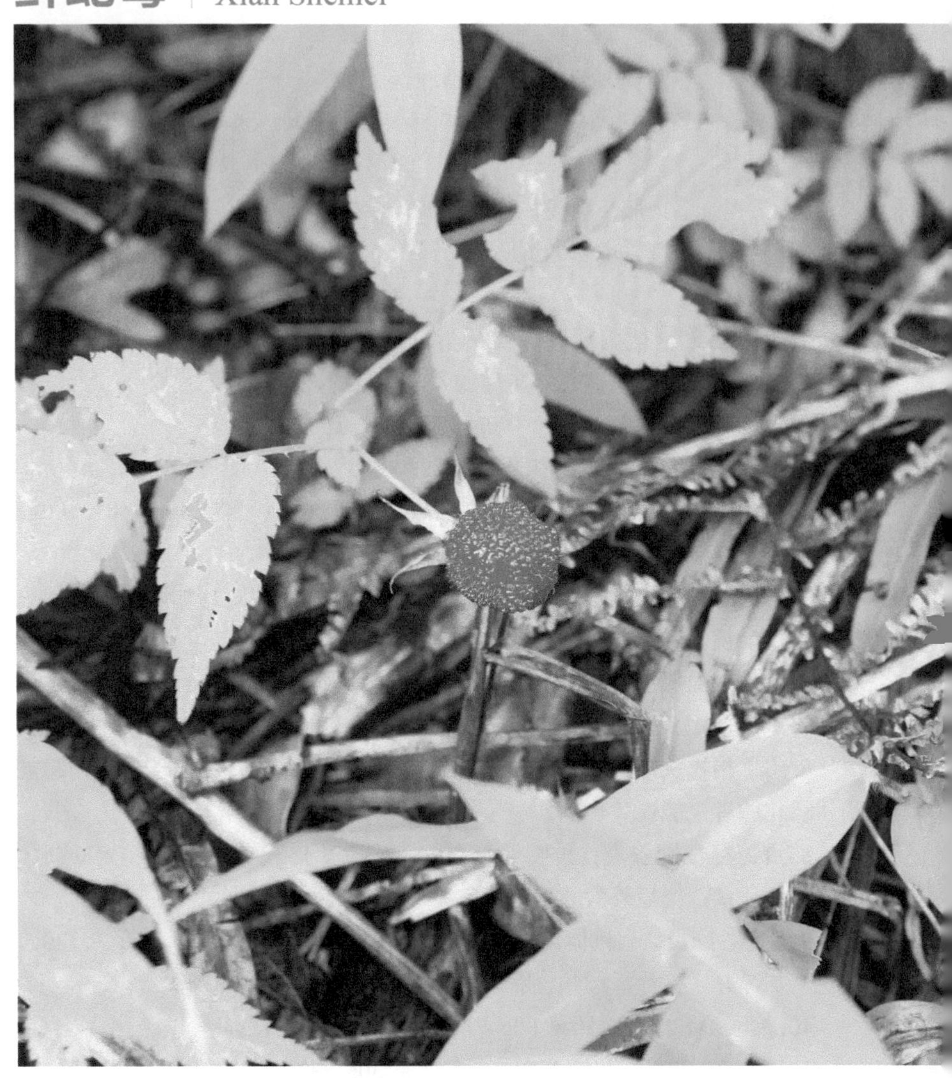

【来源】为蔷薇科植物蛇莓 *Duchesnea indica*（Andr.）Focke 的全草。主产于广西隆林、田林、都安、柳江、金秀、桂林等地。夏秋采收，鲜用。

【别名】蛇泡草、蛇盘草、野杨梅、地杨梅、地莓。

【性味】甘、酸，寒。有小毒。

【功效】清热解毒，散瘀消肿。

【主治】热病，惊痫，咳嗽，吐血，咽喉肿痛，痢疾，痈肿，疔疮，蛇虫咬伤。

【用法用量】内服：煎汤，30～60g，或捣汁。外用：捣敷。

【使用注意】孕妇禁用。

【临证参考】

1. 治对口疮：鲜蛇莓、马樱丹叶各等量，饭粒少许，同捣烂敷患处。

2. 治吐血、咯血：鲜蛇莓草 30～60g，捣烂绞汁 1 杯，冰糖少许，炖服。

3. 治咽喉肿痛：鲜蛇莓草炖汤内服及漱口。

4. 治疟疾、黄疸：鲜蛇莓叶捣烂，用蚕豆大一团敷桡动脉处，布条包扎。

5. 治痢疾、肠炎：鲜蛇莓全草 15～30g，水煎服。

6. 治蛇头疔、乳痈、背疮、疔疮：鲜蛇莓草，捣烂，加蜜敷患处。初起未化脓者，加蒲公英 30g，共杵烂，绞汁一杯，调黄酒 60g 服，渣敷患处。

7. 治跌打损伤：鲜蛇莓捣烂，甜酒少许，共炒热，外敷。

8. 治蛇咬伤、毒虫咬伤：鲜蛇莓草，捣烂敷患处。

9. 治小面积烧伤：鲜蛇莓捣烂，外敷。如创面有脓，加鲜犁头草；无脓，加冰片少许。

10. 治瘰疬：鲜蛇莓草 30～60g，洗净，水煎服。

11. 治子宫内膜炎：鲜蛇莓、火炭母各 60g，水煎服。

12. 治腮腺炎：鲜蛇莓 30～60g，加盐少许同捣烂，外敷。

13. 治带状疱疹：鲜蛇莓全草捣烂，取汁外敷。

14. 治火眼肿痛或起云翳：鲜蛇莓适量，捣烂如泥，稍加鸡蛋清搅匀，敷眼皮上。

15. 治感冒引起的发热咳嗽：鲜蛇莓 30～60g。水煎服。

16. 治病毒性疱疹：鲜蛇莓草 500g 洗净，加鲜忍冬藤 50g 捣汁外搽。另用鲜蛇莓草 100g，忍冬藤 20g，加水 400mL，煎到 100mL，分 3 次口服，每日 1 剂，连服 7 天。[中国民族医药学会，2002：163]

17. 治毒蛇咬伤引起的喉头水肿：新鲜蛇莓全草 250～500g，捣烂，纱布过滤绞汁，取汁含口内，慢慢咽下，如上法早、中、晚各一次。另取鲜蛇莓全草适量捣烂，外敷颈喉部，一日换药三次。[蛇志，1989（02）：29]

鲜野苋菜 Xiān Yěxiàncài

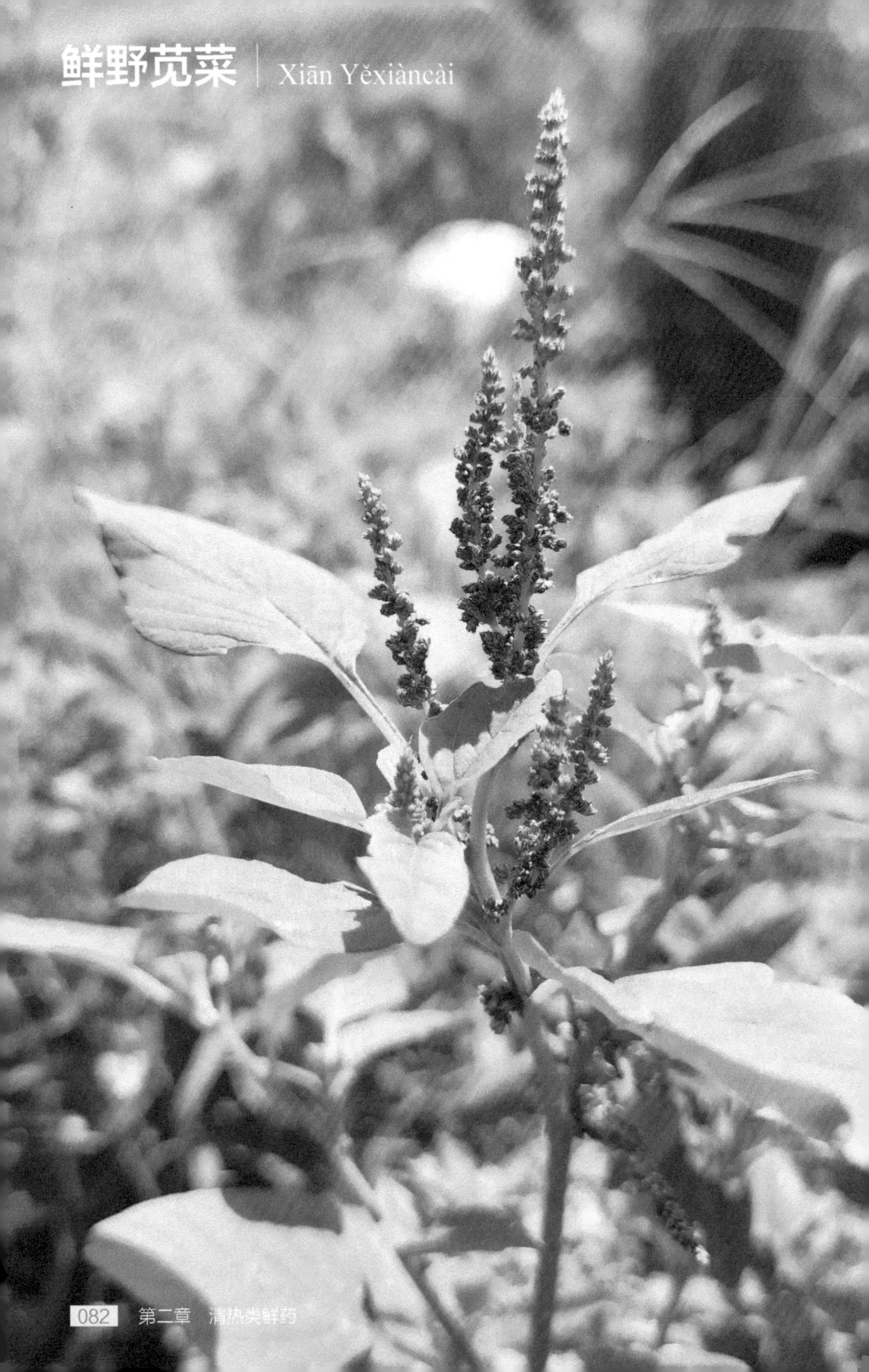

【来源】为苋科植物凹头苋 *Amaranthus lividus* L. 的全草。广西各地均有分布。春、夏、秋季采收，鲜用。

【别名】野苋、光苋菜、细苋、白苋。

【性味】甘、淡，微寒。

【功效】清热解毒、利湿。

【主治】痢疾，乳痈，痔疮。

【用法用量】内服：煎汤，18～60g，或捣汁。外用：适量，捣敷。

【临证参考】

1. 治痢疾：鲜野苋根30～60g，水煎服。

2. 治乳痈：鲜野苋根30～60g，鸭蛋一个，水煎服；另用鲜野苋叶和冷饭捣烂外敷。

3. 治痔疮肿痛：鲜野苋根30～60g，猪大肠一段，水煎，饭前服。

4. 治毒蛇咬伤：鲜野苋全草30～60g，捣烂绞汁服；或鲜全草30g，杨梅鲜树皮9g，水煎调泻盐（编者注：七水硫酸镁）9g服。

5. 治甲状腺肿大：鲜野苋根和茎60g，猪肉60g（或用冰糖15g），水煎，分2次饭后服。轻者1周，重者3周可见效。[福建中医药，1962（6）：38]

鲜野菊花 Xiān Yějúhuā

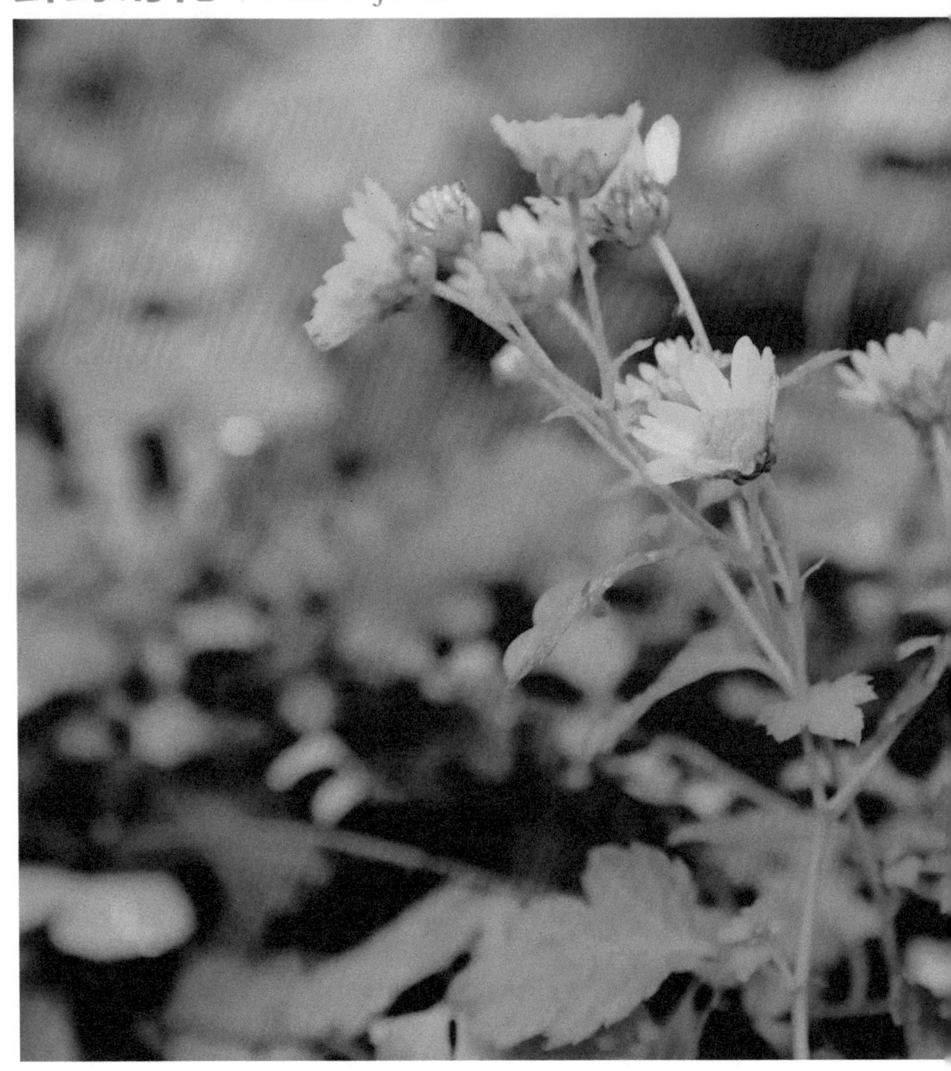

【来源】为菊科植物野菊 *Chrysanthemum indicum* L. 干燥头状花序或新鲜全草。主产于广西资源、全州、富川、贺州、昭平、桂平、灵山、南宁等地。秋、冬季花初开时采摘，鲜用。

【别名】山菊花、黄菊花、野菊、野黄菊、苦薏。

【性味】苦、辛，平。

【功效】清热解毒，泻火平肝。

【主治】疔疮痈肿，目赤肿痛，头痛眩晕。

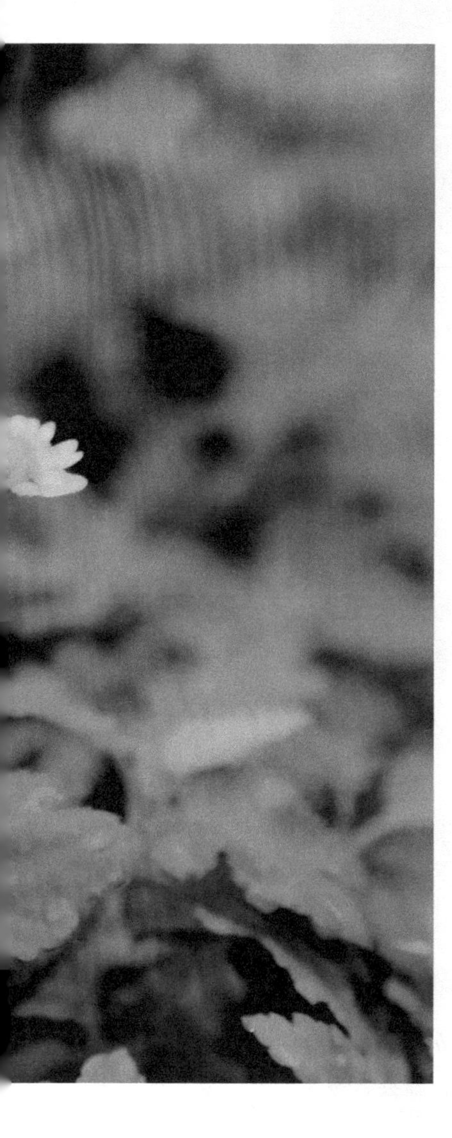

【用法用量】内服：煎汤，20 ～ 30g。外用：适量，捣敷；煎水漱口或淋洗。

【使用注意】脾胃虚寒者、头痛恶寒者慎服。

《本草汇言》：气虚胃寒，食少泄泻之病，宜少用之。凡阳虚或头痛而恶寒者均忌用。

【临证参考】

1. 治疖子：鲜野菊花或鲜紫花地丁适量，洗净后捣烂敷患处，每日 1 ～ 2 次，3 ～ 5 天可治愈。［中国民间疗法，2016，24（01）：71］

2. 治痈疖疔疮：将野菊花洗净择适量，与活鲫鱼一同切碎，捶如泥，加入红糖（以黏为度）制成饼状待用。［中华中医药学会、中华中医药学会民间传统诊疗技术与验方整理分会：中华中医药学会，2014：183］

3. 治会阴水肿：取鲜野菊花、蒲公英洗净后，冷开水清洗沥干，捣烂成糊状，敷于会阴水肿或伤口处，并用无菌纱布覆盖，每天两次。［护理研究，2011，25（06）：510］

4. 治难愈合伤口：取新鲜野菊花及蒲公英，洗净后冷开水清洗沥干。捣烂呈糊状，敷于伤口表面。［现代医药卫生，2002（02）：134］

5. 治急性乳腺炎：鲜野菊花、鲜蒲公英、鲜紫花地丁各 50g，捣烂外敷乳部红肿部位。［福建中医药，1994，25（03）：6］

6. 治急性淋巴管炎、丹毒：鲜野菊花、鲜紫花地丁、生栀子捣烂外敷患处。［福建中医药，1994，25（03）：6］

鲜野甘草 | Xiān Yěgāncǎo

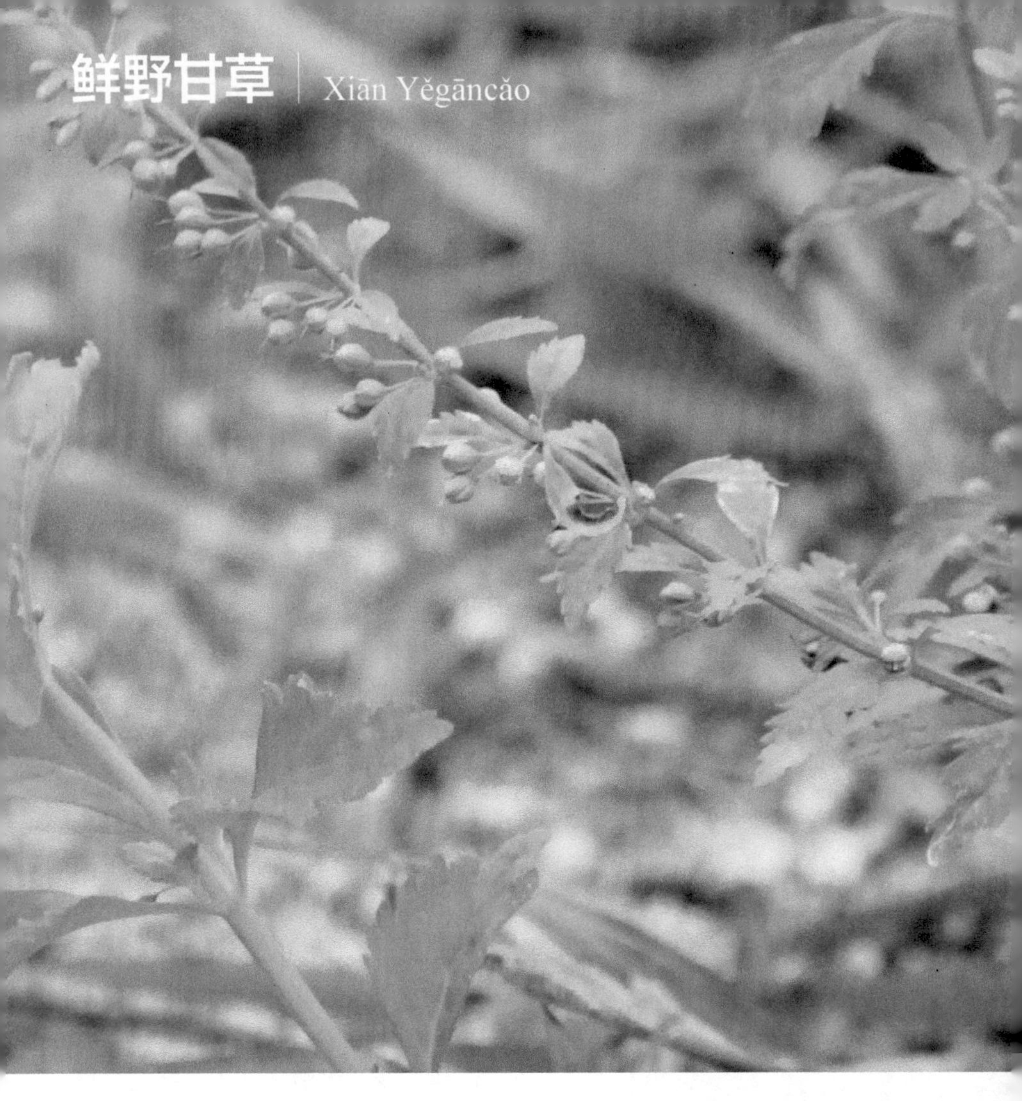

【来源】为玄参科植物冰糖草 *Scoparia dulcis* L. 的全草。主产于广西武鸣、南宁、合浦、博白、北流、桂平、平南、藤县、岑溪等地。夏、秋季采收，鲜用。

【别名】假甘草、土甘草、冰糖草、珠子草、米碎草。

【性味】甘，凉。

【功效】清热解毒，祛风止痒，生津止渴。

【主治】肺热咳嗽，流行性结膜炎，小儿风热感冒，肠炎，小便不利，湿疹，热痱。

【用法用量】内服：煎汤，30 ～ 60g。外用：适量，捣烂取汁外搽。

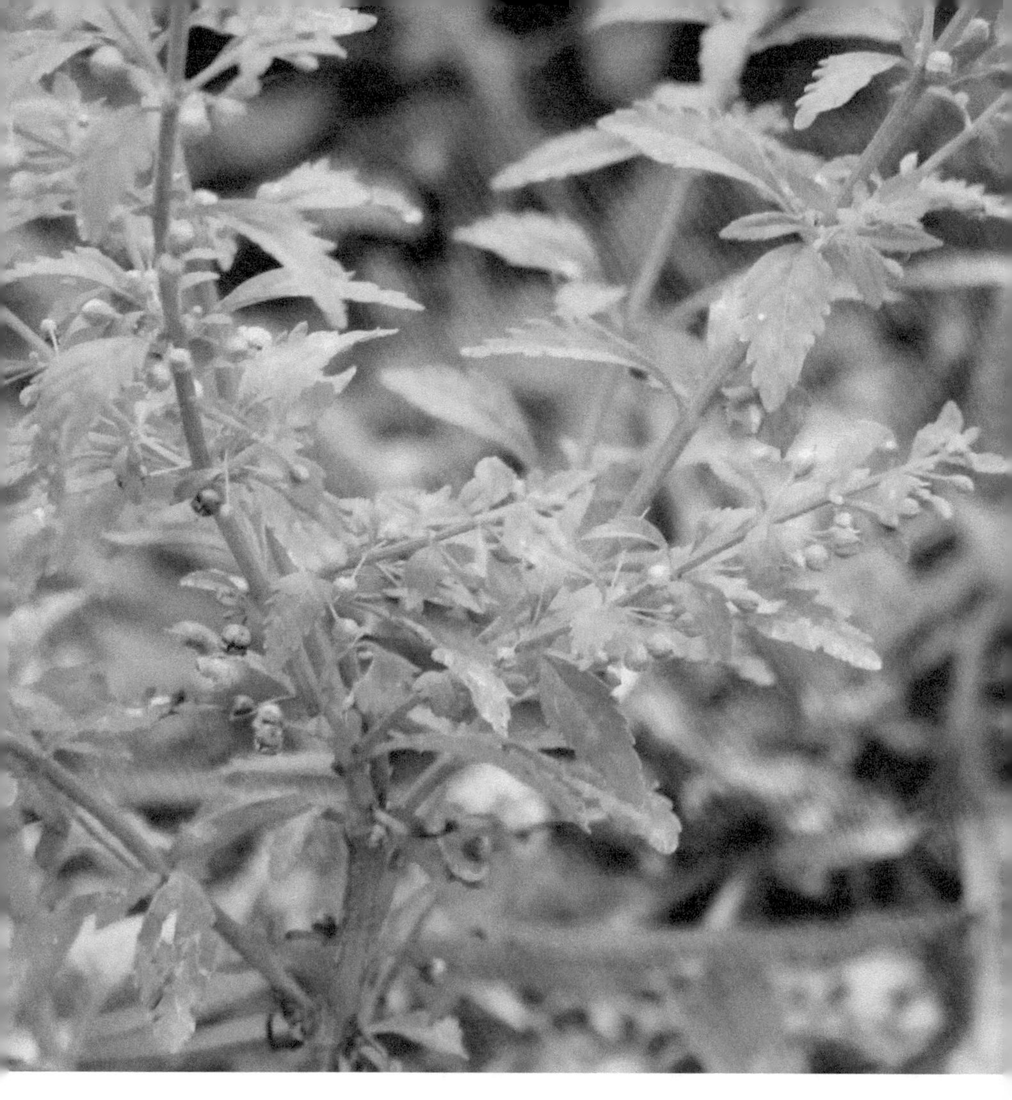

【临证参考】

1. 治肺热咳嗽：鲜野甘草 30 ～ 60g，水煎服。

2. 治感冒咳嗽：鲜野甘草 30g，薄荷 9g，鱼腥草 15g，水煎服。

3. 治丹毒：鲜野甘草 60g，食盐少许，同捣烂，水煎服。

4. 治小儿肝炎烦热：鲜野甘草 15g，酌加冰糖，开水炖服。

5. 治脚气浮肿：鲜野甘草 30g，红糖 30g，水煎，饭前服，每日 2 次。

6. 治肝炎：用鲜野甘草 60g，水煎，每日一剂，每剂煎两次，内服。[中草药通讯，1976（08）：30-31，49]

鲜一点红 | Xiān Yīdiǎnhóng

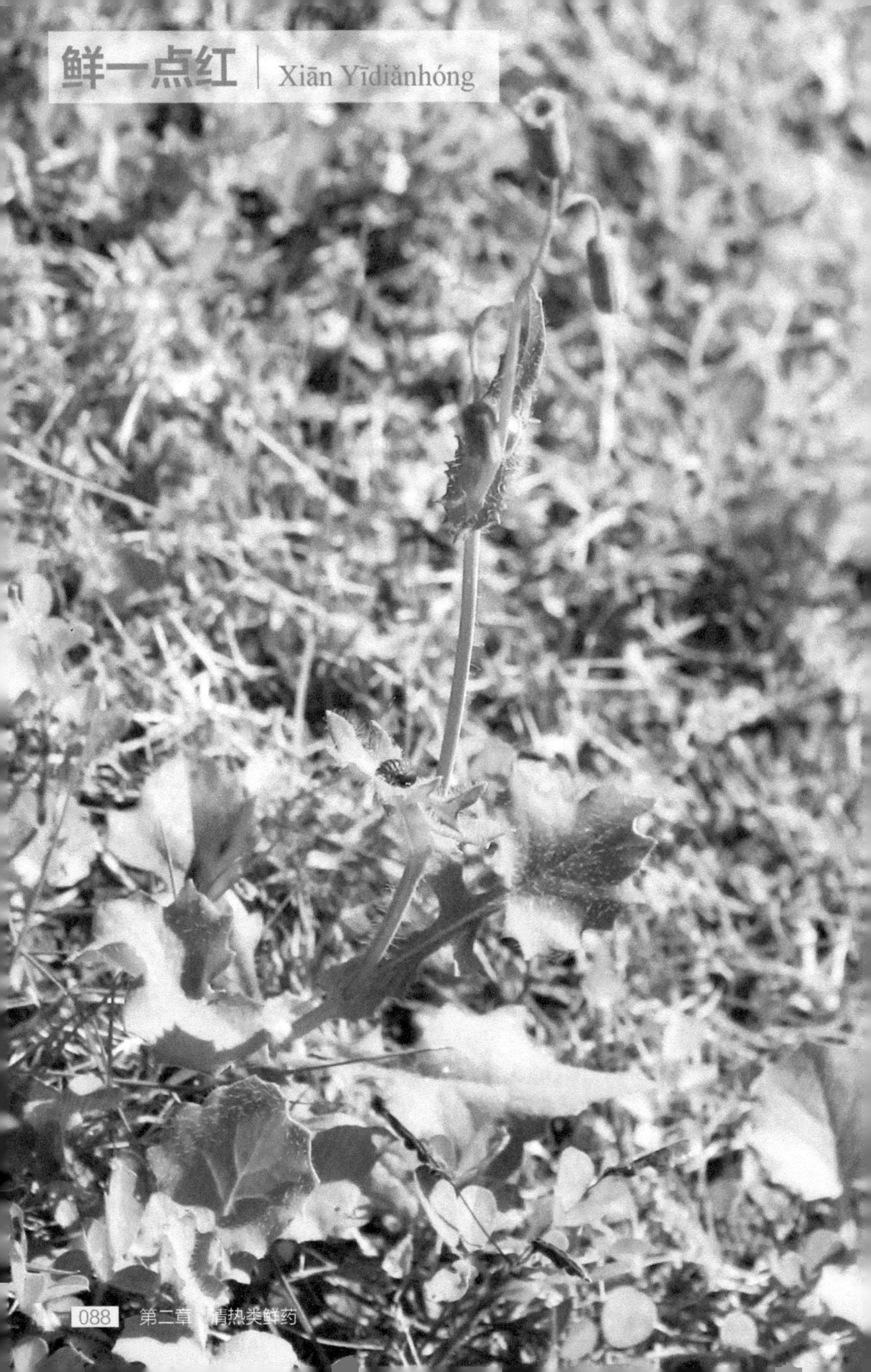

【来源】为菊科植物一点红 *Emilia sonchifolia*（L.）DC. 的全草。广西各地均有分布。夏、秋季采挖，鲜用。

【别名】红背紫丁、羊蹄草、土公英。

【性味】微苦，凉。

【功效】清热解毒，活血散瘀。

【主治】感冒，口腔溃疡，肺炎，乳腺炎，肠炎，细菌性痢疾，尿路感染，疮疖痈肿，湿疹，跌打损伤。

【用法用量】内服：煎汤，30 ～ 60g，或泡酒。外用：适量，捣敷或煎水含漱。

【临证参考】

1. 治指疔（蛇头疔）：鲜一点红适量，用砂糖（或白糖）少许捣敷。

2. 治扁桃体炎：鲜一点红 90g，水 3 碗煎成 1 碗，分 2 次频频含咽。

3. 治慢性胃肠炎：鲜一点红 60g，桂皮 6g，水煎，每日 1 剂。

4. 治阴道炎、外阴湿疹：鲜一点红 30 ～ 60g，食盐少许，煎水熏洗。

5. 治水肿：鲜一点红全草、灯心草各 60g，水煎，饭前服，每日 2 次。

6. 治无名肿毒、对口疮：鲜一点红茎叶 1 握，加红糖共捣烂敷贴，每日换 2 次。

7. 治乳腺炎：鲜一点红全草适量，加食盐少许捣烂，敷患处，每日 1 换。同时鲜全草 30g，水煎服。

8. 治跌打损伤、瘀血肿痛：鲜一点红、酢浆草各适量，捣烂，加酒少许，炒热外包。

9. 治风热翳膜：羊蹄草（编者注：即一点红）120g，梅片 0.3g。共捣烂，敷眼眶四周。

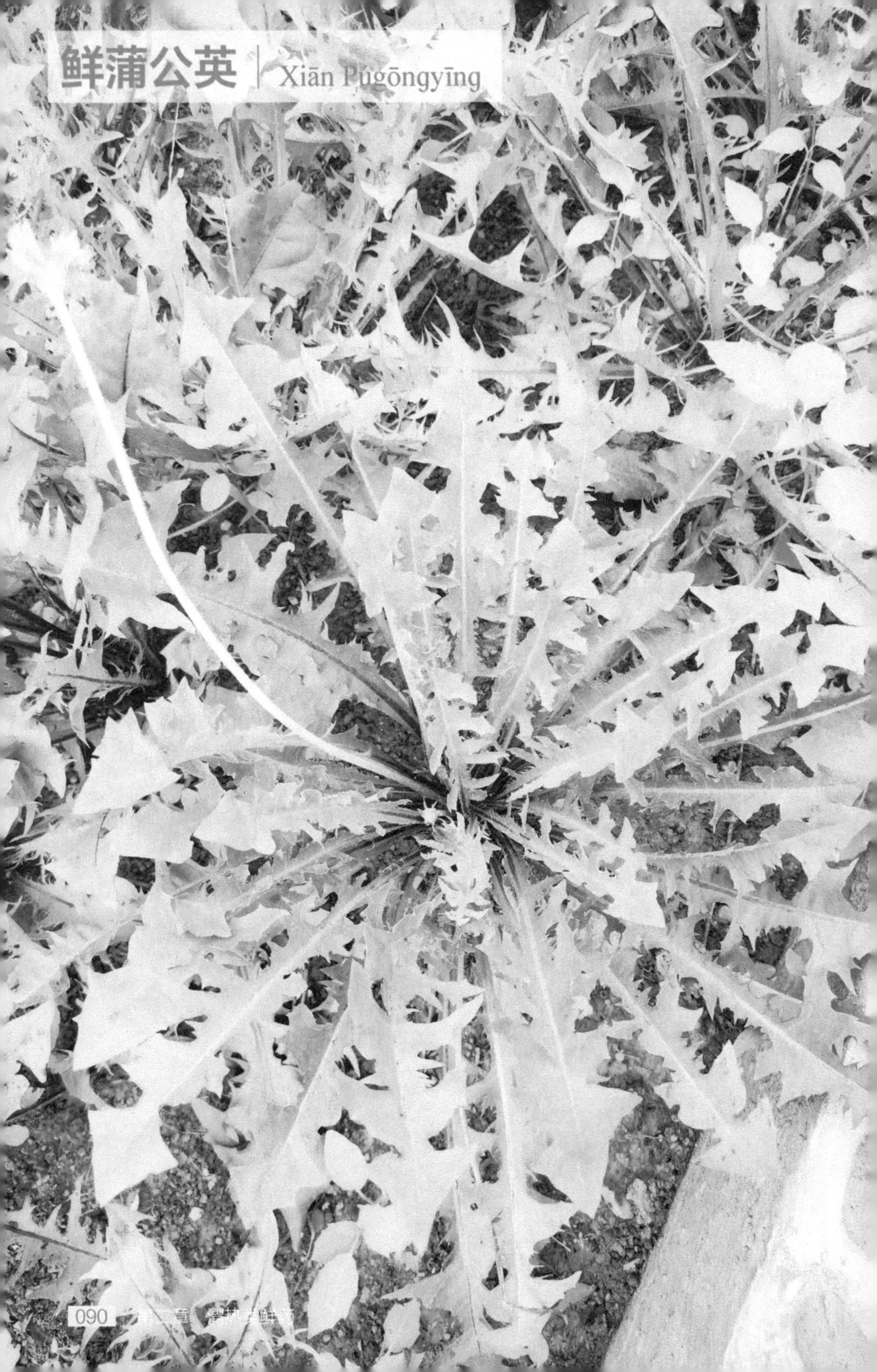
鲜蒲公英
Xiān Púgōngyīng

【来源】为菊科植物蒲公英 *Taraxacum mongolicum* Hand.-Mazz.、碱地蒲公英 *Taraxacum sinicum* Kitag. 或同属数种植物的全草。广西各地均有分布。春至秋季花初开时采挖，鲜用。

【别名】凫公英、地丁、黄花地丁、婆婆丁。

【性味】苦、甘，寒。

【功效】清热解毒，消肿散结，利尿通淋。

【主治】疔疮肿毒，乳痈，瘰疬，目赤，咽痛，肺痈，肠痈，湿热黄疸，热淋涩痛。

【用法用量】内服：煎汤或捣汁，20～30g。外用：适量，捣敷。

【使用注意】阳虚外寒、脾胃虚弱者忌用。

【临证参考】

1. 治痈疮疔毒：蒲公英捣烂覆之……别更捣汁，和酒煎服，取汗。（《本草纲目》）

2. 治多年恶疮及蛇螫肿毒：蒲公英捣烂，贴。（《救急方》）

3. 治产后不自乳儿，蓄积乳汁，结作痈：蒲公英捣敷肿上，日三、四度易之。（《梅师集验方》）

4. 治丹毒：取新鲜蒲公英 500g，洗净捣烂，敷于小腿周围，再用塑料薄膜覆盖，用胶布固定，保持湿度，每隔 6h 换药一次，连用 3 天。[中国中医药报，2015]

5. 治急性乳腺炎：鲜蒲公英洗净捣烂如泥，连汁直接外敷于清洁后乳腺红肿患处皮肤，厚度在 2～3mm。外用保鲜膜覆盖包裹，防止药液蒸发及溢出降低疗效。每日更换一次至痊愈，连续 6 天。[贵州医药，2014，38（04）：360-361]

6. 治血栓性外痔：挖取新鲜带根蒲公英全草 2kg，洗净，分 2 剂煎服（每剂 1kg）。第 1 剂煎 3 次，每次煎药液 300mL，分别在晚上 6 时、9 时、12 时服下；第 2 剂于第二天晚上分 3 次服下，方法同第一剂。[基层中药杂志，2000（05）：64]

7. 治烫伤：鲜蒲公英根（不用茎、叶）洗净，捣烂拧取汁，放入瓷器内，2h 后药汁自然凝成糨糊状，然后将药汁涂于患处（涂厚些效果较好）。每日换药 2 次，换药时用冷开水洗去前药。[中国民间疗法，2000（03）：15]

鲜了哥王 | Xiān Liǎogēwáng

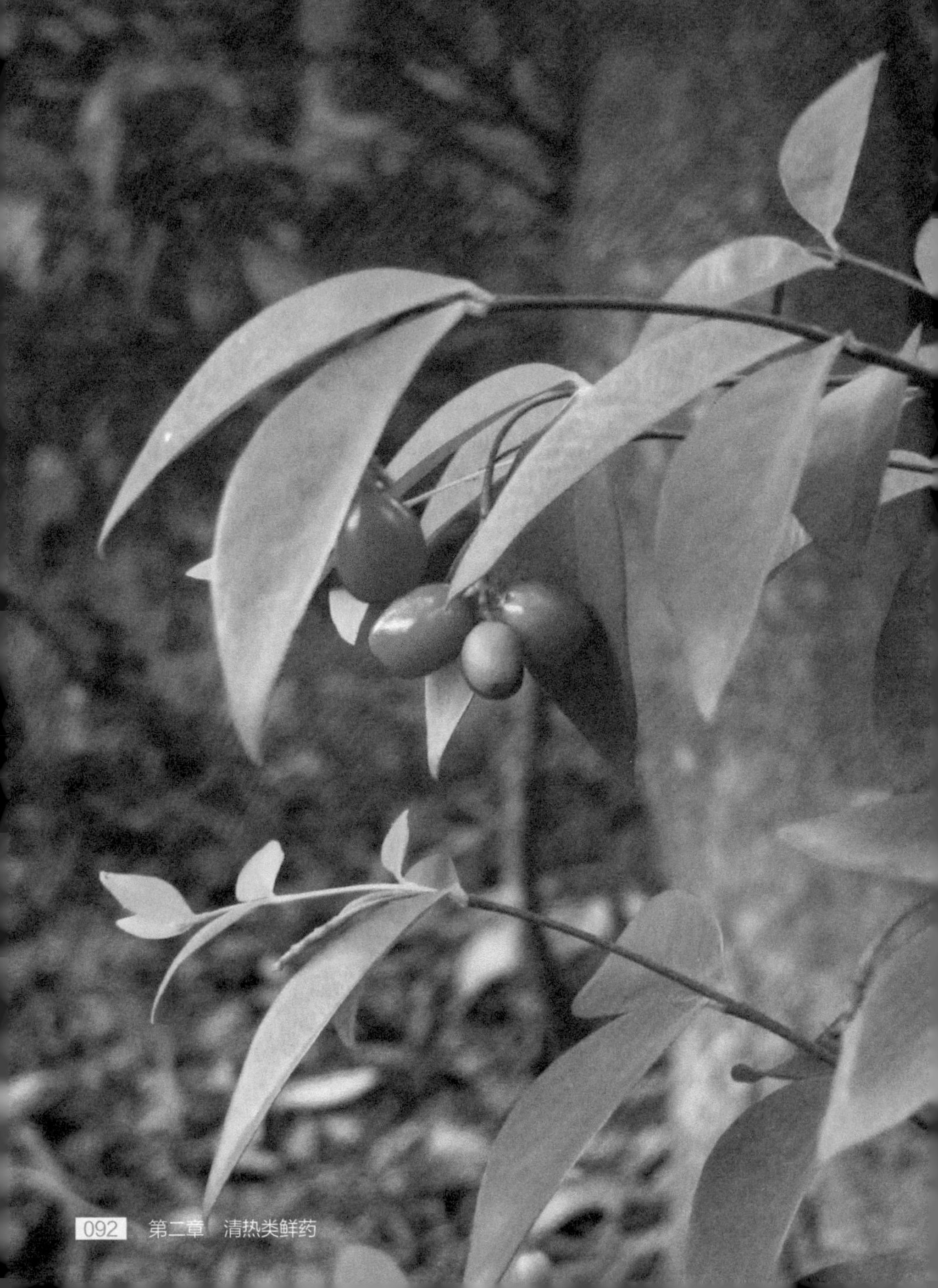

【来源】为瑞香科植物南岭荛花 *Wikstroemia indica*（L.）C.A.Mey. 的根或根皮及叶。广西各地均有分布。全年可采，鲜用。

【别名】地谷根、鱼胆根、定元根、毒除根、地棉根。

【性味】苦、辛，寒。有毒。

【功效】清热，利尿，解毒，杀虫，破积。

【主治】肺炎，腮腺炎，水肿，臌胀，瘰疬，疮疡肿毒，跌打损伤。

【用法用量】内服：煎汤，久煎 4h 以上，9 ～ 15g。外用：适量，捣敷。

【使用注意】孕妇及体质虚寒者禁用。

【临证参考】

1. 治瘰疬初起：鲜了哥王根第二重皮和红糖捣烂敷患处，并取了哥王根 30g，水煎服，日一次。

2. 治肝硬化腹水：鲜了哥王根第二重皮 30g（蒸熟），红枣十二粒，红糖 30g，共捣为丸，如绿豆大，用开水送服 5 ～ 7 粒，日服一次。本品药性剧烈，服后有呕吐和腹痛、泄泻等不良反应。体弱和晚期患者忌用。

3. 治股阴疽：鲜了哥王根二重皮，捣烂调酒外敷。

4. 治跌打损伤：鲜了哥王根皮捣烂外敷。

5. 治疮疡、乳痈：了哥王叶适量，捣烂敷患处。

鲜卜芥 Xiān Bǔjiè

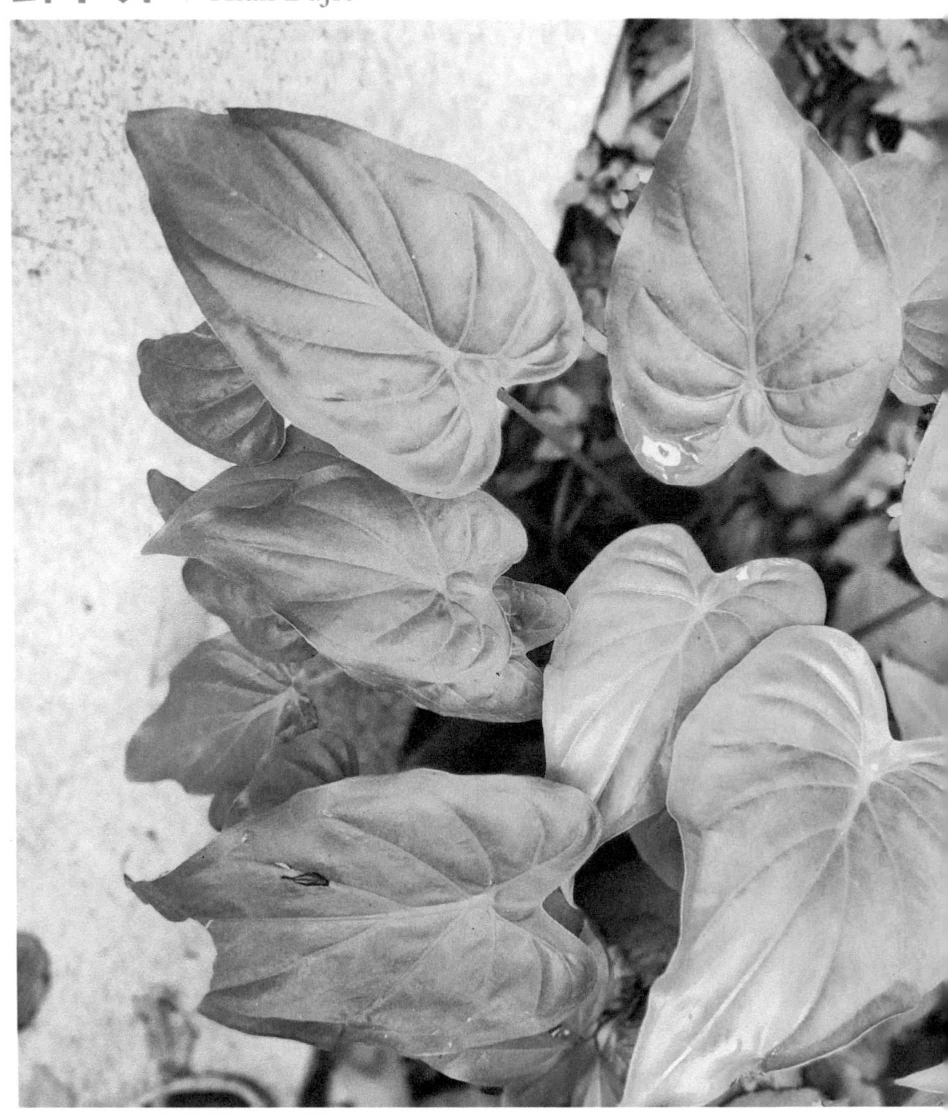

【来源】为天南星科植物尖尾芋 *Alocasia cucullata*（Lour.）Schott 的根茎。主产于广西隆林、龙州、南宁、桂林等地。全年均可采收，鲜用。

【别名】老虎耳、尖尾芋、老虎芋、小虫芋、狼毒。

【性味】微苦，大寒。有毒。

【功效】解毒退热，消肿散结。

【主治】瘰疬，钩端螺旋体病，毒蛇咬伤，一切肿毒初起。

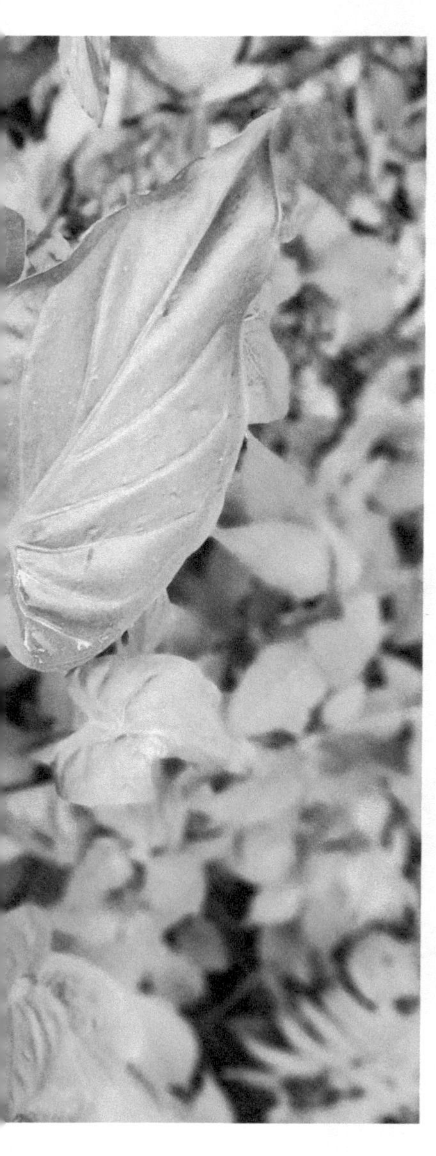

【用法用量】内服：煎汤，需炮制，宜煎2h以上，30～60g。外用：适量，捣敷。

【使用注意】生品有毒，禁作内服。内服需经炮制且不可过量。外用宜慎。孕妇禁用。

《中华本草》生品有大毒，禁作内服。内服需经炮制且不可过量。外用宜慎，因本品外敷有致疱作用。中毒症状：皮肤接触汁液发生瘙痒；眼与汁液接触引起失明。误食茎或叶引起舌喉发痒、肿胀、流涎、肠和胃灼痛、恶心、呕吐、腹泻、出汗、惊厥，严重者窒息，心脏停搏而死亡。

【临证参考】

1. 治毒蛇咬伤、毒蜂蜇伤：取鲜卜芥根状茎适量，刮去粗皮，捣烂敷患处，每次5～10min。蛇伤以上药敷伤口周围。

2. 治钩端螺旋体病：取鲜卜芥125g炒焦，加食盐少许同炒，加500～1000mL清水煮1～3h，得药液约300mL，分2～3次服。

3. 治蜂窝织炎、慢性骨髓炎、无名肿毒，毒蛇咬伤：鲜卜芥根茎捣敷。

鲜大飞扬 Xiān Dàfēiyáng

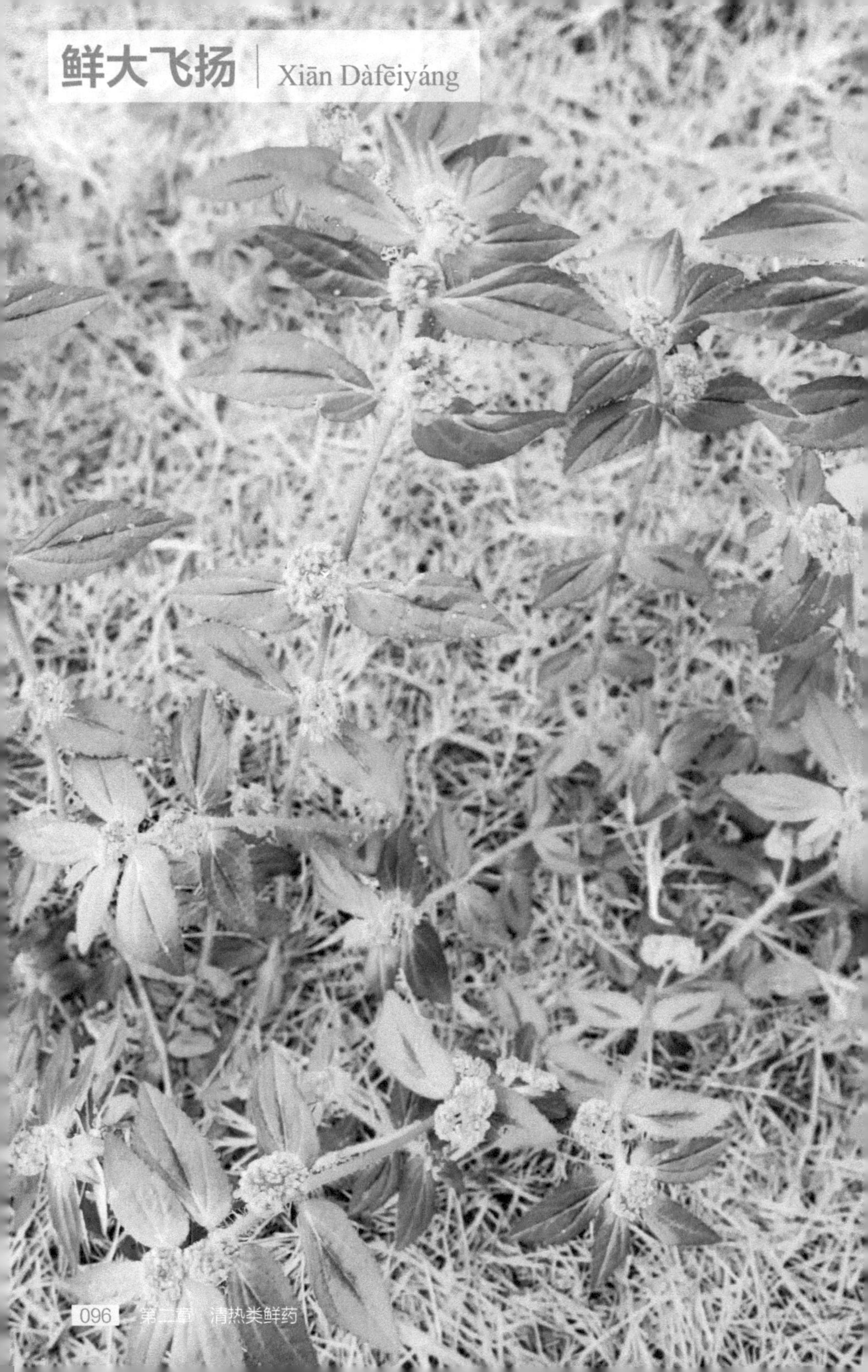

【来源】为大戟科植物飞扬草 *Euphorbia hirta* L. 的全草或带根全草。广西各地均有分布。夏、秋间采收，鲜用。

【别名】飞扬草、天泡草、大乳汁草、奶子草、九歪草。

【性味】辛、酸，寒。

【功效】清热，解毒，通乳，渗湿，止痒。

【主治】急性肠炎，菌痢，淋证，尿血，肺痈，乳痈，疔疮，肿毒，湿疹，脚癣，皮肤瘙痒。

【用法用量】内服：煎汤，30 ～ 60g。外用：适量，煎水洗或捣敷。

【使用注意】《中华本草》：脾胃虚寒者忌用。

【临证参考】

1. 治急性乳腺炎：大飞扬全草 60g 和豆腐 100g 炖服；另取鲜草一握，加食盐少许，捣烂加热水，外敷患处。

2. 治带状疱疹：鲜大飞扬全草捣烂取汁，加雄黄末 2g 调匀，涂抹患处。

3. 治脚癣：鲜大飞扬草 150g，加 75% 酒精 500mL，浸泡 3 ～ 5 天，取浸液外擦。

4. 治肺痈：鲜大飞扬全草一握，捣烂。绞汁半盏，开水冲服。

5. 治小便不通、血淋：鲜大飞扬 30 ～ 60g。酌加水煎服，日服 2 次。

6. 治血尿：鲜大飞扬草、鲜金丝草各 30g，鲜乌韭、红糖各 15g。水煎服。

7. 治带状疱疹：鲜大飞扬全草捣烂取汁，加雄黄末 1.5g。调匀，涂抹患处。

8. 治睑腺炎：鲜大飞扬草折断，取汁涂患处。

9. 治细菌性痢疾、急性肠炎：鲜大飞扬 100g 水煎，一次性内服。

10. 治红臀（婴儿尿布包裹部位的皮肤发生局限性炎症）：鲜大飞扬草、小飞扬草各 50g，加水 500mL，煎至 100mL。先洗净患处，再用药液浸洗，每日早晚 2 次。[海峡药学，1997，9（5）：45]

鲜山芝麻 Xiān Shānzhīmá

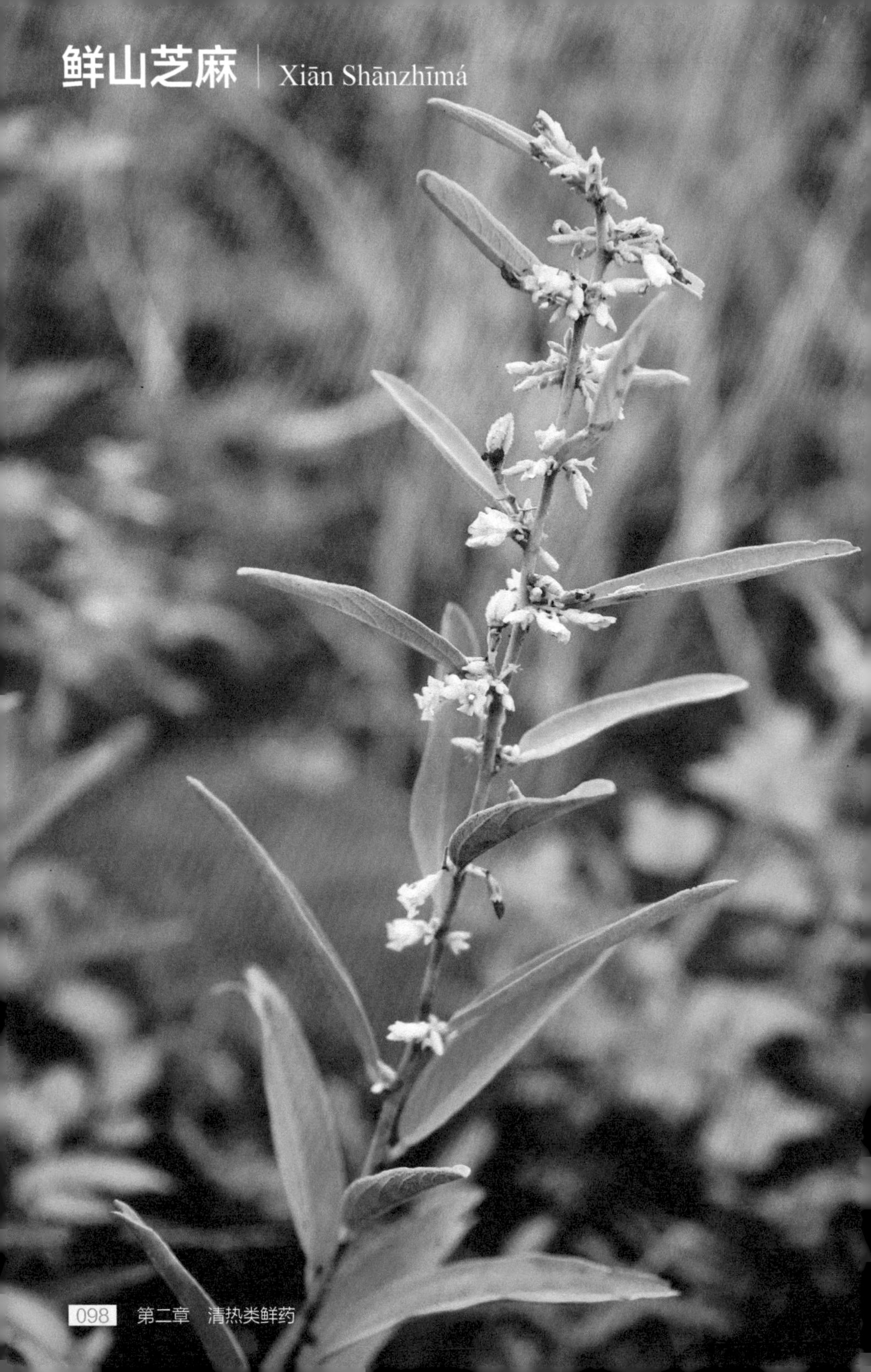

【来源】为梧桐科植物山芝麻 *Helicteres angustifolia* L. 的根或全株。广西各地均有分布。全株全年可采，鲜用。

【别名】牛釜尾、野芝麻、狗屎树、假芝麻、芝麻头。

【性味】苦、微甘，寒。有小毒。

【功效】清热解毒，消肿止痒，止咳。

【主治】感冒发热、头痛，口渴，痄腮，麻疹，痢疾，肠炎，痈肿，瘰疬，疮毒，湿疹，痔疮。

【用法用量】内服：煎汤，30 ～ 60g。外用：适量，捣敷。

【使用注意】孕妇及体弱者禁用。

1.《广西药用植物图志》：虚寒证忌服。

2.《全国中草药汇编》：孕妇及体弱者忌服。

【临证参考】

1. 治痢疾：鲜山芝麻 30g，酌加水煎，每日服 2 次。

2. 治风毒流注：鲜山芝麻 30 ～ 60g，洗净切碎，鸭蛋一枚，水煎服。

3. 治痈疽肿毒：鲜山芝麻叶，捣敷。

4. 治睾丸炎：鲜山芝麻 21 ～ 24g，酌加酒、水各半，炖服。

5. 治肺痨咳嗽：鲜山芝麻根 9 ～ 15g，洗净切片，和冰糖适量加水煎服。

6. 治乳痈：鲜山芝麻根 30g，酒水煎服。另用鲜叶捣烂外敷。

7. 治蛇头疔：鲜山芝麻叶和红糖捣烂敷患处。

8. 治肺结核：鲜山芝麻根 30g，冰糖 15g，水煎服。或加百部、积雪草各 30g，水煎，分 3 次服。

鲜千里光 Xiān Qiānlǐguāng

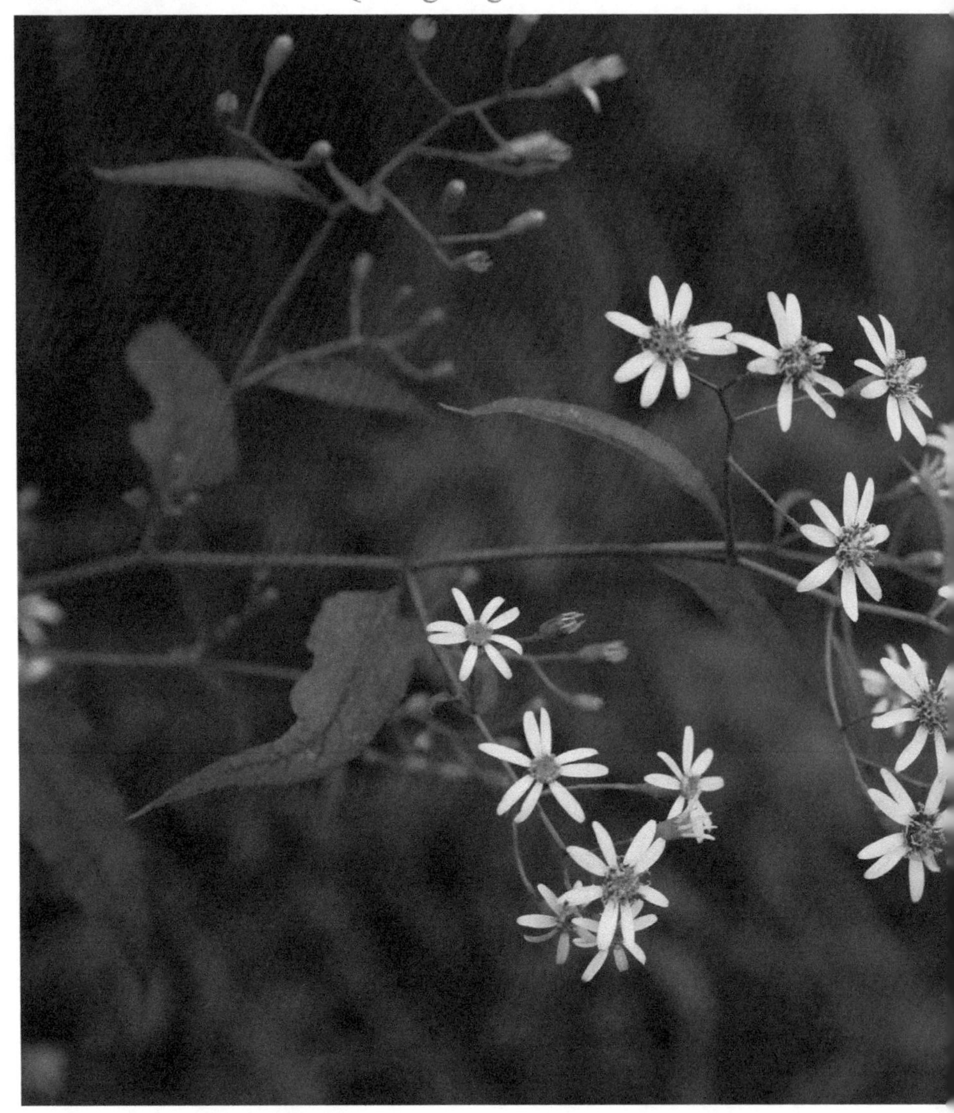

【来源】为菊科植物千里光 *Senecio scandens* Buch.-Ham. 的全草。广西各地均有分布。夏秋采收，鲜用。

【别名】千里及、九龙光、百花草、九里明。

【性味】苦，寒。

【功效】清热解毒，明目，利湿。

【主治】痈肿疮毒，感冒发热，目赤肿痛，泄泻痢疾，皮肤湿疹。

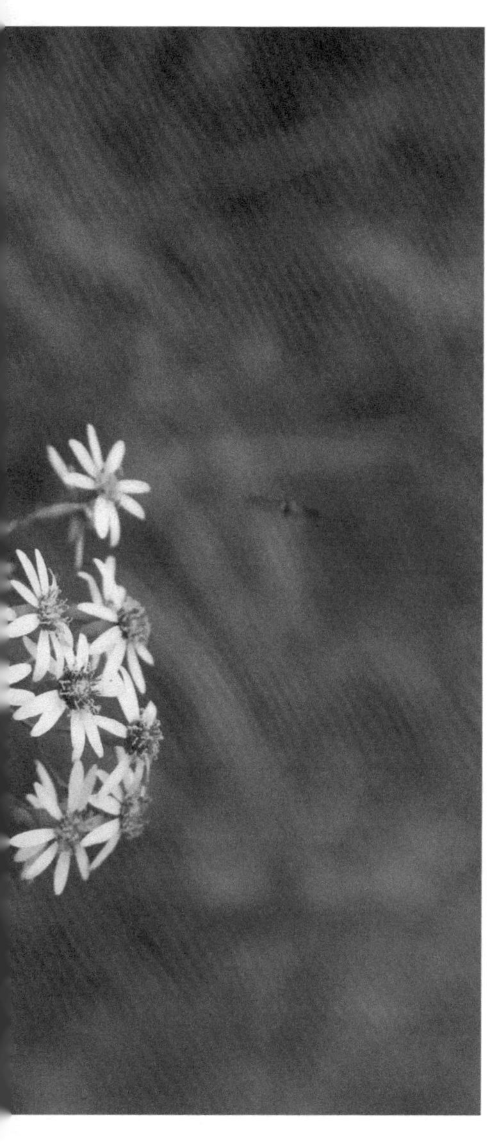

【用法用量】内服：煎汤，30～60g。外用：适量，煎水洗、捣敷或熬膏涂。

【使用注意】中寒泄泻者勿服。

【临证参考】

1. 治痈疽疮毒：鲜千里光30g，水煎服；另用鲜千里光适量，水煎外洗；再用鲜千里光适量，捣烂外敷。

2. 治流感：鲜千里光全草30～60g，水煎服。

3. 治毒蛇咬伤：鲜千里光全草60g，雄黄3g，共捣烂，敷患处；另取鲜全草适量，水煎洗伤处。鲜千里光根60g，水煎代茶饮。(《常用中草药选编》)

4. 治风热感冒：鲜千里光全草30g，六角仙（爵床）、野菊鲜全草各30g。水炖。分三次服，每日1剂。(《常用青草药选编》)

5. 治疮痈溃烂：千里光、半边莲、犁头草各适量。共捣烂，敷患处。

6. 治外科感染性疾病：鲜千里光煎汁湿敷，连用4日痊愈。［四川中医，1998，16（11）：39］

鲜马齿苋 | Xiān Mǎchǐxiàn

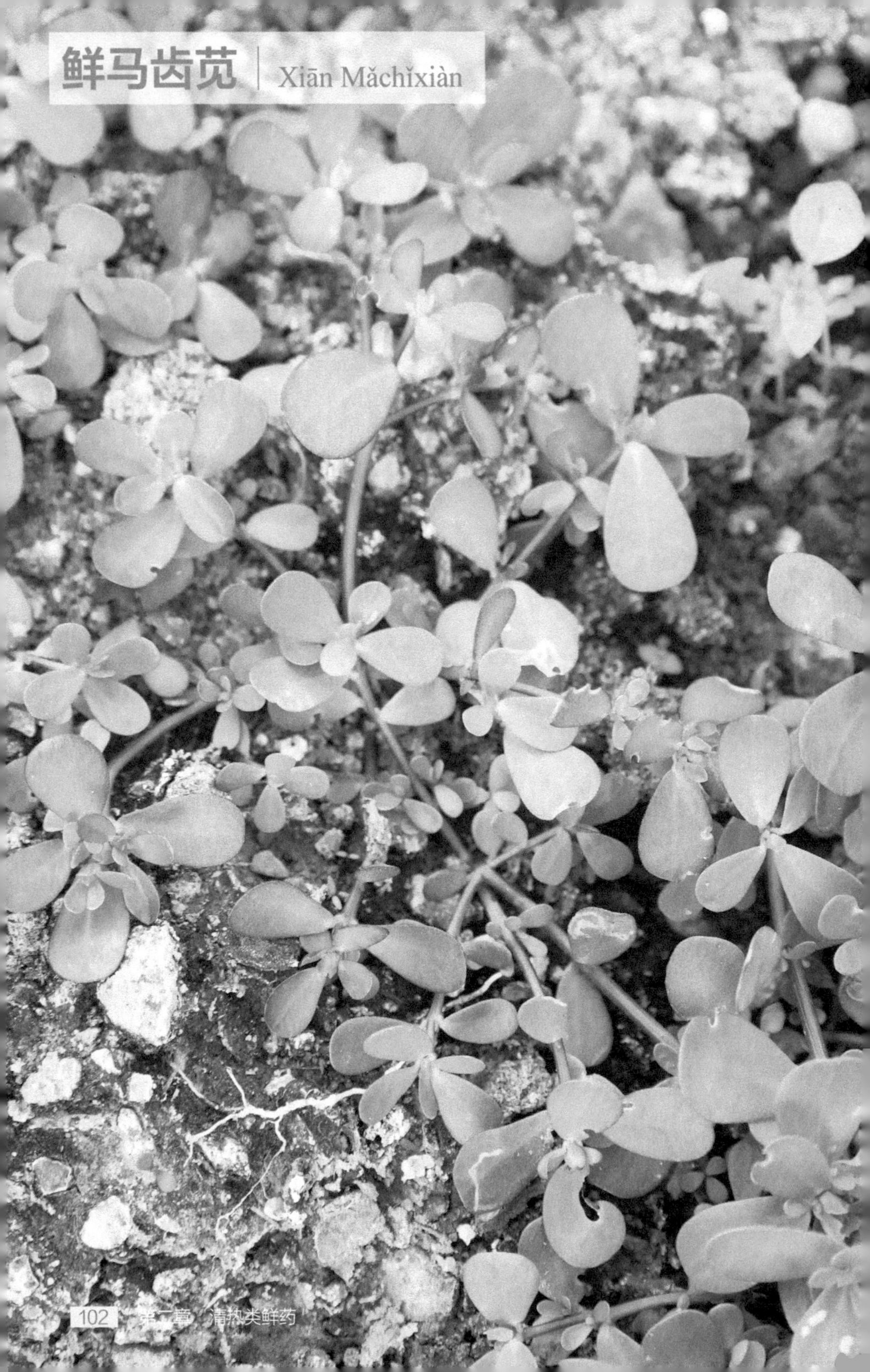

【来源】为马齿苋科植物马齿苋 *Portulaca oleracea* L. 的全草。主产于靖西、南宁、邕宁、博白、北流、平南等地。夏、秋季采收，鲜用。

【别名】瓜子菜、马齿菜、马苋菜、猪母菜、瓜仁菜。

【性味】酸，寒。

【功效】清热解毒，凉血止血，止痢。

【主治】热毒血痢，痈肿疔疮，湿疹，丹毒，蛇虫咬伤，便血，痔血，崩漏下血。

【用法用量】内服：煎汤，30 ～ 60g；或绞汁。外用：适量，捣敷；烧灰研末调敷；或煎水洗。

【使用注意】虚寒泄者勿用，不与鳖甲同入。

《神农本草经疏》：凡脾胃虚寒，肠滑作泄者勿用；煎饵方中不得与鳖甲同入。

【临证参考】

1. 治产后血痢、小便不通、脐腹绞痛：生马齿菜杵汁三合，煎一沸，下蜜一合搅服。(《卫生易简方》)

2. 治赤白带下：马齿苋捣绞汁三大合，和鸡子白一枚，先温令热，乃下苋汁，微温取顿饮之。(《海上集验方》)

3. 治阑尾炎：生马齿苋一握，洗净捣绞汁 30mL，加冷开水 100mL，白糖适量，每日服三次，每次 100mL。

4. 治肺结核：鲜马齿苋 45g，鬼针草、葫芦茶各 15g，水煎服。

5. 治黄疸：鲜马齿苋绞汁，每次约 30g，开水冲服，每日 2 次。

6. 治尿血、便血：鲜马齿苋绞汁、藕汁等量，每次半杯（约 60g），以米汤和服。

7. 治腹泻、痢疾：鸡眼草、马齿苋、地锦草各 30g（均鲜品）。水煎服。

8. 治寒湿痛痹：马齿苋捣绒，热敷患处，再捣汁烹酒服之，立效。

9. 治带状疱疹：鲜马齿苋洗净、捣成糊状后，敷于患处。[首都食品与医药，2019，26（18）：6-8]

10. 治扁平疣：鲜马齿苋 30g，板蓝根 30g，苦参 20g，水煎内服。并留适量药液外涂患处，每日 2 次，连用 10 天。[中国中西医结合学会皮肤性病专业委员会，2018：95-96]

鲜马鞭草 Xiān Mǎbiāncǎo

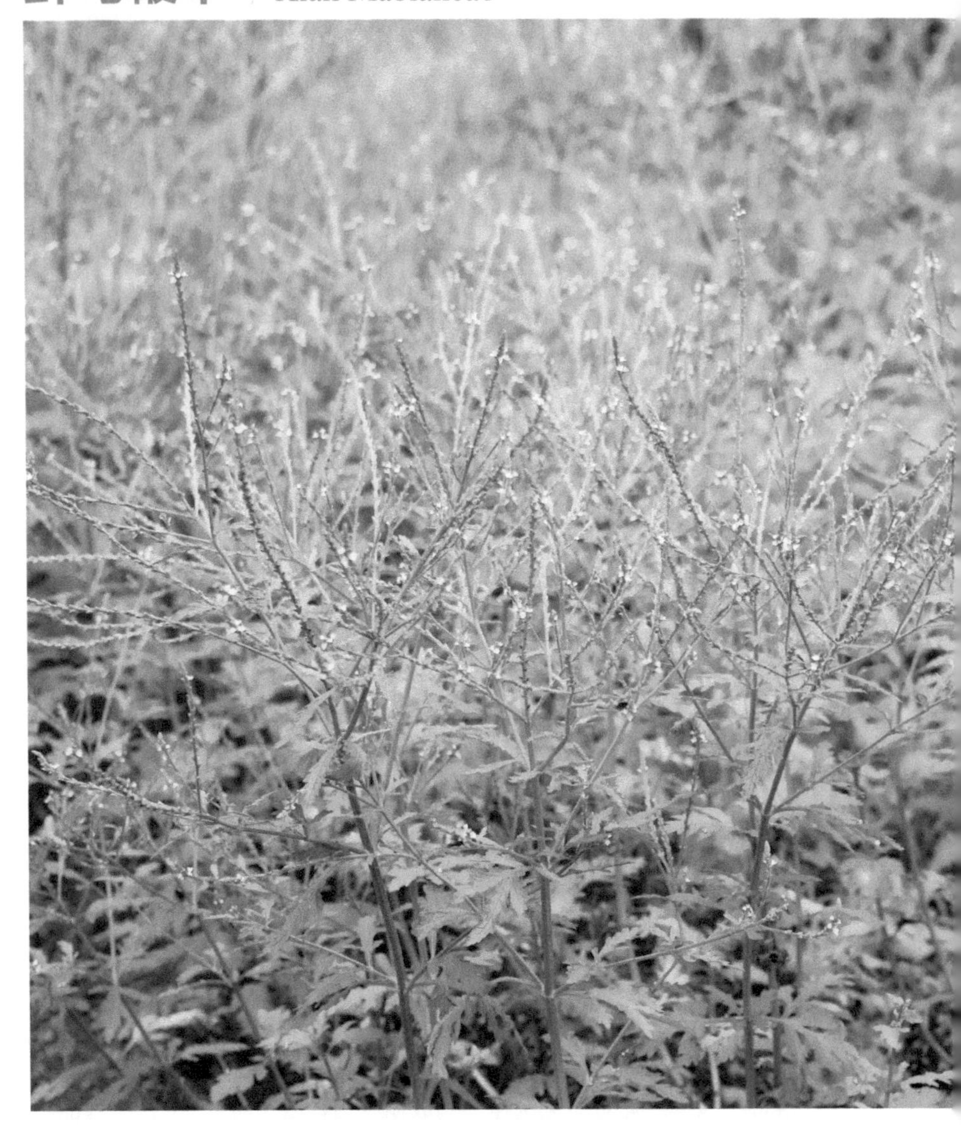

【来源】为马鞭草科植物马鞭草 *Verbena officinalis* L. 的干燥地上部分。广西各地均有分布。6～8月花开时采割，除去杂质，鲜用。

【别名】狗牙草、鹤膝风、苦练草、顺捋草、蜻蜓草、马鞭梢、铁马鞭。

【性味】苦，凉。

【功效】活血散瘀，解毒，利水，退黄，截疟。

【主治】癥瘕积聚，痛经经闭，喉痹，痈肿，水肿，黄疸，疟疾。

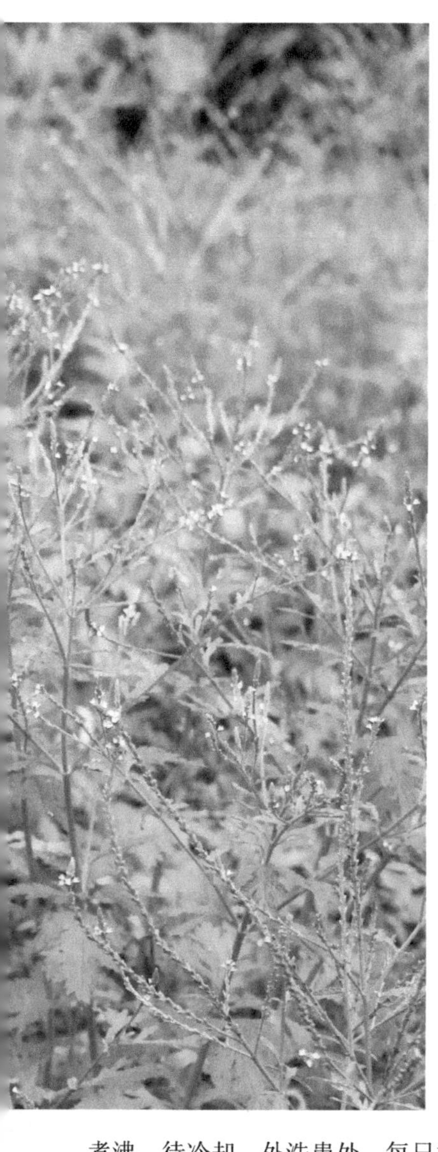

【用法用量】内服：捣汁，30～60g。外用：捣敷，或煎水洗。

【使用注意】脾胃虚弱者及孕妇慎服。

1.《中华本草》：孕妇慎服。

2.《神农本草经疏》：病人虽有湿热血热证，脾阴虚而胃气弱者勿服。

3.《本草从新》：疮证久而虚者，斟酌用之。

【临证参考】

1. 治疟疾：鲜马鞭草、酢浆草各30g，水煎冲红糖服。

2. 治伤风感冒、流感：鲜马鞭草45g，羌活15g，青蒿30g，上药煎汤两小碗，一日两次分服，连服2～3天。咽痛加鲜桔梗15g。

3. 治咽喉肿痛：鲜马鞭草茎叶捣汁，加人乳适量，调匀含咽。

4. 治黄疸：鲜马鞭草根（或全草）60g，水煎调糖服。肝肿痛者加山楂根或山楂9g。

5. 治经闭：马鞭草、地胆草、土牛膝根各60g（均鲜品），炒焦，水煎冲红糖服。

6. 治肠炎、痢疾、泌尿系感染、尿血：鲜马鞭草30～60g，水煎服。

7. 治乳痈肿痛：马鞭草一握，酒一碗，生姜一块。擂汁服，渣敷之。(《卫生易简方》)

8. 治急慢性湿疹：鲜马鞭草全草90g，洗净置瓦罐中（忌用金属容器），加水500mL，煮沸。待冷却，外洗患处，每日数次。[江西中医药，1981（3）：56]

9. 治疔疮肿毒：鲜马鞭草60g，水煎，分2次，再用鲜马鞭草适量，加白糖少许，共捣烂敷患处，每日1换。[中国中医药报，2013]

10. 治病毒性疱疹：鲜马鞭草500g，洗净捣取汁，加入鲜丝瓜叶汁少许，外涂。另用鲜品100g，加水300mL，煎至100mL，分3次口服，每日1剂，连服7日。[中医杂志，2001，42（06）：329]

鲜马缨丹 Xiān Mǎyīngdān

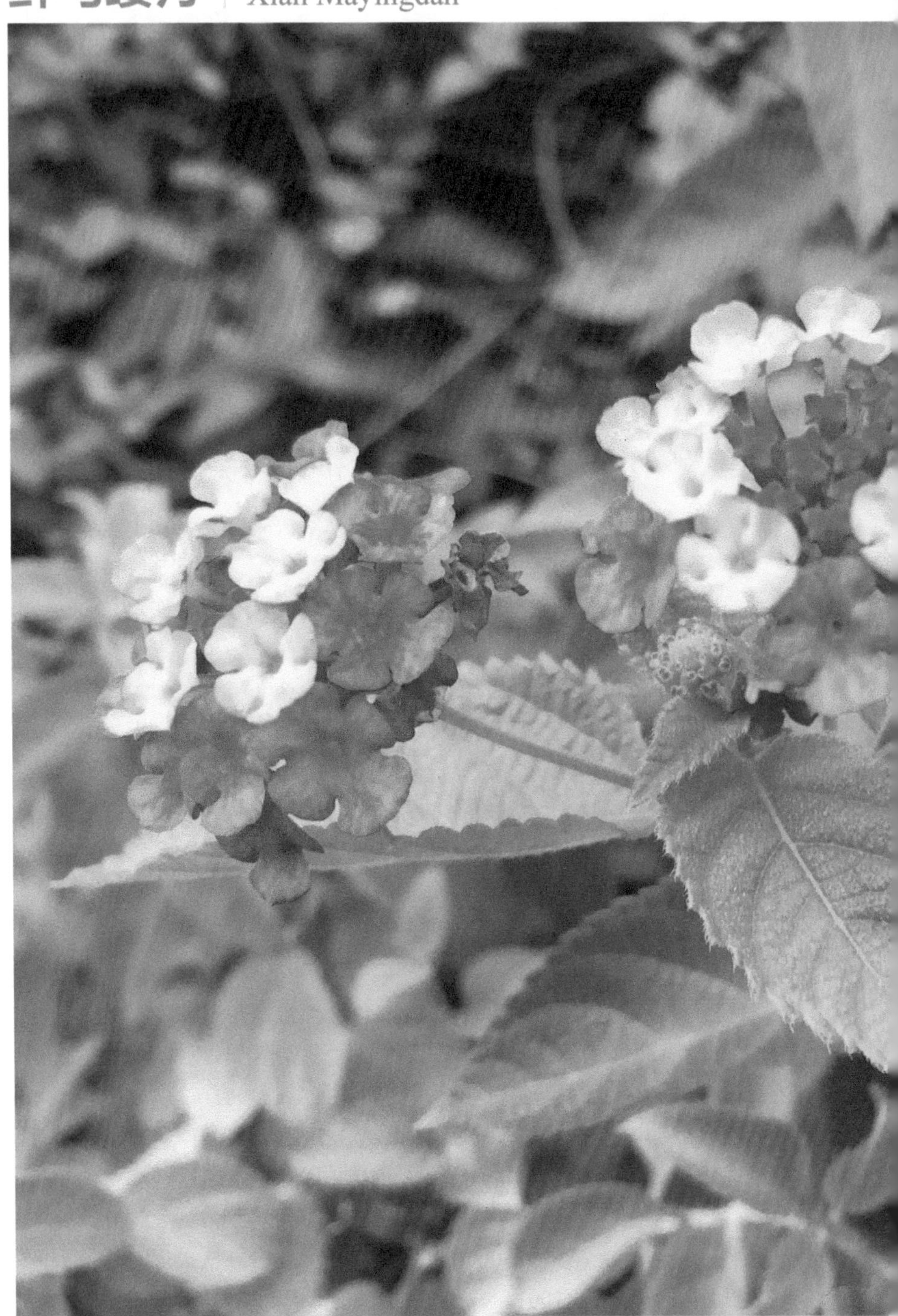

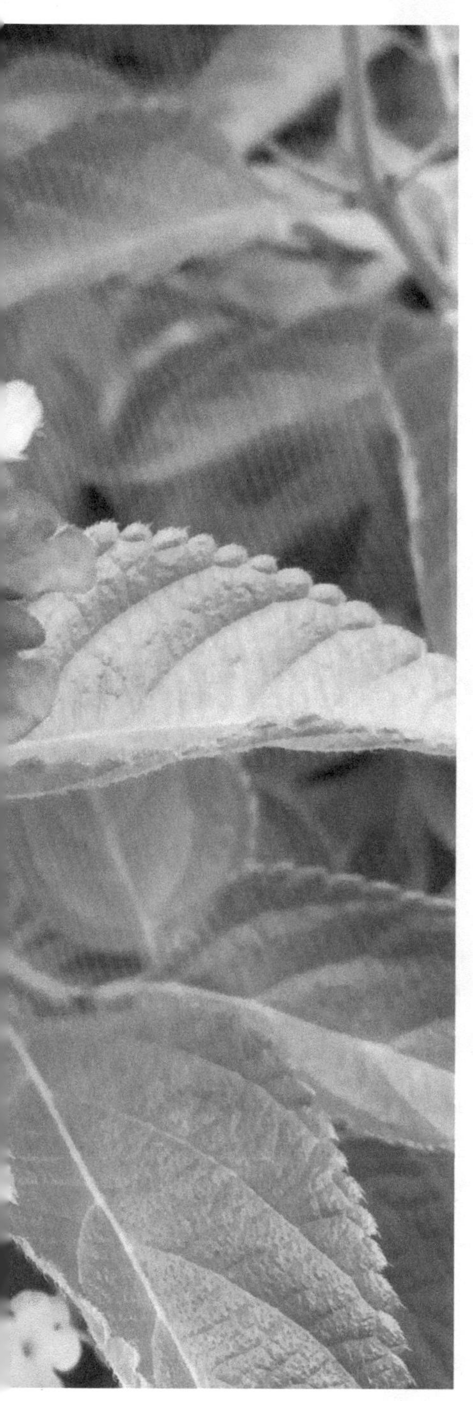

【来源】为马鞭草科植物马缨丹 *Lantana camara* L. 的叶或带花叶的嫩枝。广西各地均有分布。全年可采，鲜用。

【别名】臭草、如意草、五色梅、五彩花。

【性味】苦、微甘，凉。有毒。

【功效】清热解毒，活血止血。

【主治】肺痨吐血，伤暑头痛，腹痛吐泻，阴痒，湿疹，跌打损伤。

【用法用量】内服：煎汤，10 ～ 15g；外用：适量，捣敷。

【使用注意】本品有毒，必须控制用量，防止不良反应。孕妇及体弱者禁用。

【临证参考】

1. 治腹痛吐泻：鲜马缨丹花 10 ～ 15 朵，水炖，调食盐少许服。

2. 治跌打损伤：鲜马缨丹花或叶捣烂，搓擦患处，或外敷。

3. 治湿疹：外用鲜茎叶煎汤浴洗。

4. 治筋伤：鲜马缨丹叶适量，捣碎，擦患处，后以渣敷之。

鲜水杨梅 Xiān Shuǐyángméi

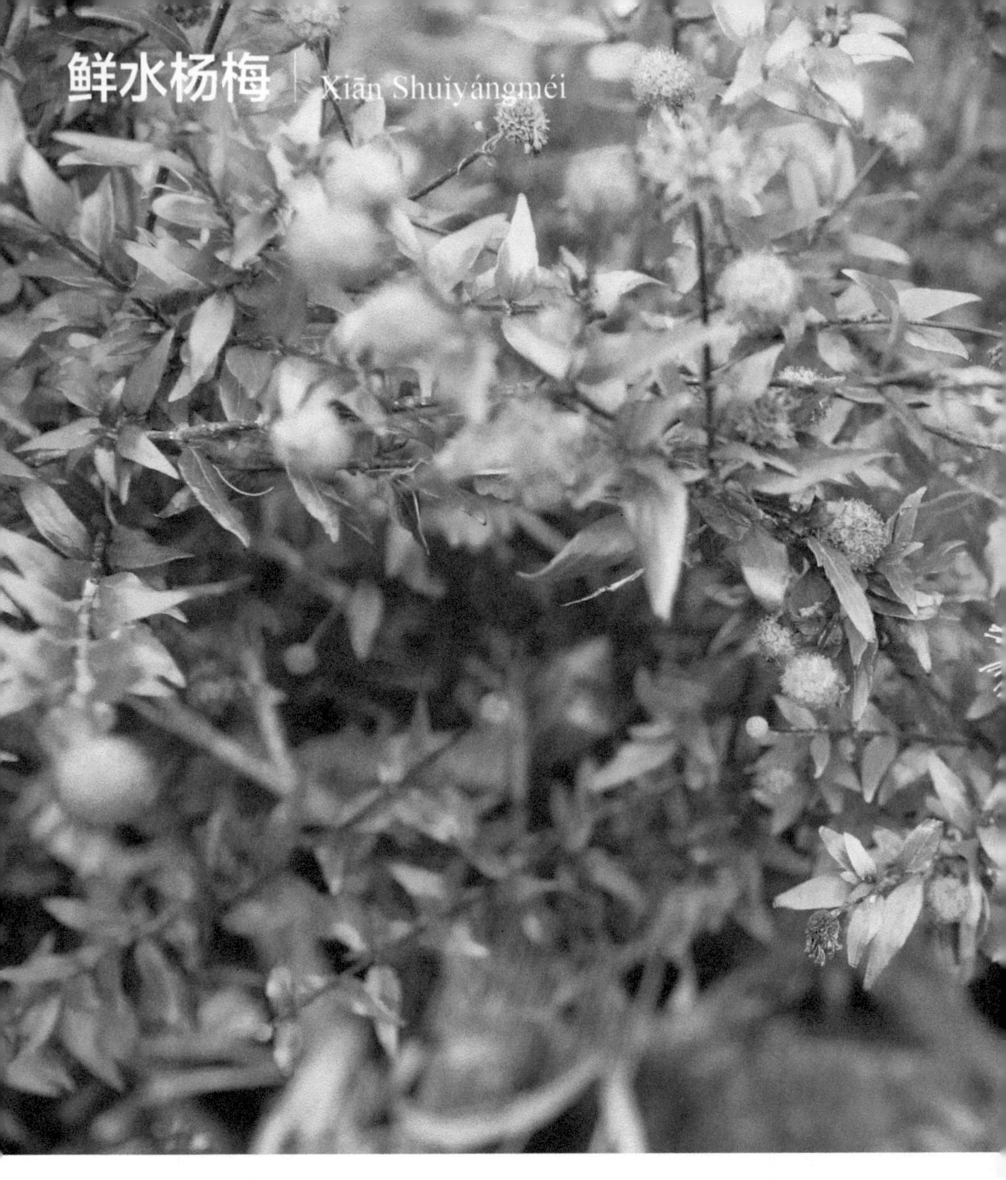

【来源】为茜草科植物水杨梅 *Adina rubella* Hance 的根、茎皮、叶、花及果实。主产于广西武鸣、南丹、罗城、三江、全州、昭平等地。6 ～ 8 月采花；9 ～ 11 月采果实；根、茎皮，全年可采；夏、秋采叶，鲜用。

【别名】水石榴、水泡木、小叶水团花、串鱼木、水杨柳。

【性味】淡，平。

【功效】清热解毒，利湿消肿。

【主治】湿热泄泻，痢疾，湿疹，疮疖肿毒，风火牙痛，跌打损伤，外

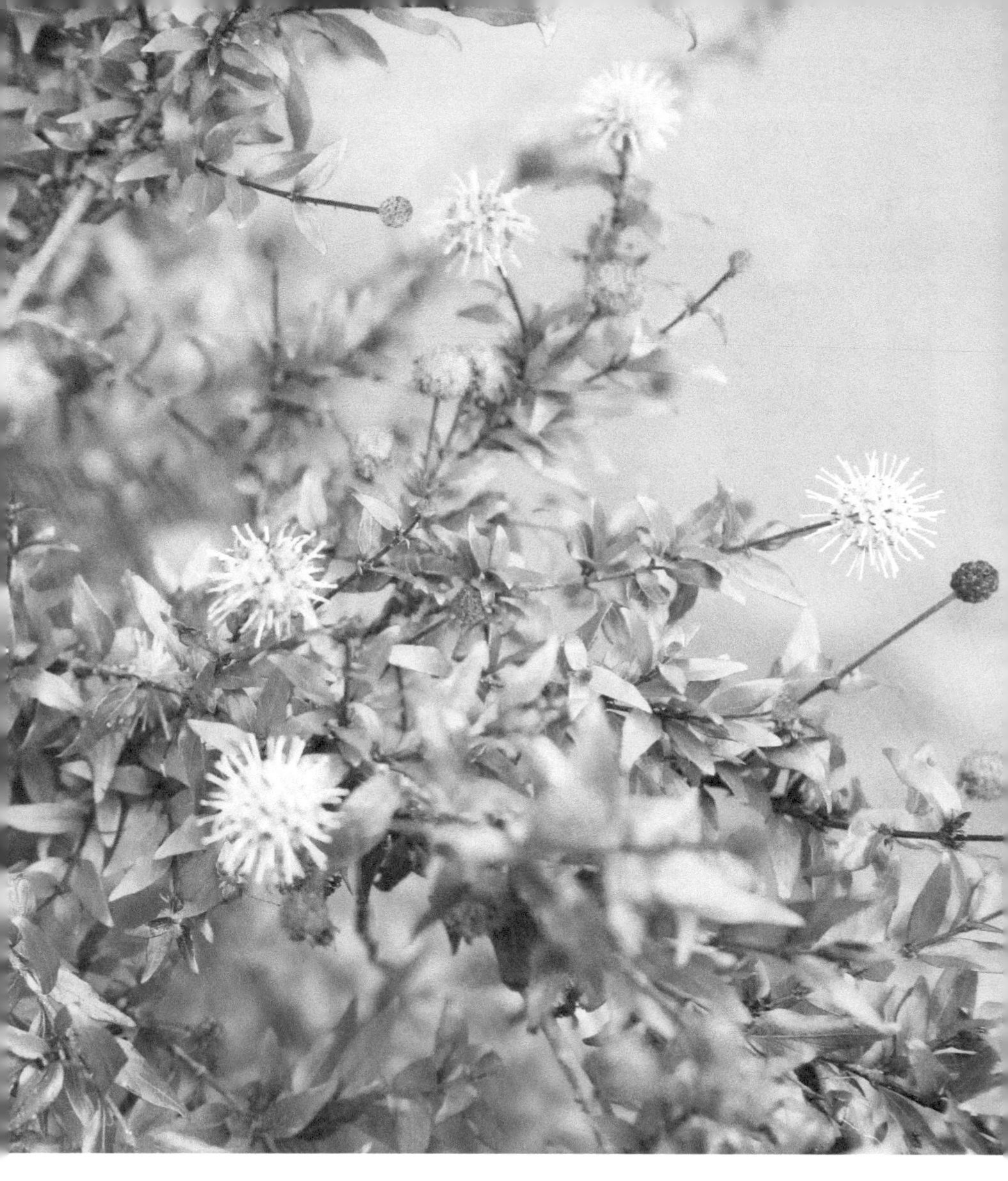

伤出血。

【用法用量】内服：煎汤，30 ～ 60g，或煎水含漱。外用：适量，捣敷。

【临证参考】

1. 治外伤出血：鲜水杨梅叶或花，捣烂外敷。

2. 治牙龈肿痛：水杨梅花、叶适量，捣烂外敷。

3. 治风火牙痛：鲜水杨梅叶适量，盐少许，共捣烂，塞虫牙孔内。(《实用中草药图典·珍藏版 3》)

鲜毛果算盘子 Xiān Máoguǒsuànpánzǐ

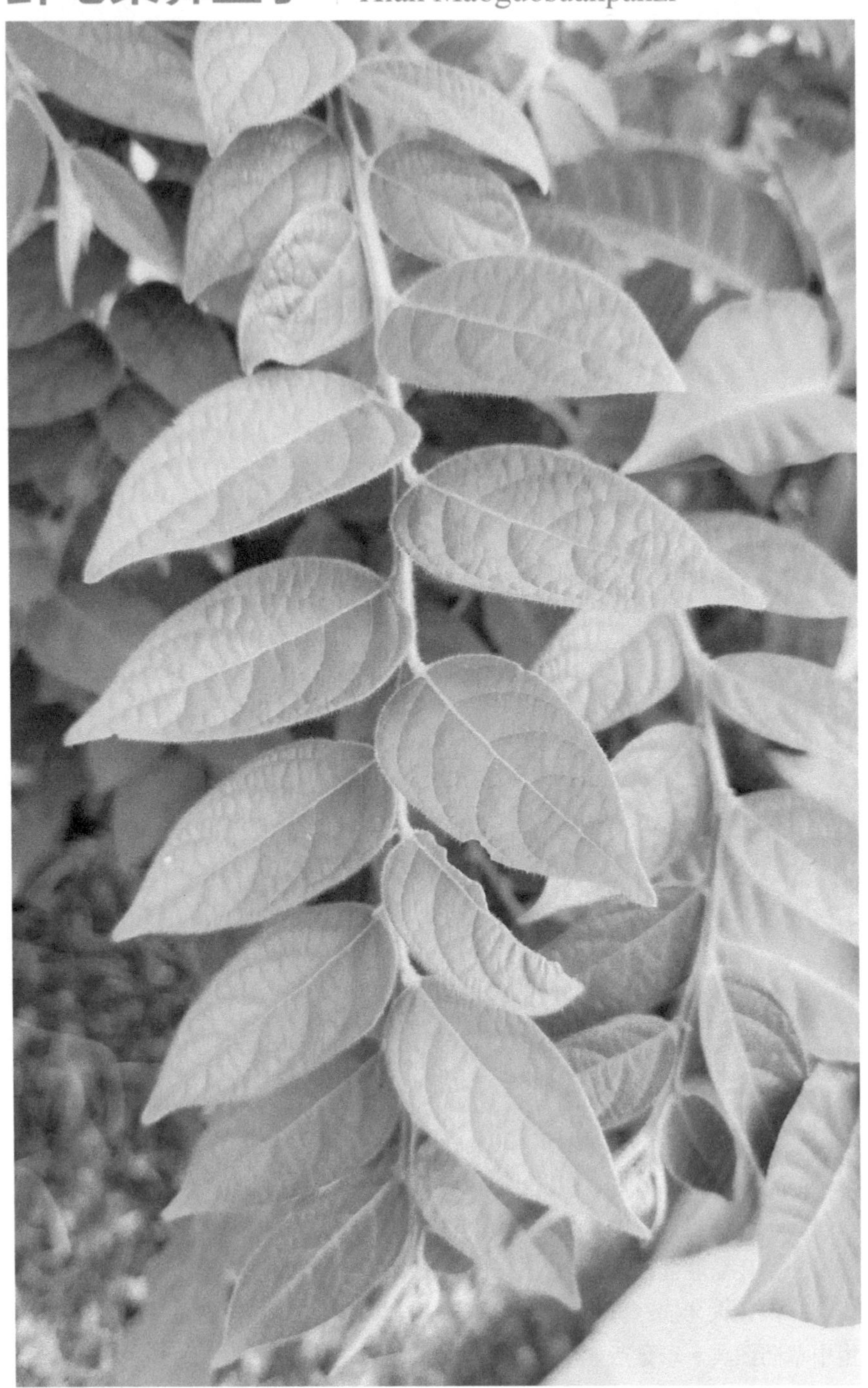

【来源】为大戟科植物毛果算盘子 *Glochidion eriocarpum* Champ. 的根及枝叶。主产于广西贺州、平南、防城、上林、马山、靖西、那坡、罗城、柳江等地。根全年可采，叶夏秋采集，鲜用。

【别名】漆大姑、毛漆、毛七哥、毛七公、算盘子。

【性味】苦、甘、涩，平。

【功效】清热利湿，解毒止痒。

【主治】急性胃肠炎，痢疾，风湿关节痛，跌打损伤，创伤出血，漆疮，湿疹，皮炎。

【用法用量】内服：根，煎汤，60 ～ 120g。外用：叶，适量，煎水洗，或捣敷。

【临证参考】

1. 治漆过敏、皮肤湿疹、稻田皮炎：鲜毛果算盘子枝水煎外洗患处。
2. 治烧伤、湿疹：鲜毛果算盘子叶，水煎外洗。
3. 治闭经：鲜毛果算盘子根 100g，酌加红糖，水煎服。
4. 治乳腺炎：鲜毛果算盘子叶适量，捣烂敷患处。

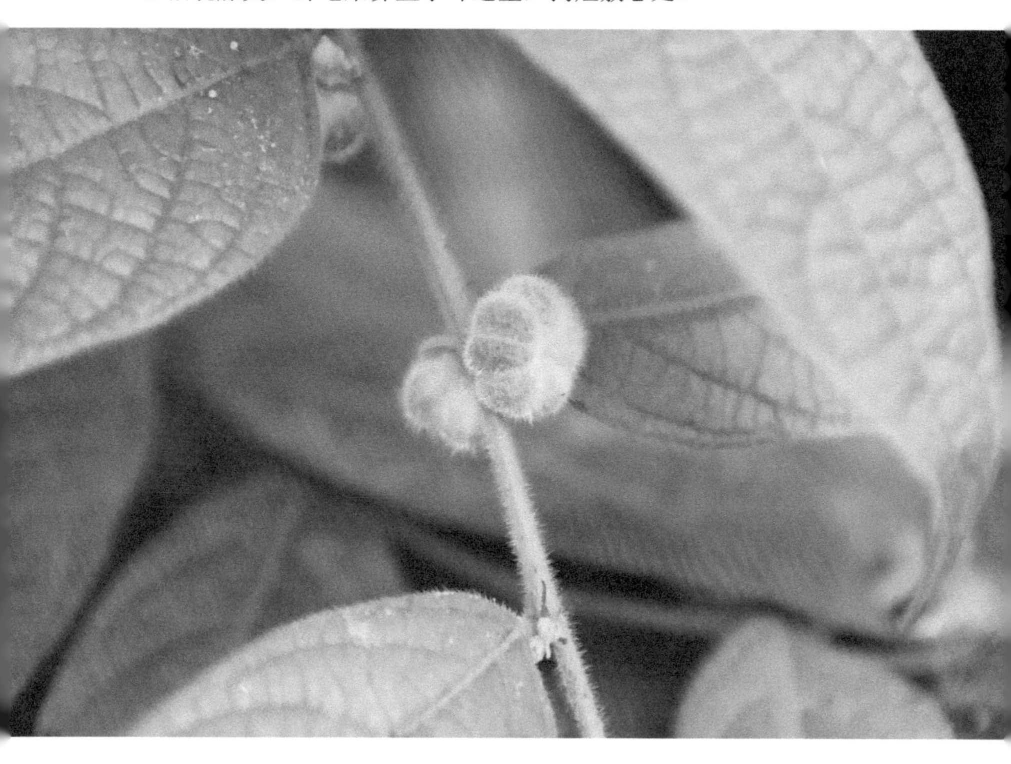

鲜乌云盖雪 Xiān Wūyúngàixuě

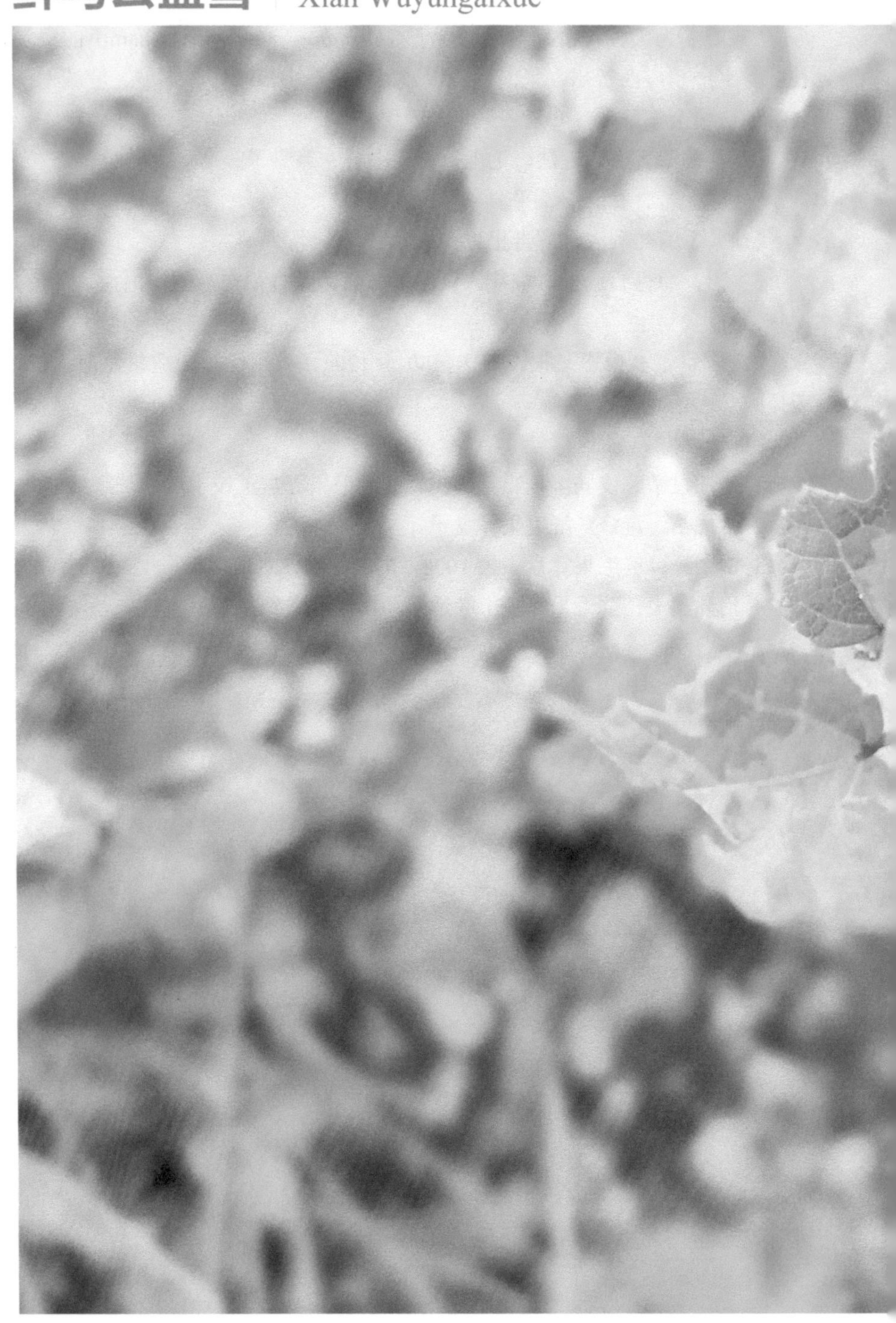

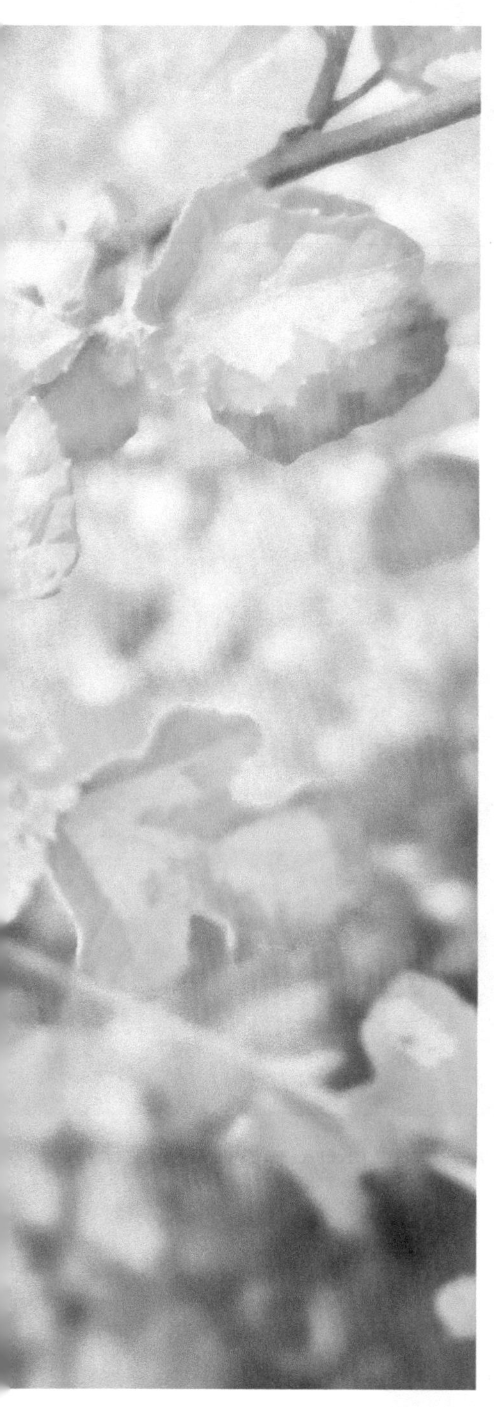

【来源】为锦葵科植物狗脚迹 *Urena procumbens* L. 的全草。主产于广西博白、陆川、平南、富川等地。全年可采，鲜用。

【别名】梵天花、狗脚迹。

【性味】甘、苦，凉。

【功效】解毒散瘀，消肿止痛，化痰止咳。

【主治】风毒流注，肺热咳嗽，痢疾，胃出血，风湿性关节炎，疮疡，毒蛇咬伤。

【用法用量】内服：煎汤，15 ～ 30g，或炖肉服。外用：适量，捣敷。

【临证参考】

1. 治疮疡：鲜乌云盖雪适量，捣烂外敷患处。

2. 治产后足膝无力，不能行走：鲜乌云盖雪根，每次 60g，合鸡炖服。

3. 治跌打损伤（胃部因跌打损伤，呕吐不能食，或食入即吐）：鲜乌云盖雪根 60 ～ 90g，加红糖 15g，冲开水炖服，渣同红糖捣敷伤处。

4. 治毒蛇咬伤：将梵天花（编者注：即乌云盖雪）鲜草适量，捣烂敷于伤口周围，5 ～ 10cm 宽。［中国民间疗法，2000，8（06）：46］

鲜仙人掌 Xiān Xiānrénzhǎng

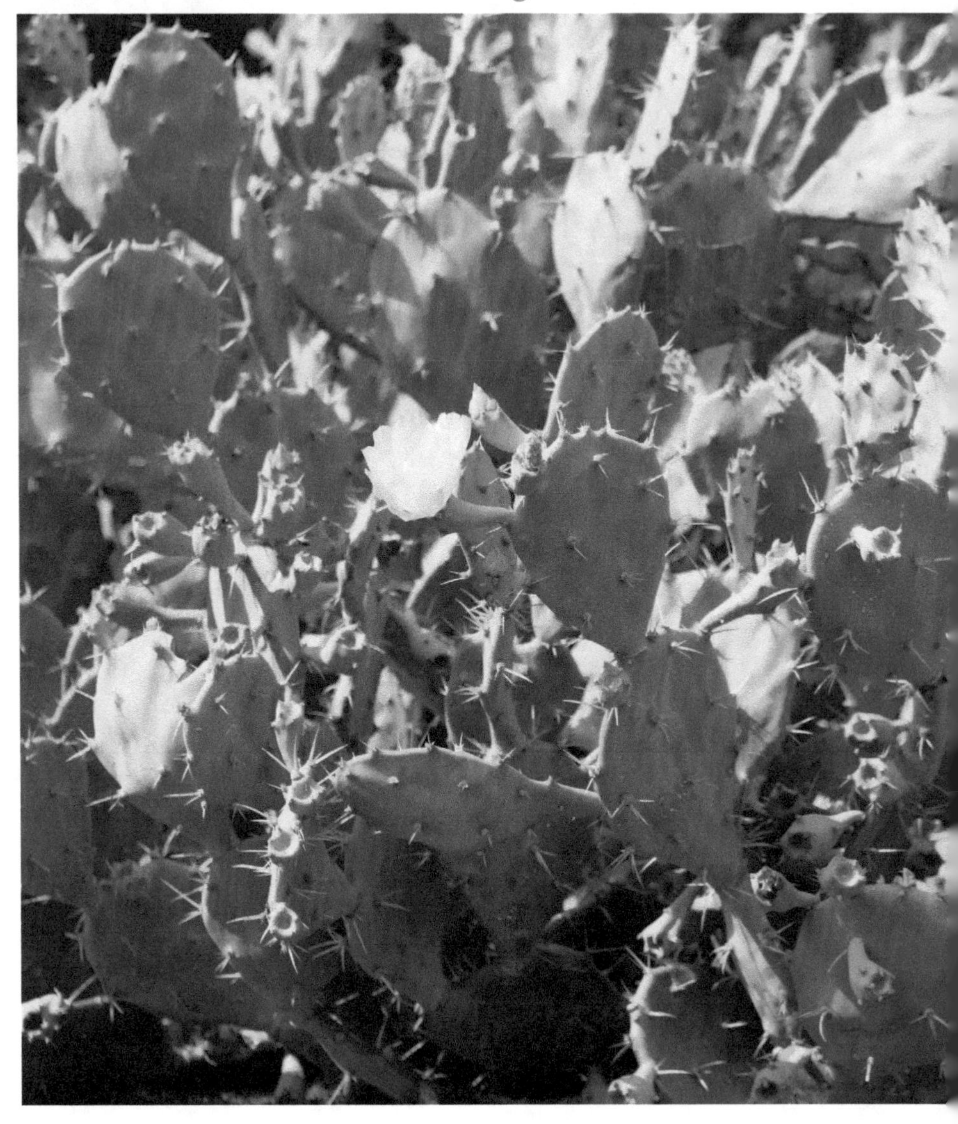

【来源】为仙人掌科植物仙人掌 *Opuntia dillenii*（Ker-Gawl.）Haw. 的全株。广西各地均有栽培。全年可采，鲜用。

【别名】风尾笏、观音刺、龙舌。

【性味】苦，寒。

【功效】清热解毒，散瘀消肿，健胃止痛。

【主治】内服治胃、十二指肠溃疡，急性痢疾；外用治流行性腮腺炎、

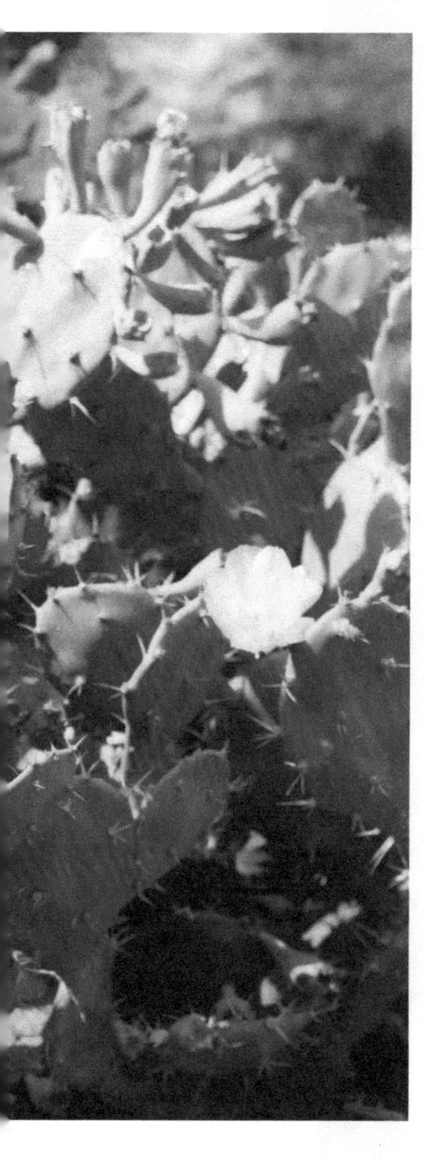

乳腺炎、痈疖肿毒、蛇咬伤、烧烫伤、咳嗽、喉痛、肺痈、乳痈、疔疮。

【用法用量】内服：煎汤，30 ～ 60g。外用：适量，去刺捣敷。

【使用注意】虚寒者忌用，并忌铁器，其汁入目，使人失明。

1.《岭南杂记》：其汁入目，使人失明。

2.《闽东本草》：虚寒者忌用，并忌铁器。

【临证参考】

1. 治腮腺炎：仙人掌茎绞汁涂患处，每日 2 ～ 3 次，或捣烂敷患处。

2. 治肺热咳嗽：鲜仙人掌 60g，捣烂绞汁，加蜂蜜 1 食匙，早晚各一次，开水冲服。

3. 治痞块腹痛：鲜仙人掌 150g，去外面刺针，切细，炖肉服。外仍用仙人掌捣烂，和甜酒炒热，包敷患处。

4. 治急性痢疾：鲜仙人掌 30 ～ 60g，水煎服。

5. 治蛇虫咬伤：仙人掌全草适量，捣汁搽患处。

6. 治心悸失眠：仙人掌 100g，捣烂取汁，冲白糖开水服。

7. 治乳腺炎：鲜仙人掌 500g，去皮刺后捣烂外敷患处，每日 1 次，3 天为 1 个疗程。[中国民间疗法，2018，26（02）：9]

8. 治足跟痛：120g 鲜仙人掌，表面的刺刮掉，再洗净、切碎、捣烂如泥，与适量老陈醋调匀成糊状，摊于无毛、光滑之白菜叶或美人蕉叶面上，外敷患部。[中国民间疗法，2016，24（06）：39]

鲜马蹄金 Xiān Mǎtíjīn

【来源】为旋花科植物马蹄金 *Dichondra repens* Forst. 的全草。主产于广西靖西、罗城、金秀等地。全年可采，鲜用。

【别名】螺丕草、小马蹄草、荷包草、九连环、小碗碗草、肉馄饨草、黄疸草。

【性味】辛，平。

【功效】利湿，清热，解毒，外用止血。

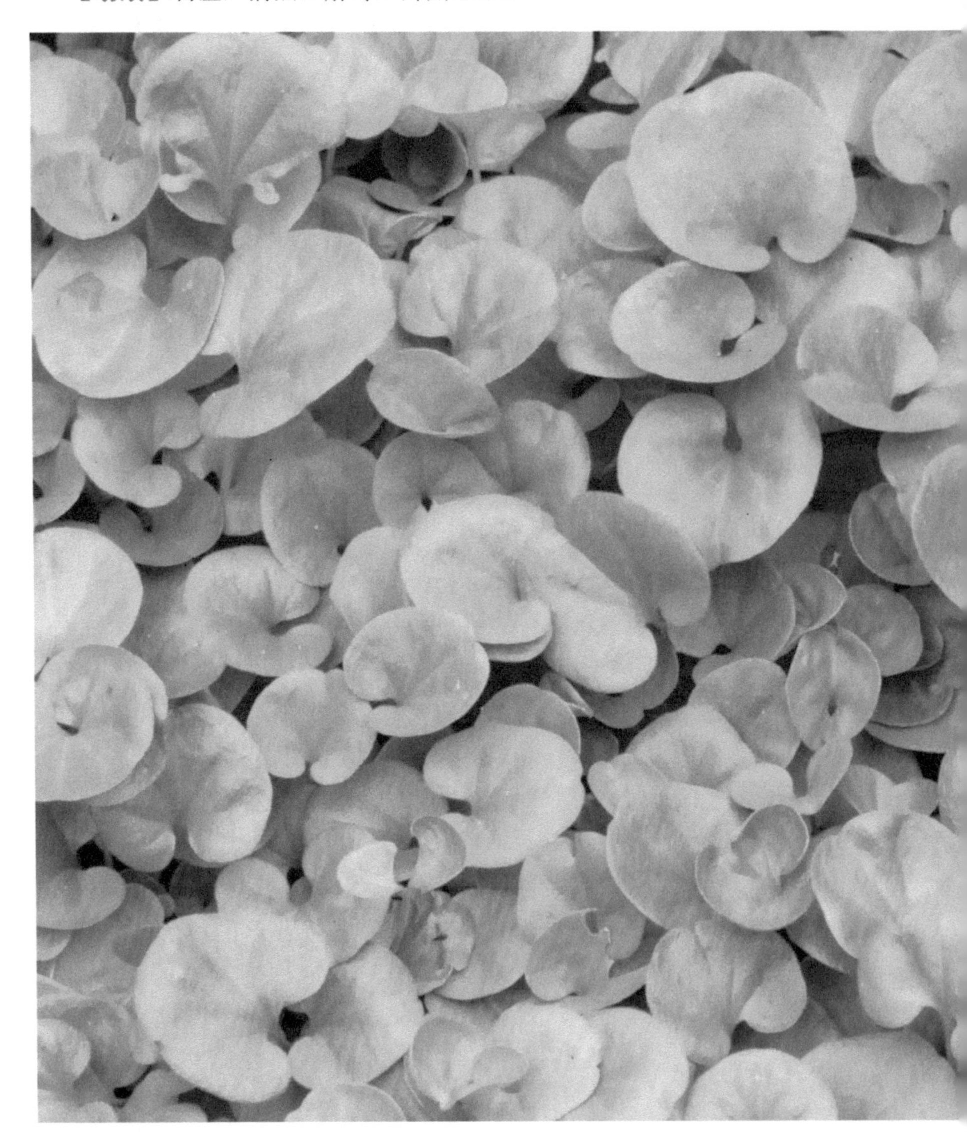

【主治】肝炎，胆囊炎，痢疾，肾炎水肿，泌尿系感染，泌尿系结石，扁桃体炎，跌打损伤。

【用法用量】内服：煎汤，30 ～ 60g。外用：适量，捣敷。

【使用注意】忌盐。

【临证参考】

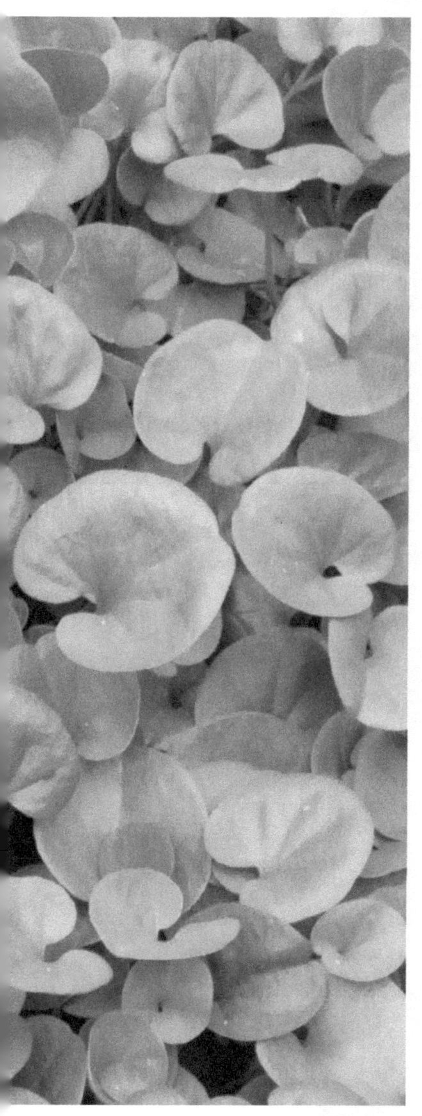

1. 治黄疸：荷包草、螺蛳三合。同捣汁，澄清，煨热服。（《本草纲目拾遗》）

2. 治痢疾：鲜马蹄金两三握，洗净后，捣烂并绞汁，加冰糖一两炖半小时，饭前分两次服。

3. 治跌打损伤：鲜马蹄金五钱，生姜二片，共捣烂擦伤处；并以鲜马蹄金二两，黄酒、开水各四两，炖服。

4. 治眼中生疔：鲜马蹄金（肉馄饨草）（连根、叶）和酒酿糟捣汁饮。（《本草纲目拾遗》引《眼科要览》）

5. 治全身水肿（肾炎）：鲜马蹄金 30 ～ 60g，洗净捣烂，揉成团状，贴敷脐部，贴敷后用纱布覆盖、包扎。每日一次，共换 7 ～ 10 次。

6. 治胆囊炎：鲜马蹄金 50g 与青叶胆 20g，沸水泡，当茶频饮。[中国民族民间医药杂志，1998，34（05）：10-12]

7. 治外伤：鲜马蹄金适量，捣烂加童便外敷，对软组织外伤瘀肿有效。[中国民族民间医药杂志，1998，34（05）：10-12]

鲜半枝莲 | Xiān Bànzhīlián

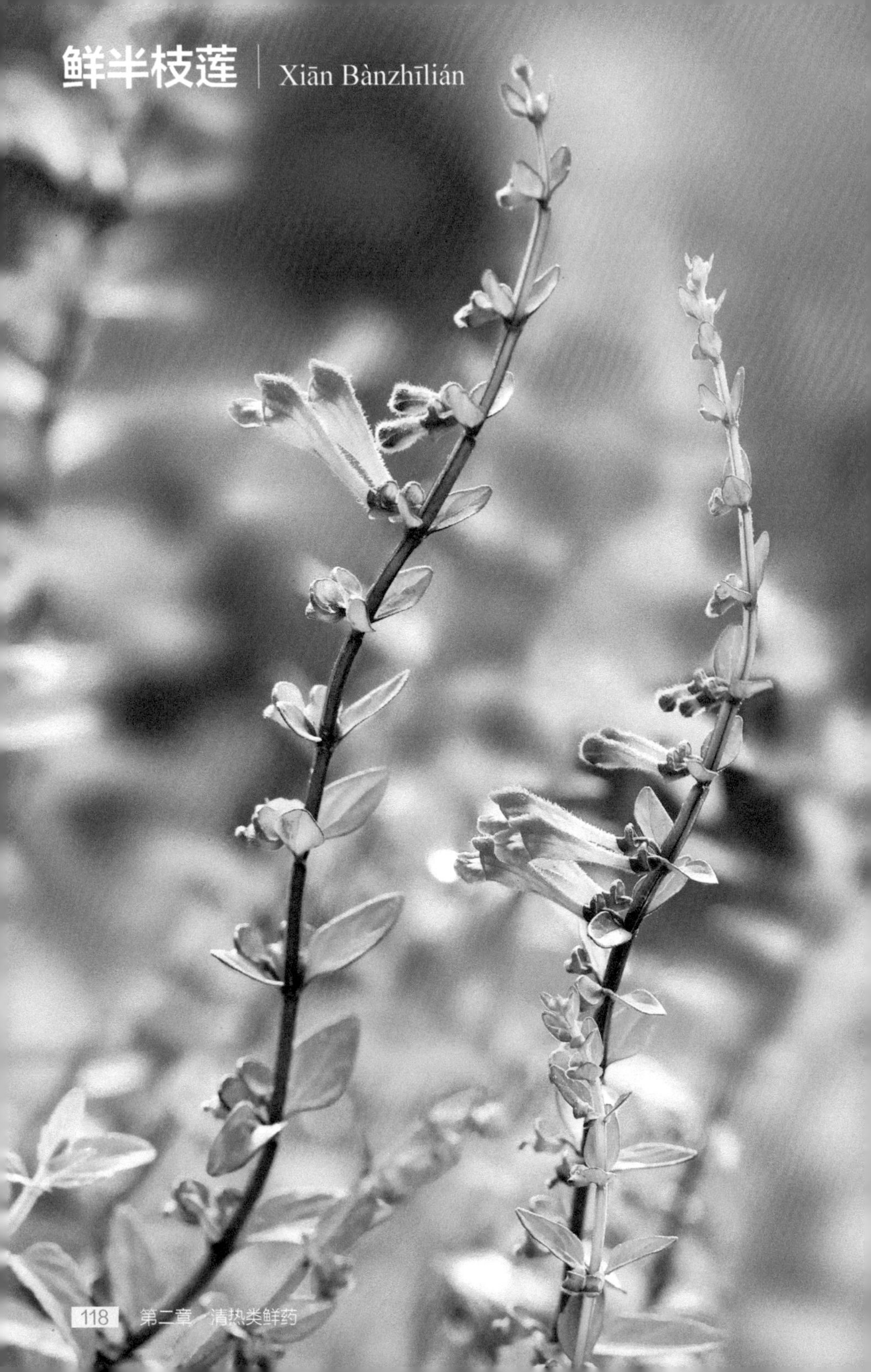

【来源】为唇形科植物半枝莲 *Scutellaria barbata* D. Don 的全草。主产于广西上林、金秀、桂平、平南、藤县、昭平等地。夏、秋二季茎叶茂盛时采挖，鲜用。

【别名】小韩信草、水韩信、小耳挖草、耳挖草。

【性味】辛、苦，寒。

【功效】清热解毒，化瘀利尿。

【主治】疔疮肿毒，咽喉肿痛，跌扑伤痛，水肿，黄疸，蛇虫咬伤。

【用法用量】内服：煎汤，30 ～ 60g。外用：适量，捣敷。

【使用注意】血虚者及孕妇慎用。

《中华本草》：血虚者不宜，孕妇慎服。

【临证参考】

1. 治吐血、咯血：鲜半枝莲 30 ～ 60g，捣烂绞汁，调蜜少许，炖热温服，日 2 次。

2. 治咽喉肿痛：鲜半枝莲 20g，鲜马鞭草 20g，食盐少许，水煎服。

3. 治肝炎：鲜半枝莲 15g，红枣 5 个。水煎服。

4. 治毒蛇咬伤：鲜半枝莲、观音草各 30 ～ 60g，鲜半边莲、鲜一包针各 120 ～ 240g。水煎服，另取上述鲜草洗净后加食盐少许，捣烂取汁外敷。

5. 治慢性肾炎水肿：半枝莲鲜草 30g，切细捣烂，同鸡蛋搅匀蒸熟，做成蛋饼，候冷敷脐部，每日 1 次，约敷 6h。

6. 治跌打损伤：鲜半枝莲 30g，捣烂，取汁内服，以渣敷患处。

7. 治带状疱疹：半枝莲加米泔水适量捣烂，取汁外涂，每日数次。

8. 治疮疖：鲜半枝莲、鱼腥草各适量，洗净后加入少量食盐捣烂，外敷于疮疖周围，每天换药 2 ～ 3 次。

9. 治湿热痹阻型痛风性关节炎急性发作：将新鲜中草药丝瓜叶 15g、半枝莲 10g、大青木 6g 切碎、捣烂，敷于患处或穴位。[中外医学研究，2021，19（08）：4-6]

鲜红铁树 Xiān Hóngtiěshù

【来源】为百合科植物朱蕉 *Cordyline fruticosa*（L.）A. Cheval. 的花、叶和根。广西各地均有分布，栽培为主。全年可采，鲜用。

【别名】红叶铁树、铁树、铁莲草、朱蕉。

【性味】甘，平。

【功效】清热，止血，散瘀。

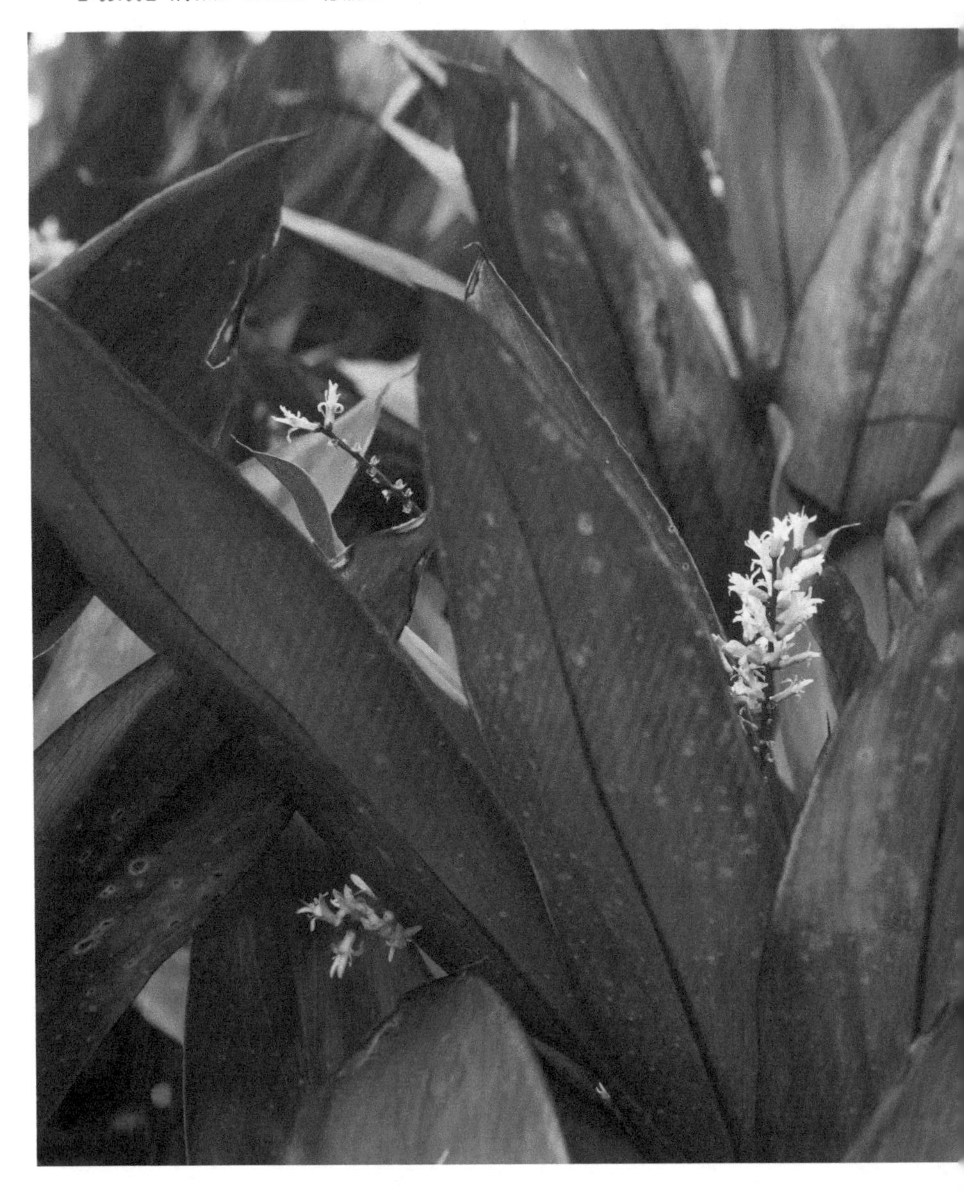

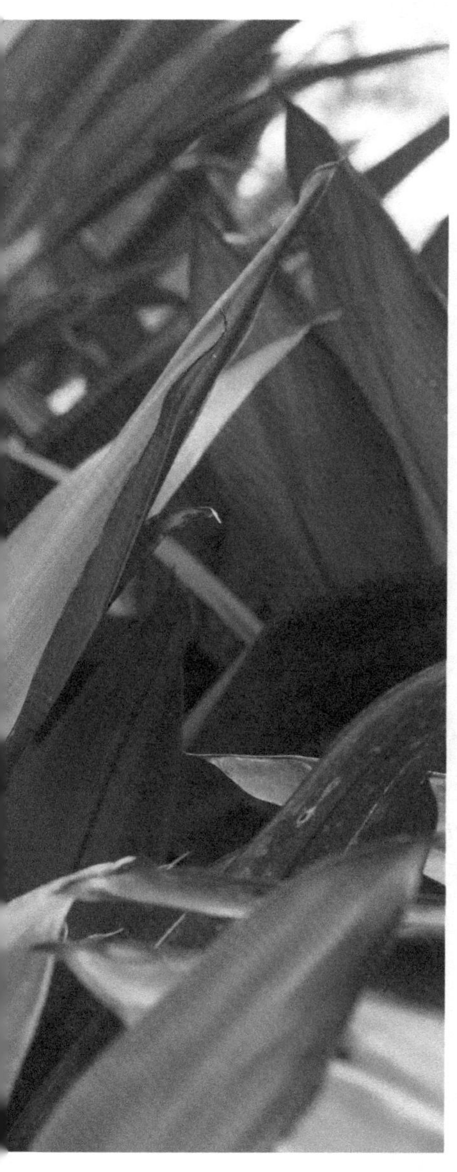

【主治】咯血，吐血，衄血，尿血，便血，崩漏，筋骨痛，跌打肿痛。

【用法用量】内服：煎汤，30～60g，或绞汁。

【使用注意】孕妇慎用。

【临证参考】

1. 治赤痢：红铁树叶30g，石榴皮10g，马齿苋30g，金银花15g，水煎服。(《陆川本草》)

2. 治大便出血：红铁树叶30g，精猪肉120g，煮服。(《岭南采药录》)

3. 治肺结核咯血、尿血：鲜红铁树叶60～90g，水煎服。

鲜苦丁茶 | Xiān Kǔdīngchá

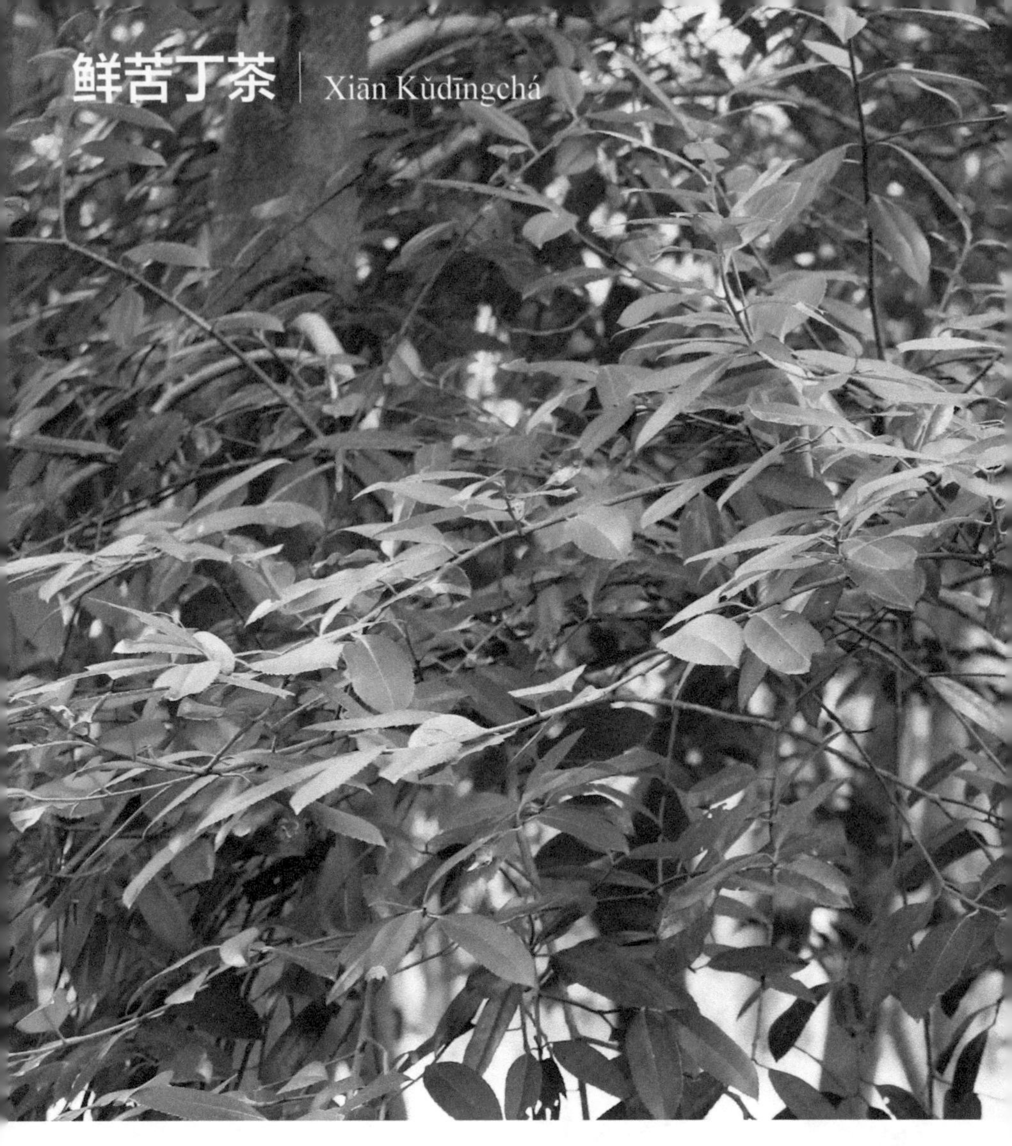

【来源】为冬青科植物大叶冬青 *Ilex latifolia* Thunb. 的嫩叶。主产于广西大新、防城、武鸣、天峨等地。叶全年可采，鲜用。

【别名】茶丁、富丁茶、皋卢茶。

【性味】甘、苦，寒。

【功效】疏风清热，明目生津。

【主治】风热头痛，齿痛，目赤，聤耳，口疮，热病烦渴，泄泻，痢疾。

【用法用量】内服：煎汤，6～18g，或入丸剂。外用：适量，煎水熏洗。

【使用注意】脾胃虚寒者慎用。

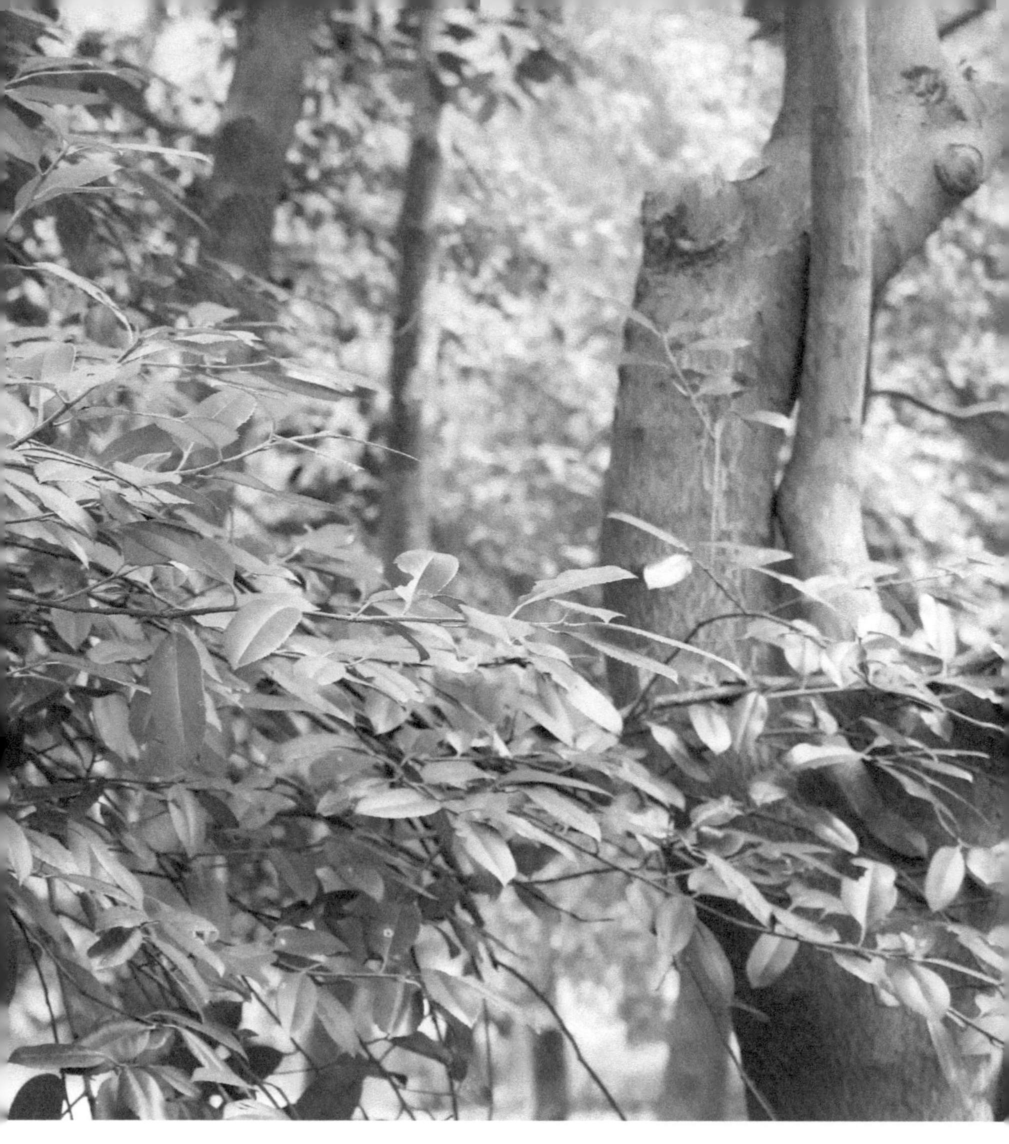

【临证参考】

1. 治外伤出血：鲜苦丁茶捣烂绞汁涂搽。

2. 治小儿热痱：用鲜苦丁茶叶或干叶一抓，煎水外洗，每日 3 次。

3. 治疮疖：先用鲜苦丁茶叶煎水外洗，然后将适量鲜叶捣烂敷于疮疖上，用纱布固定好，每日外洗换药 1 次。

4. 治头癣：鲜苦丁茶叶 250g，煎水洗患处，每日 3 次，连洗 3 ～ 5 日。

5. 治烫伤：苦丁茶适量，水煎外洗，并用叶研粉，茶油调涂。

鲜金果榄 Xiān Jīnguǒlǎn

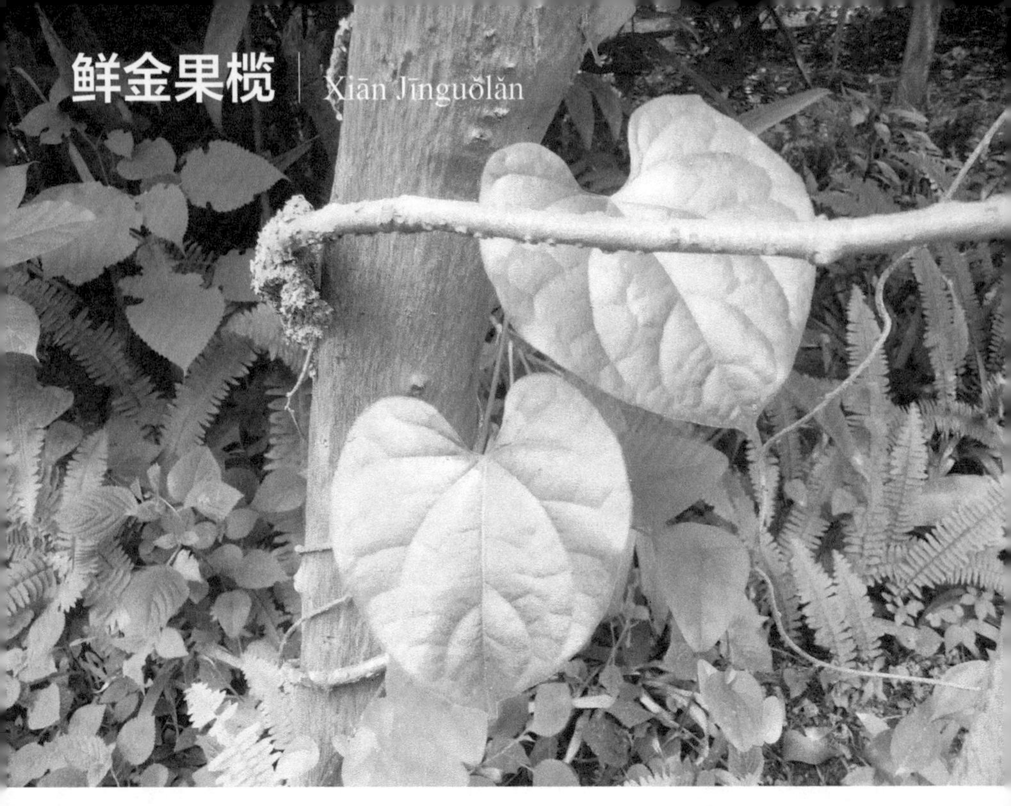

【来源】为防己科植物青牛胆 *Tinospora sagittata*（Oliv.）Gagnep. 或金果榄 *Tinospora capillipes* Gagnep. 的块根。主产于广西崇左、大新、天等、那坡、南丹、灵川、阳朔等地。9～11 月间挖取块根，除去茎及须根，鲜用。

【别名】九牛胆、铜秤锤、金银袋、黄金古、金牛胆。

【性味】苦，寒。

【功效】清热解毒，利咽，止痛。

【主治】咽喉肿痛，痈疽疔毒，泄泻，痢疾，脘腹疼痛。

【用法用量】内服：煎汤，6～18g。外用：适量，捣敷。

【使用注意】脾胃虚弱者慎服。

【临证参考】

1. 治跌打损伤、瘰疬、鱼口便毒病名。生于阴部大腿缝处（腹股沟）的结肿疮毒，其未破溃之时叫便毒，即溃之后称鱼口，或左或右。与西医性病性淋巴肉芽肿相合、蛇咬：金果榄磨汁外搽。

2. 治急性扁桃体炎：鲜金果榄 6g，连翘、牛蒡子各 9g，煎服。另取金果榄研细末，吹喉，每日 2 次。

3. 治接触性皮炎：鲜金果榄适量，煎水，外洗。

鲜金线风 Xiān Jīnxiànfēng

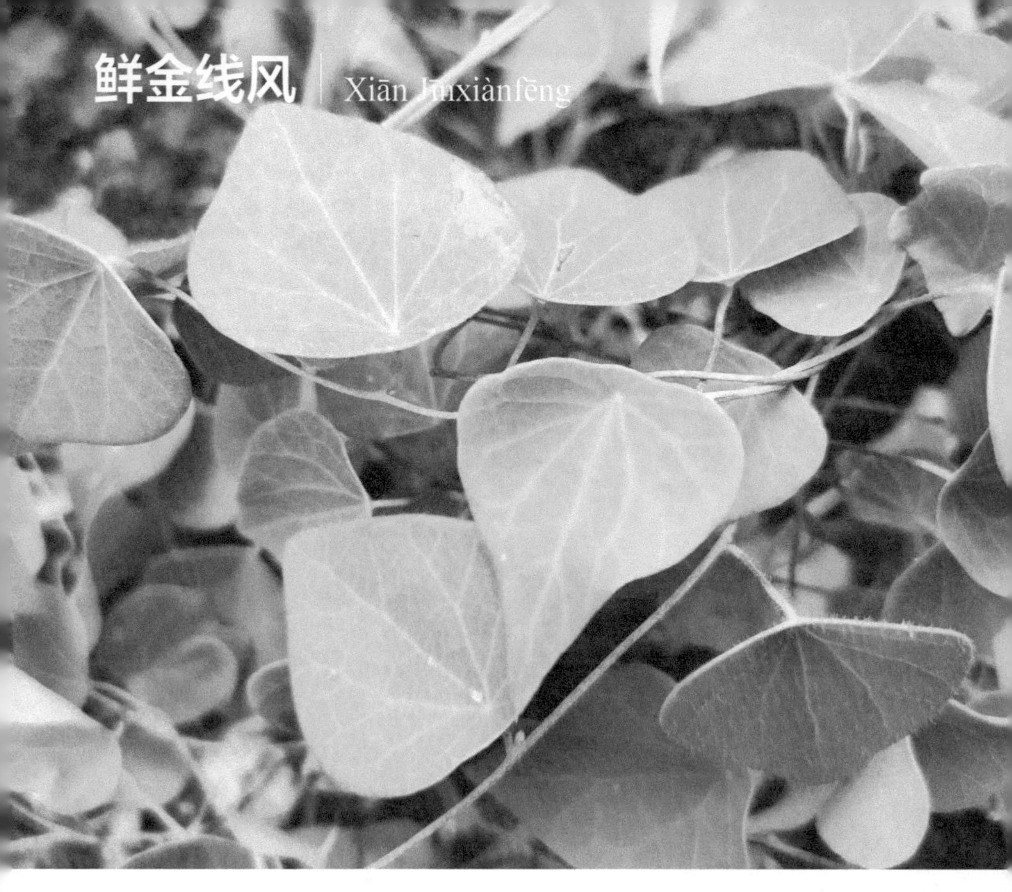

【来源】为防己科植物毛叶轮环藤 *Cyclea barbata* Miers 的根。广西各地均有分布。四季均可采挖，鲜用。

【别名】银锁匙、九条牛、猪肠换、银不换。

【性味】苦，寒。

【功效】清热解毒，利尿通淋，散瘀止痛。

【主治】风热感冒，咽喉疼痛，牙痛，胃痛，腹痛，湿热泻痢，疟疾，小便淋痛，跌打伤痛，扭挫伤。

【用法用量】内服：煎汤，6～30g。外用：适量，煎水含漱。

【临证参考】

1. 治胃痛：金线风根 3g，咀嚼咽汁。

2. 治痢疾：金线风、刺苋菜根、马齿苋各 30g，水煎，分三次服。

鲜凤尾草 Xiān Fèngwěicǎo

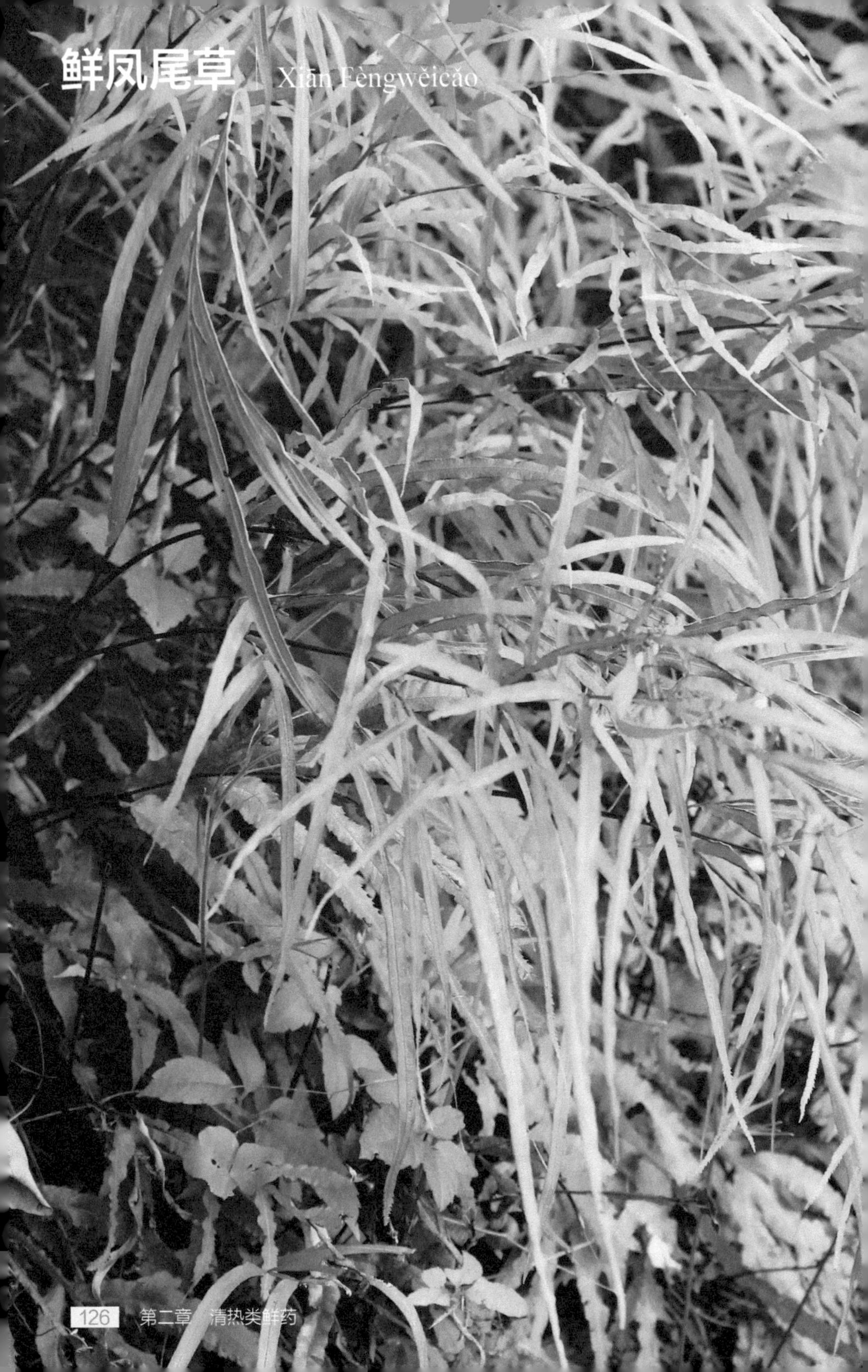

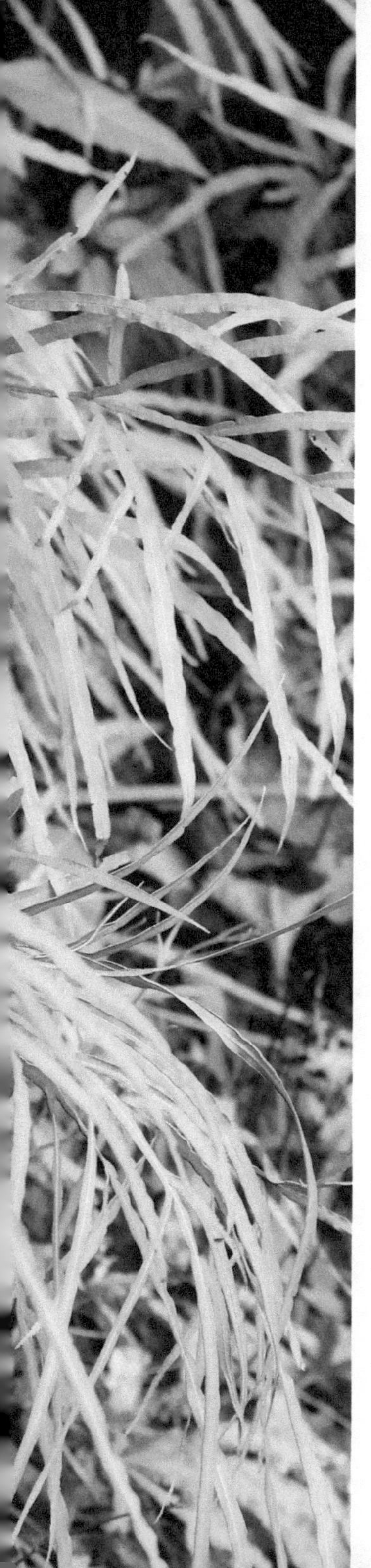

【来源】为凤尾蕨科植物凤尾草 *Pteris multifida* Poir. 的全草。广西各地均有分布。四季可采，鲜用。

【别名】凤尾蕨、野鸡尾、鸡脚草、金鸡爪、井口鸡胶舌、井栏茜、小叶凤尾草。

【性味】淡、微苦，寒。

【功效】清热利湿，凉血止血，解毒消肿。

【主治】痢疾，泄泻，淋浊，带下，黄疸，疔疮肿毒，喉痹乳蛾，淋巴结核，腮腺炎，乳腺炎，高热抽搐，虫蛇咬伤，吐血，衄血，尿血，便血，外伤出血，烧烫伤，肝炎，泌尿系感染，崩漏，农药中毒。

【用法用量】内服：煎汤，30 ～ 60g，研末或捣汁饮。外用：捣敷或煎水洗。

【使用注意】虚寒证忌服，老人不可多服，孕妇、冷痢、休息痢不宜服。

1.《履巉岩本草》：老人不可多服，其性冷故也。

2.《闽东本草》：孕妇、冷痢、休息痢不宜服。

【临证参考】

1. 治痢疾：鲜凤尾草 60 ～ 90g，水煎或捣汁服，每日三剂。

2. 治急性肝炎：鲜凤尾草 90g，捣汁服，每日三剂，五天为 1 个疗程。

3. 治泌尿系炎症、血尿：鲜凤尾草 100 ～ 200g，水煎服。

4. 治咽喉肿痛：鲜凤尾草 15 ～ 20g，洗净，煎汤，冲乌糖少许，日服两次。

5. 治小儿口糜：鲜凤尾草 6 ～ 10g，洗净，水煎，调蜜和朱砂少许内服。

6. 治热淋、水肿：鲜珍珠草、鲜小叶凤尾草各 30g。［新中医，1986（09）：40］

鲜黄牛茶 Xiān Huángniúchá

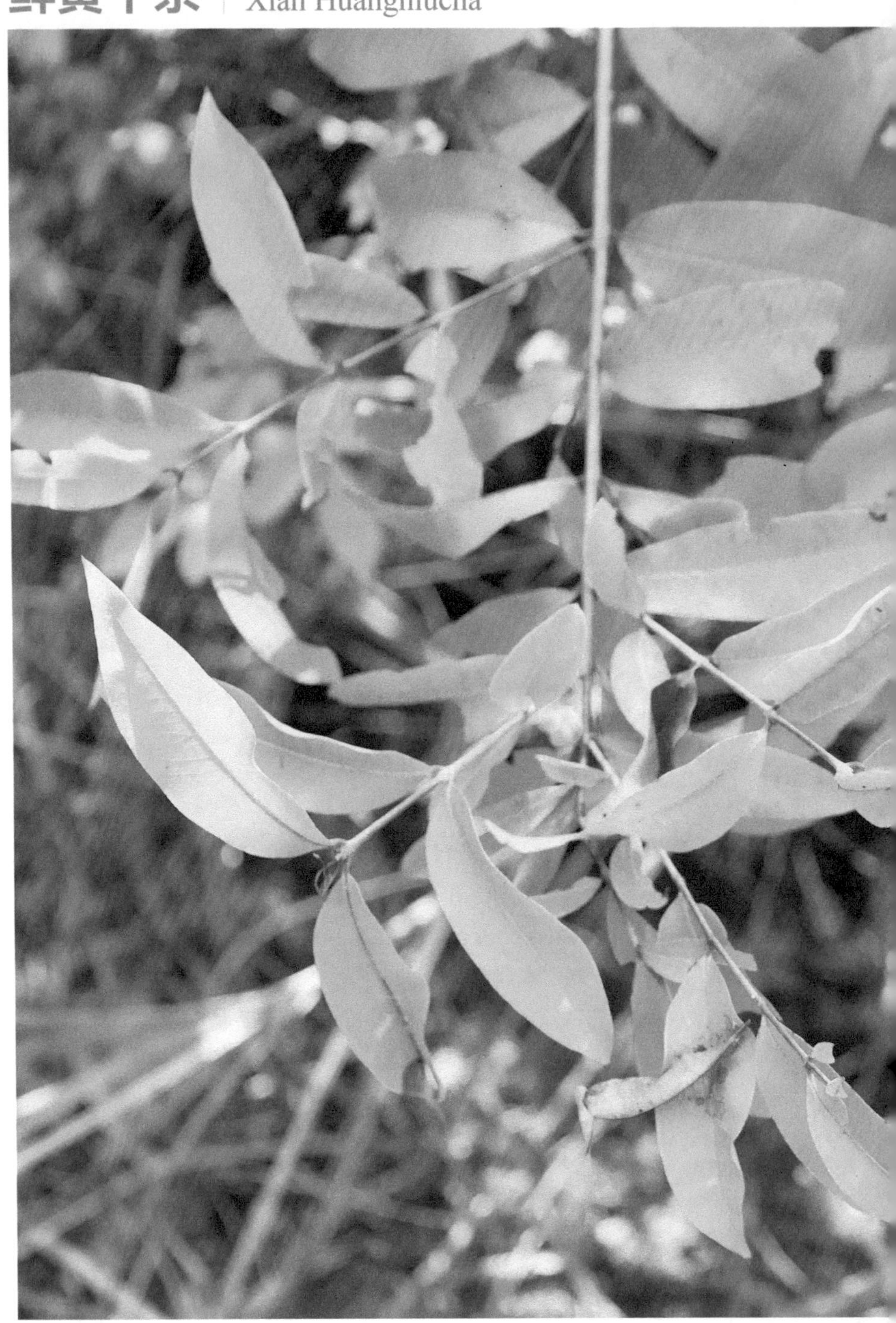

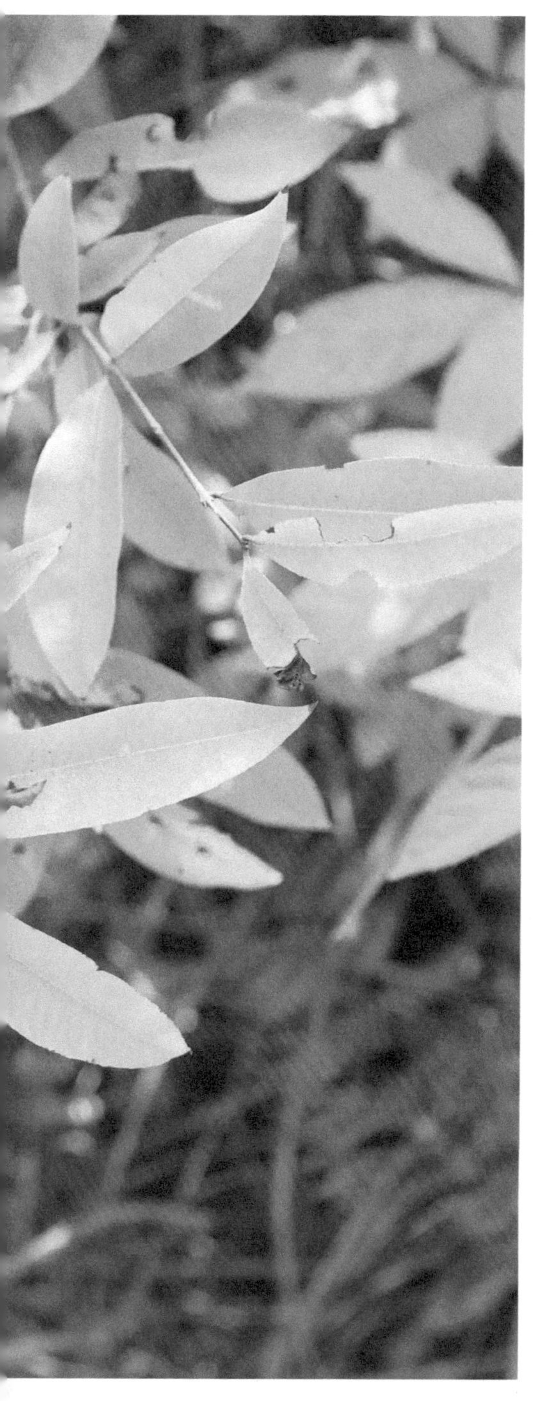

【来源】为藤黄科植物黄牛木 *Cratoxylon ligustrinum*（Spach）Blume. 的根、树皮、嫩叶。主产于广西金秀、平南、桂平、北流、龙州、武鸣、隆安、靖西等地。嫩叶春、夏采收，根及树皮全年可采，鲜用。

【别名】九芽木、鹧鸪木、水芒果、节节花、满天红、何线藤、山狗芽、黄芽木。

【性味】甘、淡、微苦，凉。

【功效】清热解暑，利湿消滞。

【主治】感冒，中暑发热，泄泻，痢疾，黄疸，痈肿疮疖。

【用法用量】内服：根、树皮煎汤，15～30g，鲜叶适量，泡茶或煎汁含咽。

【临证参考】

预防感冒、痢疾：嫩叶作茶频饮。

鲜三姐妹 | Xiān Sānjiěmèi

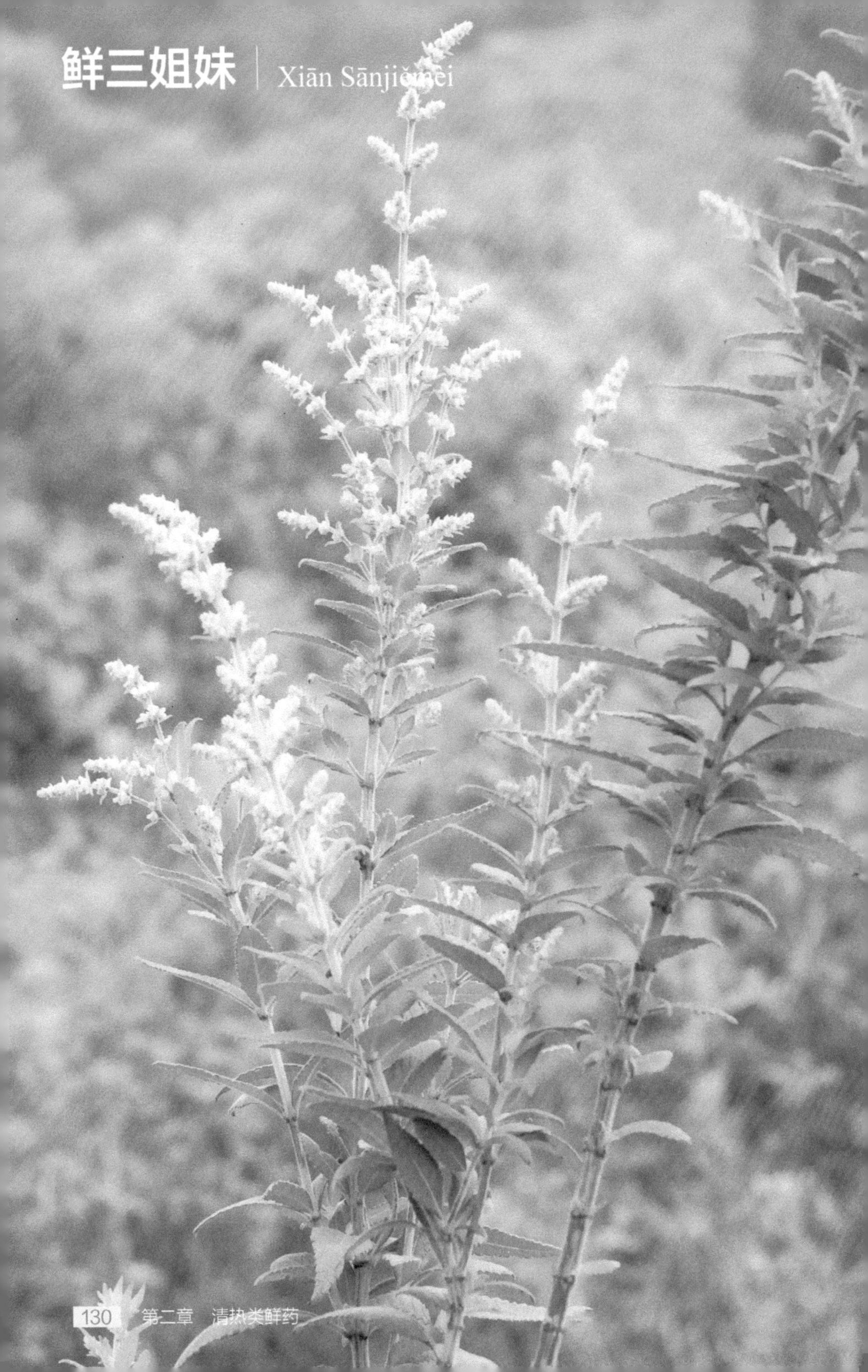

【来源】为唇形科植物细叶香茶菜 *Rabdosia ternifolia*（D.Don）Hara 的全草。主产于广西河池、百色、金秀、南宁、玉林、梧州等地。秋季采，鲜用。

【别名】三叉金、三托艾、伤寒头、大箭根、虫牙药。

【性味】苦、微辛，凉。

【功效】清热利湿，解毒。

【主治】感冒，咳嗽痰多，咽喉肿痛，黄疸，热淋，水肿，痢疾，肠炎，毒蛇咬伤。

【用法用量】内服：煎汤，30 ～ 60g。外用：适量，捣敷。

【临证参考】

1. 治毒蛇咬伤，肿胀疼痛：三姐妹 30 ～ 60g，水煎冲酒服；外用鲜草适量，水煎洗患处。

2. 治牙痛：三姐妹少许，加食盐共捣，放于患处；或用三姐妹（虫牙药）根捣烂，放于患处。

3. 治刀伤：三姐妹叶适量，捣烂敷伤口。

鲜三叶人字草 Xiān Sānyèrénzìcǎo

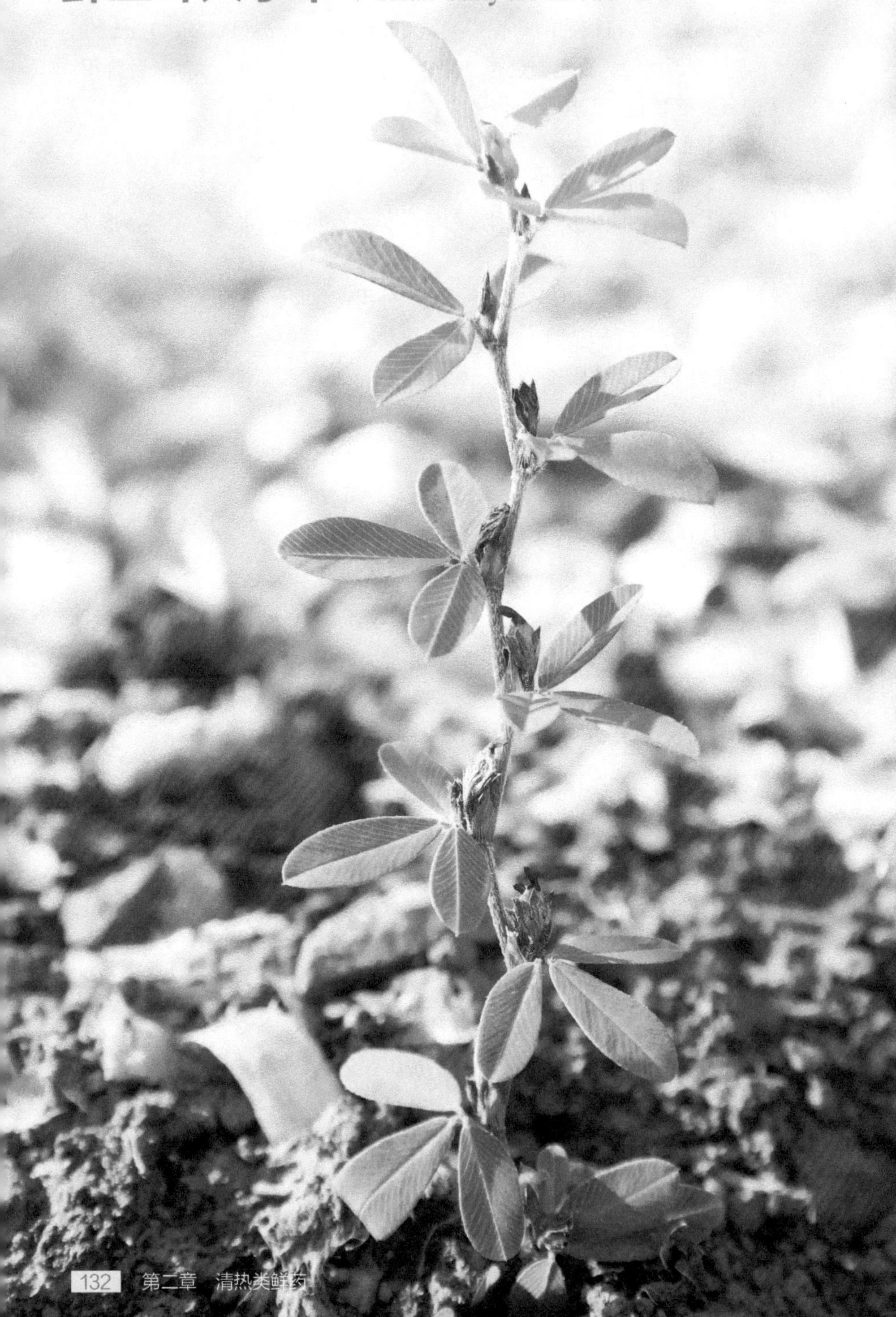

【来源】为豆科植物鸡眼草 *Kummerowia striata*（Thunb.）Schindl. 的全草。主产于广西钦州、武鸣、宾阳、博白、陆川、北流、岑溪、贺州等地。夏、秋季采，鲜用。

【别名】人字草、鸡眼草、掐不齐、老鸦须、铺地锦、白斑鸠窝。

【性味】甘、辛、微苦，平。

【功效】清热解毒，健脾利湿，清肺利尿。

【主治】感冒发热，暑湿吐泻，黄疸，痢疾，疳积，咯血，衄血，跌打损伤，赤白带下，疔疮疖肿，胃肠炎，夜盲症，泌尿系感染。

【用法用量】内服：煎汤，30 ～ 60g，或捣汁。外用：适量，捣敷。

【临证参考】

1. 治小便不利：鲜三叶人字草 30 ～ 60g，水煎服。
2. 治急性吐泻腹痛：鲜三叶人字草嫩尖叶，口中嚼之，其汁咽下。
3. 治中暑发痧：鲜三叶人字草 90 ～ 120g，捣烂冲开水服。
4. 治赤白久痢：鲜三叶人字草 60g，凤尾蕨 15g，水煎，饭前服。

鲜三角泡 Xiān Sānjiǎopào

【来源】为无患子科植物倒地铃 *Cardiospermum halicacabum* L. 的全草。广西各地均有分布。夏、秋季采收，鲜用。

【别名】假蒲达、包袱草、风船葛、鬼灯笼、三角灯笼。

【性味】苦、辛，寒。

【功效】凉血解毒，散瘀消肿。

【主治】黄疸，淋证，湿疹，疔疮肿毒，毒蛇咬伤，跌打损伤，水疱疮。

【用法用量】内服：煎汤，30 ～ 60g。外用：适量，捣敷或煎汤洗。

【使用注意】孕妇忌用。

【临证参考】

治糖尿病：三角泡鲜草 60g，煎服。

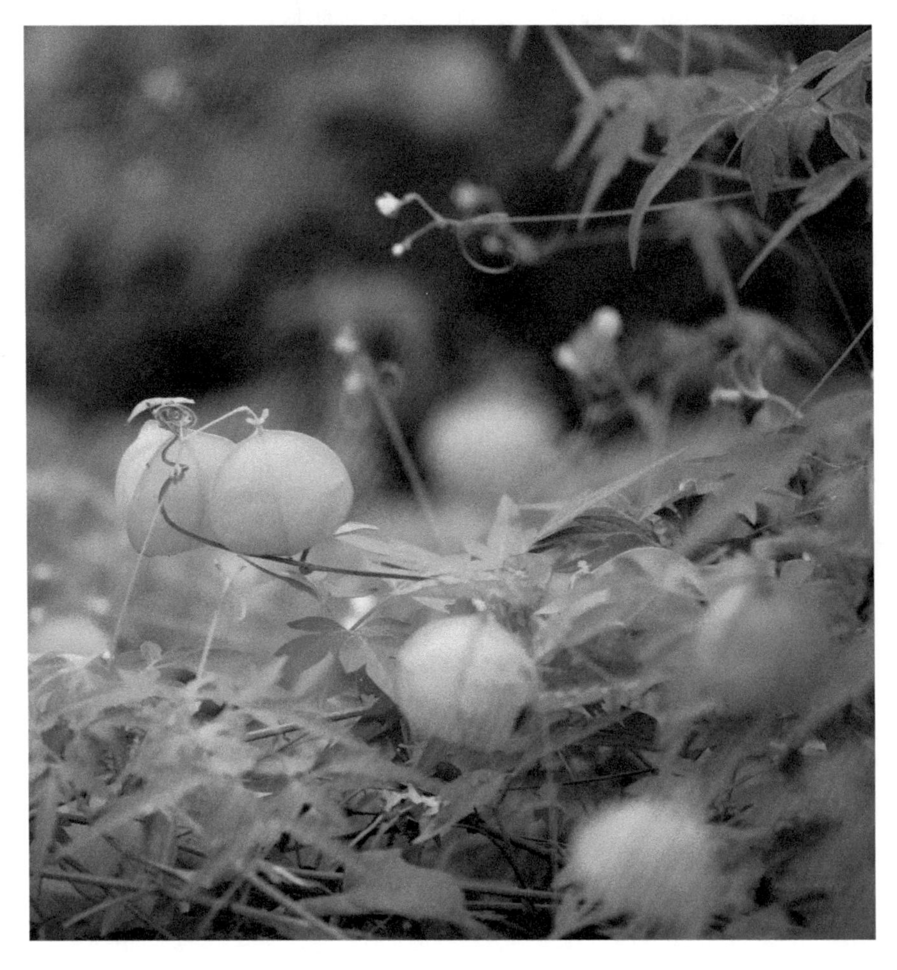

第三章

祛风湿类鲜药

鲜石南藤 Xiān Shínánténg

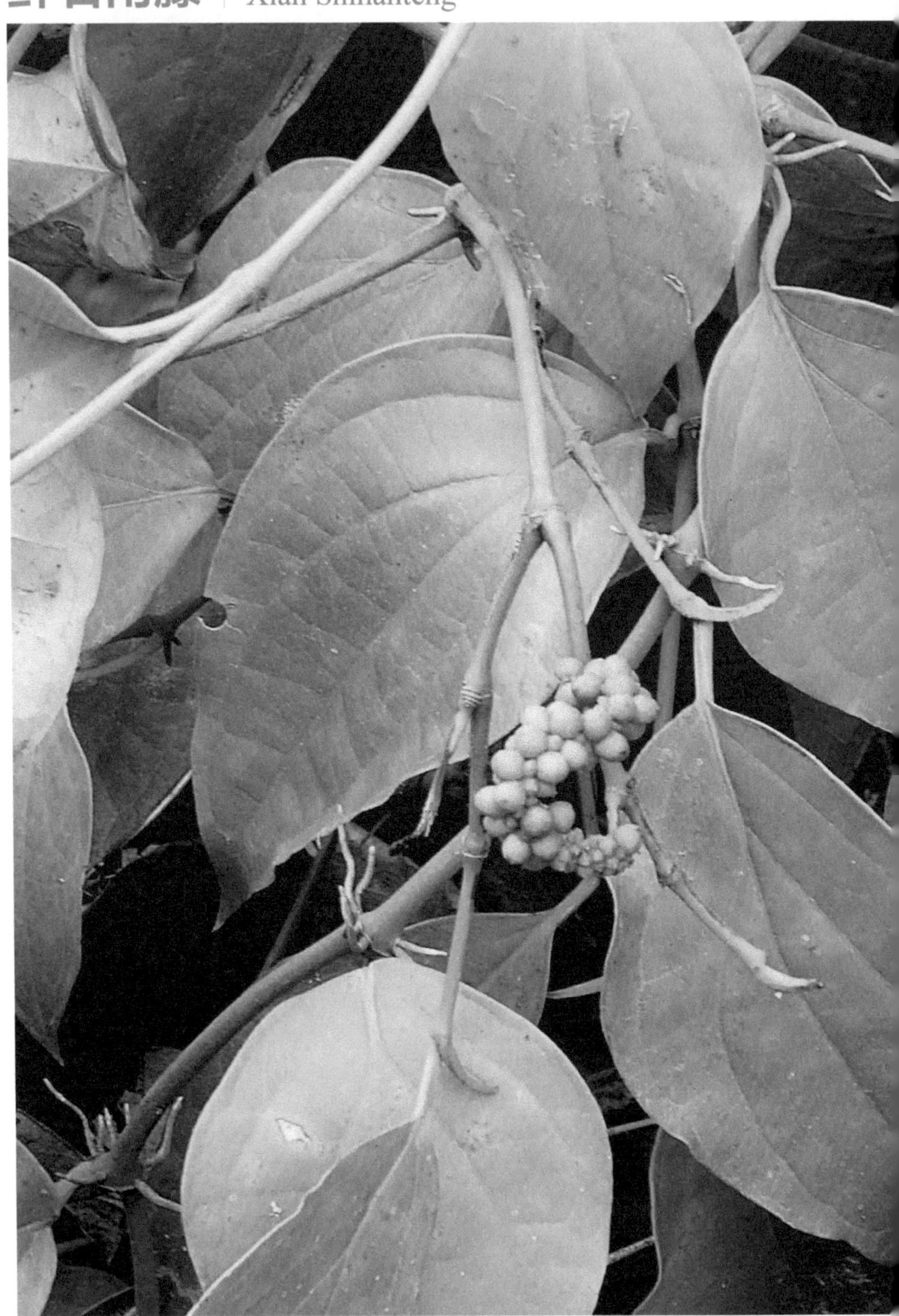

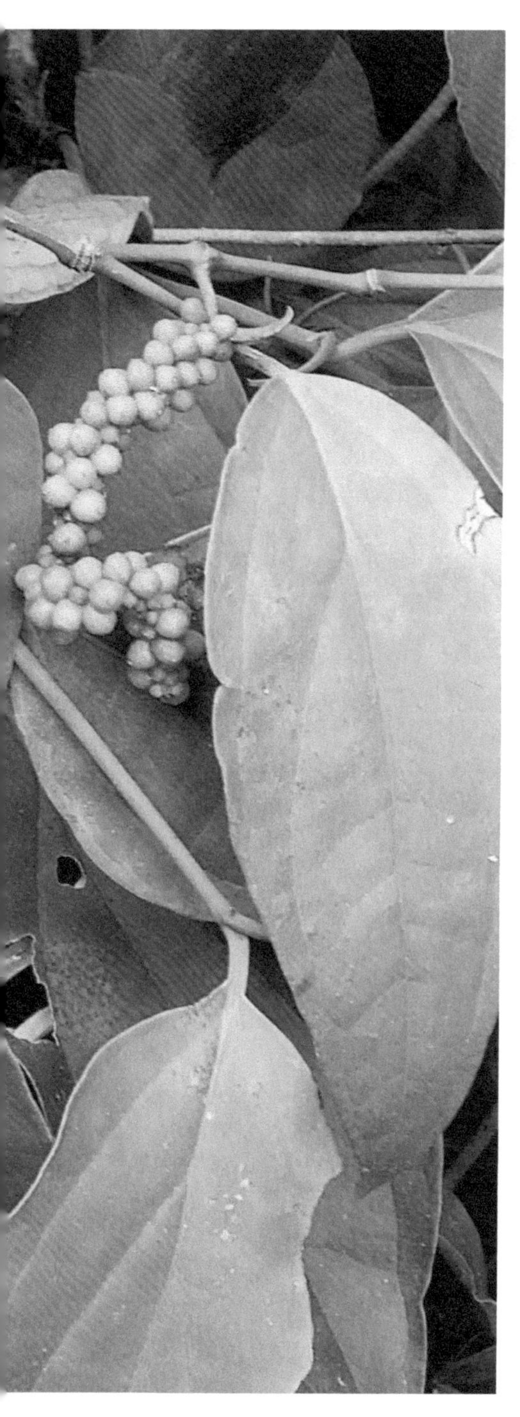

【来源】为胡椒科植物石南藤 *Piper wallichii*（Miq.）Hand.-Mazz. 的带叶茎枝。广西各地均有分布。8～10月割取带叶茎枝，鲜用。

【别名】丁公藤、搜山虎、风藤、蓝藤、巴岩香。

【性味】辛，温。

【功效】祛风止痛，补肾壮阳。

【主治】风湿痹痛，扭挫伤，腰膝无力，痛经，风寒感冒，咳嗽气喘。

【用法用量】内服：煎汤，18～30g。外用：适量，捣敷。

【使用注意】孕妇及阴虚火旺者慎服。

【临证参考】

治扭挫伤：石南藤、南五味子根、羊耳菊、连钱草、酢浆草、水泽兰各适量，捣烂敷患处。

鲜铺地蜈蚣 Xiān Pūdìwúgōng

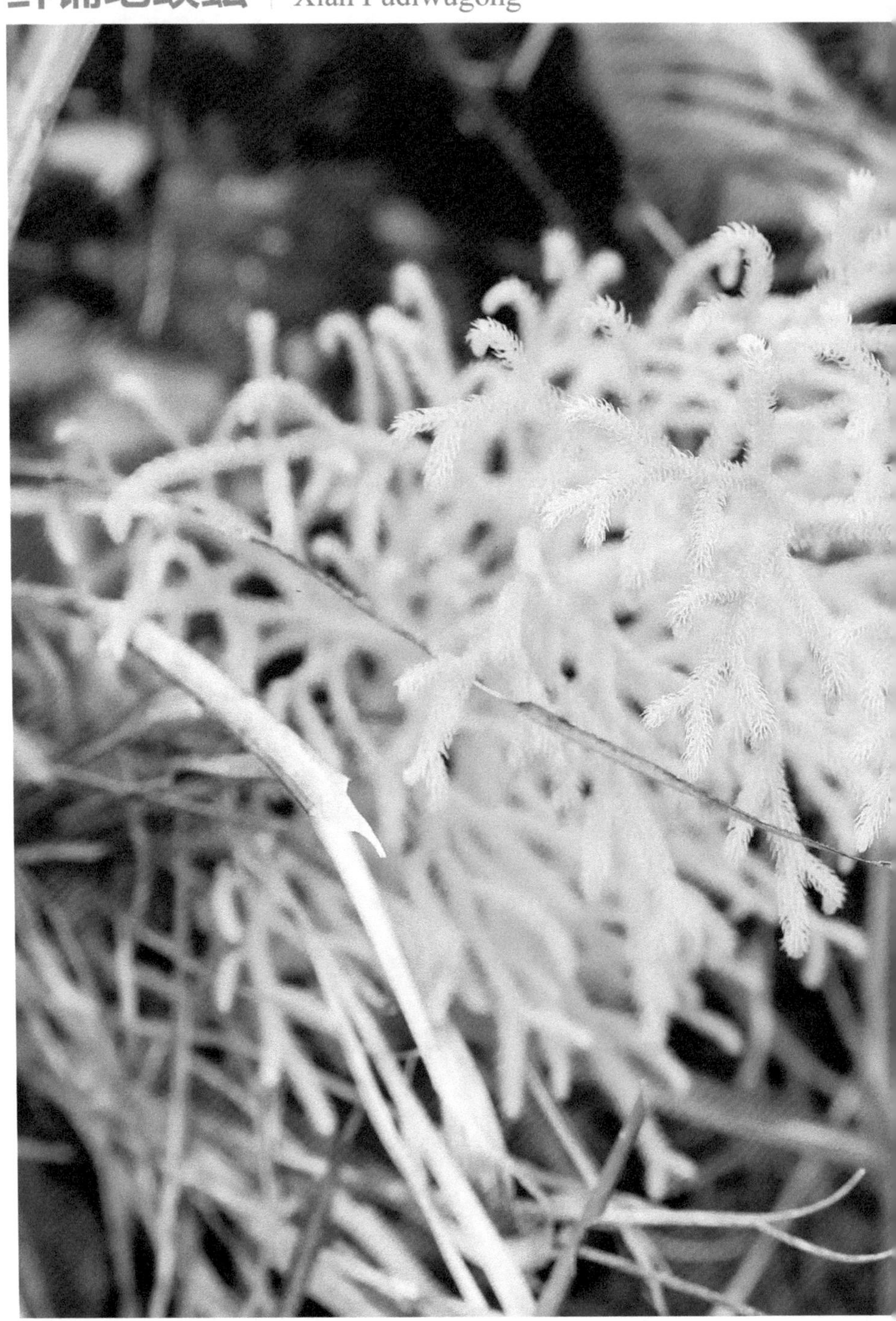

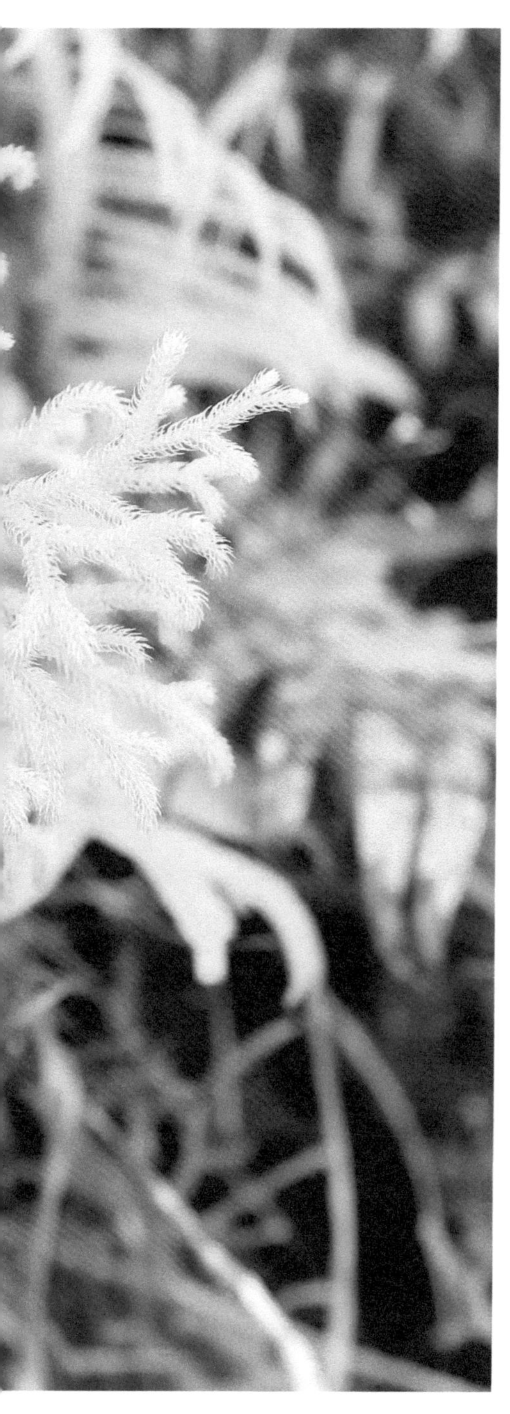

【来源】为石松科植物垂穗石松 *Palhinhaea cernua*（L.）Vasc. et Franco 的全草。广西各地均有分布。7～9月采收，鲜用。

【别名】石子藤、青筋草、松筋草、蜈蚣草、山毛柏、鹿角草、狗仔草。

【性味】甘，平。

【功效】祛风湿，舒筋络，活血，止血生肌。

【主治】风湿拘痛麻木，痢疾，吐血，衄血，便血，跌打损伤，水火烫伤。

【用法用量】内服：煎汤，30～60g。外用：适量，煎水洗。

【使用注意】孕妇忌服。

【临证参考】

1. 治痢疾：鲜铺地蜈蚣30～60g，红糖15g。加水煎服，一日两次。

2. 治小便不利、梦遗失精：鲜铺地蜈蚣30g，鲜海金沙30g。水煎服。

3. 治肝炎、黄疸：鲜铺地蜈蚣30～60g。煎服，每日1～2次。

鲜两面针 Xiān Liǎngmiànzhēn

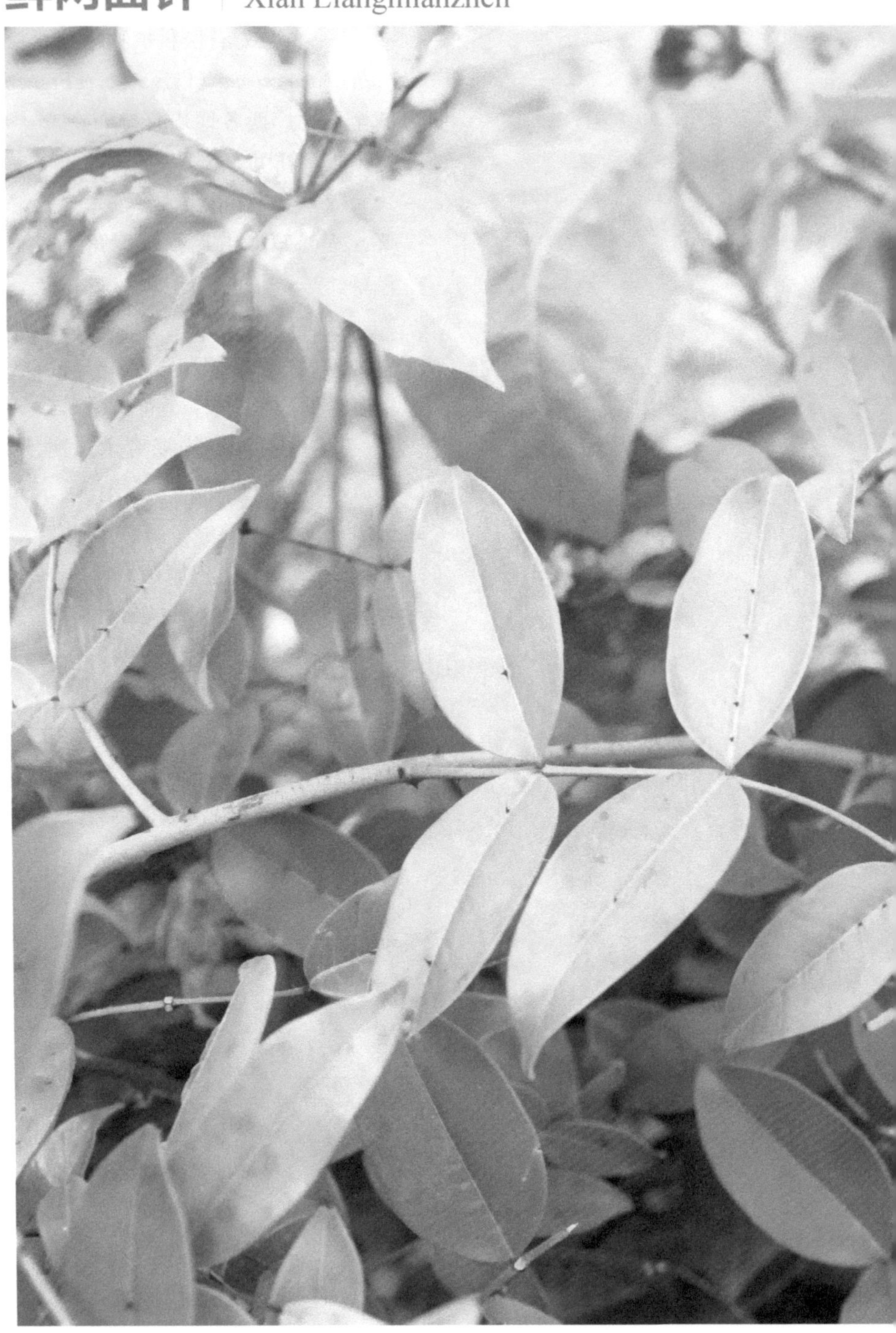

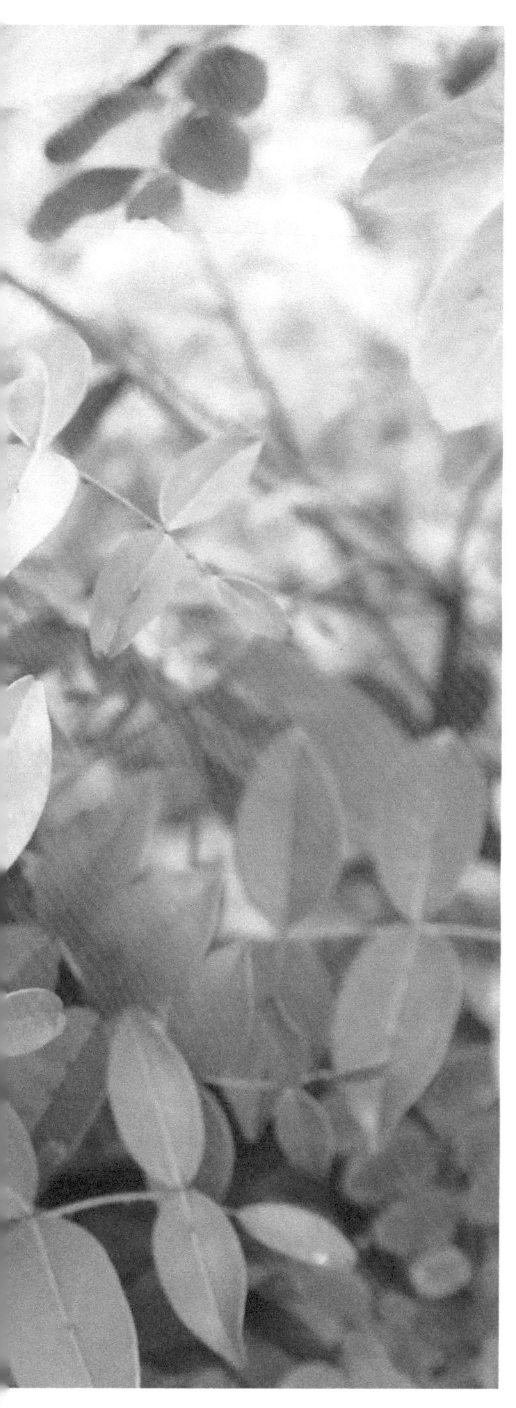

【来源】为芸香科植物两面针 *Zanthoxylum nitidum*（Roxb.）DC. 的根。主产于广西邕宁、龙州、防城、博白、容县、桂平、平南等地。全年可采收，鲜用。

【别名】两背针、双面针、双面刺、叶下穿针。

【性味】苦、辛、平。有小毒。

【功效】活血化瘀，行气止痛，祛风通络，解毒消肿。

【主治】跌扑损伤，胃痛，牙痛，风湿痹痛，毒蛇咬伤；外治烧烫伤。

【用法用量】内服：煎汤，4.5～9g。外用：适量，鲜品捣敷。

【使用注意】不能过量服用，忌与酸味食物同服，孕妇禁用。

【临证参考】

1. 治跌打损伤：鲜两面针根 30g，鲜朱砂根 15g，猪蹄 1 个。酌加酒水炖服。

2. 治毒蛇咬伤：鲜两面针根 30g，水煎服；另用鲜根磨酒外敷。

鲜菝葜 Xiān Báqiā

【来源】为百合科植物菝葜 *Smilax china* L. 的根茎。主产于广西马山、武鸣、南宁、上思、富川、资源、天峨、南丹、隆林、田林等地。全年可采，鲜用。

【别名】马甲、硬饭头、冷饭头、鸡肝根、路边刷。

【性味】甘、微苦、涩，平。

【功效】祛风利湿，解毒消肿。

【主治】关节疼痛，肌肉麻木，泄泻，痢疾，水肿，淋证，疔疮肿毒，瘰疬，痔疮。

【用法用量】内服：煎汤，20 ～ 60g。外用：适量，煎水熏洗。

【使用注意】《神农本草经疏》：忌茶、醋。

【临证参考】

1. 治糖尿病：鲜菝葜 60 ～ 120g，配猪胰 1 具同炖服，每日 1 剂。

2. 治食管癌：鲜菝葜 300g。用冷水 900g，浓缩成 300g 时，去渣，加肥猪肉 60g，待肥肉熟后即可。此系一日量，分三次服完。

鲜狗脊 Xiān Gǒujǐ

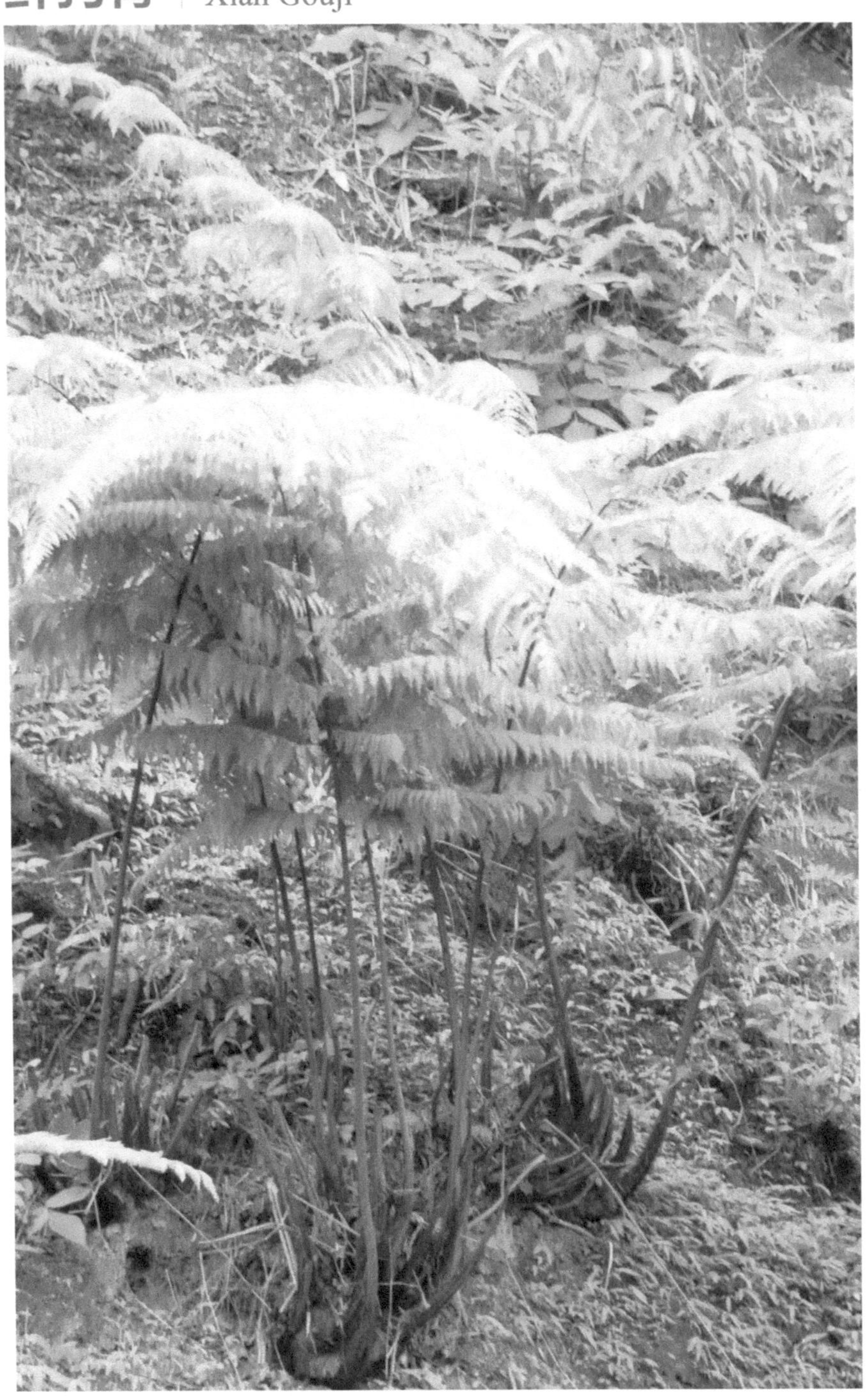

【来源】为蚌壳蕨科植物金毛狗脊 *Cibotium barometz*（L.）J. Sm. 的根茎。主产于广西龙胜、平南、桂平、玉林等地。秋、冬二季采挖，鲜用。

【别名】金毛狗、金狗脊、金毛狮子、猴毛头、黄狗头。

【性味】苦、甘，温。

【功效】祛风湿，补肝肾，强腰膝。

【主治】腰膝酸弱，风湿痹痛，下肢无力。

【用法用量】内服：煎汤，20 ～ 30g。外用：适量，捣敷。

【使用注意】

1.《神农本草经疏》：肾虚有热，小水不利或短涩赤黄，口苦舌干皆忌之。

2.《本草汇言》：肝虚有郁火忌用。

【临证参考】

1. 治年老尿多：狗脊根茎、大夜关门、蜂糖罐根、小棕根各 15g。炖猪肉吃。

2. 治毒疮及溃疡久不收敛：狗脊鲜品加白糖适量捣烂敷患处。

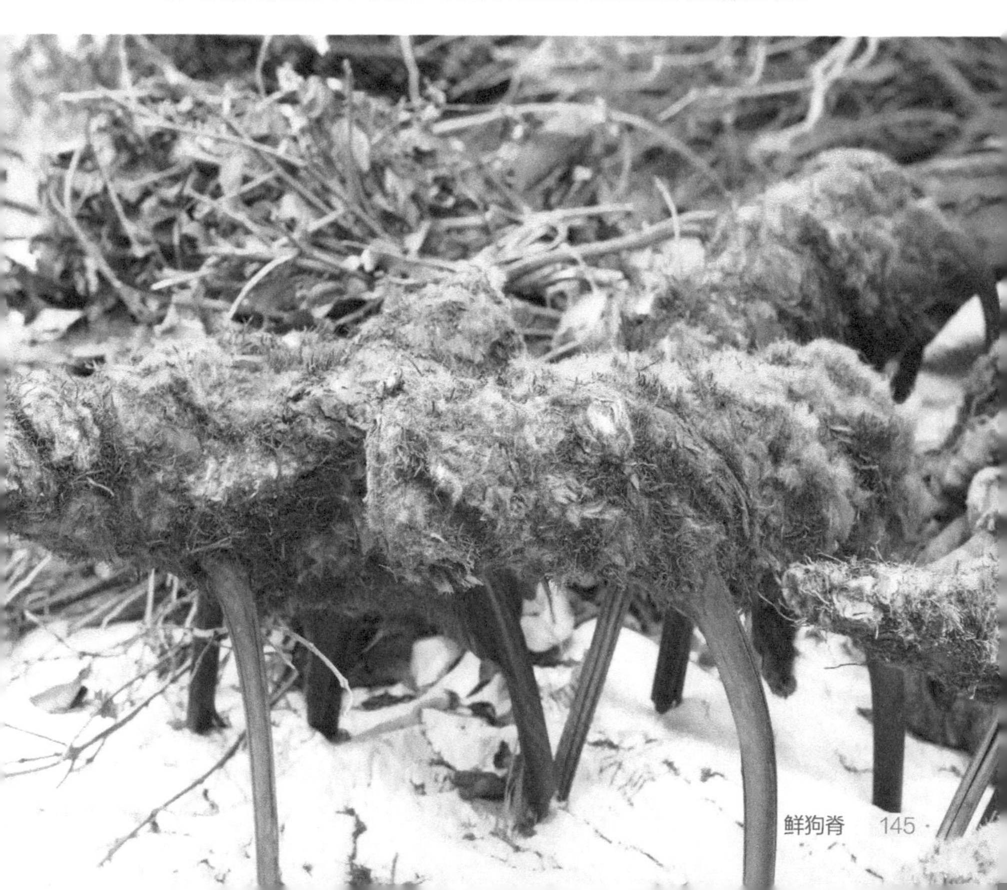

鲜宽筋藤 Xiān Kuānjīnténg

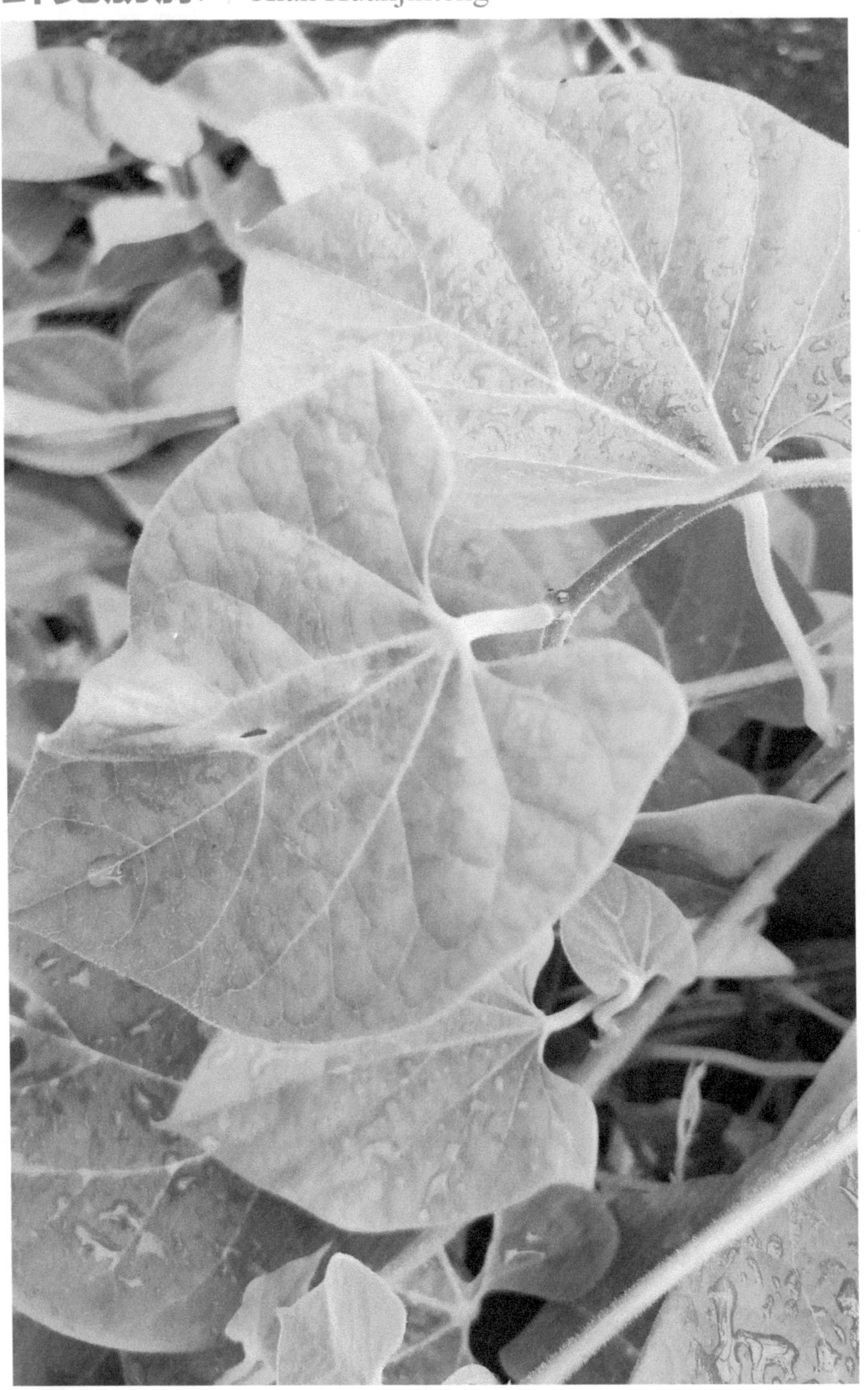

【来源】为防己科植物中华青牛胆 *Tinospora sinensis*（Lour.）Merr. 的茎。主产于广西邕宁、防城、龙州、南宁等地。全年可采，鲜用。

【别名】无地生须、砍不死、舒筋藤。

【性味】微苦，凉。

【功效】祛风除湿，舒筋活络。

【主治】风湿痹痛，腰肌劳损，跌打损伤。

【用法用量】内服：煎汤，20～60g。外用：适量，捣敷。

【使用注意】孕妇及产后忌服。

【临证参考】

治筋脉不舒：鲜宽筋藤 60g，猪肉适量。煲汤，饮汤吃肉。

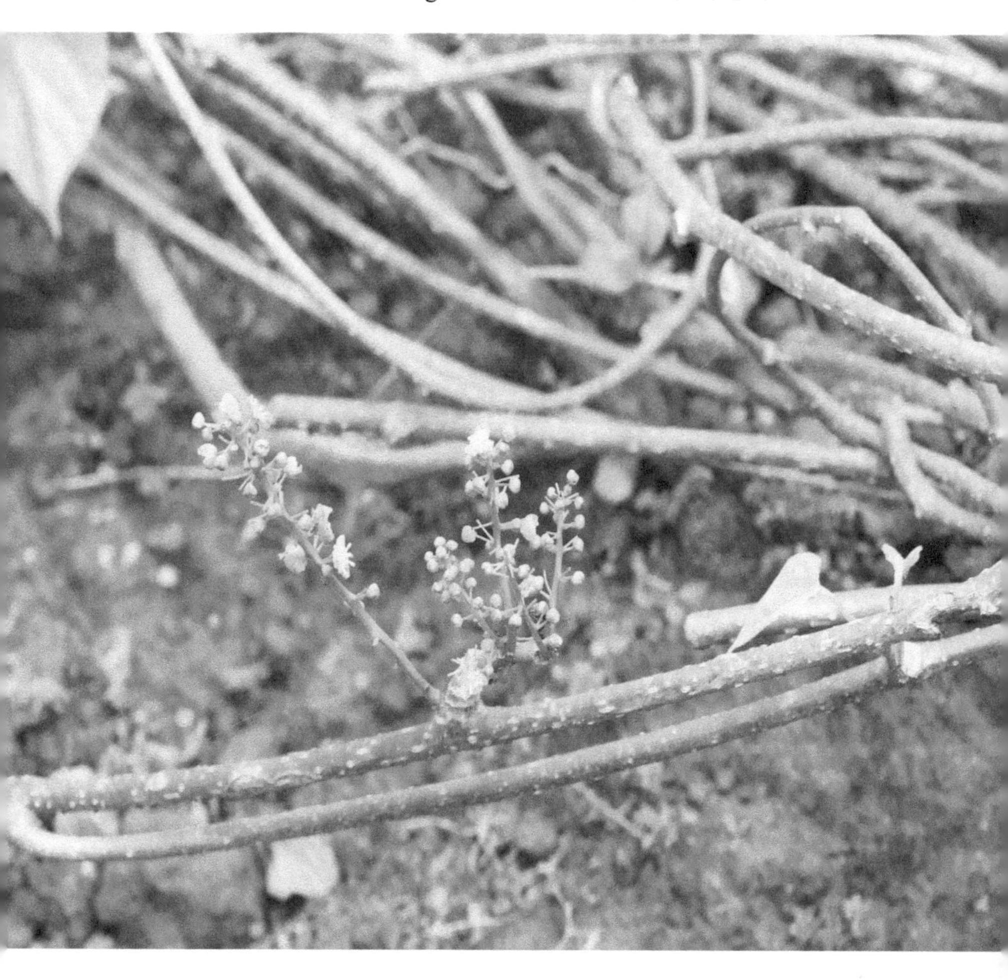

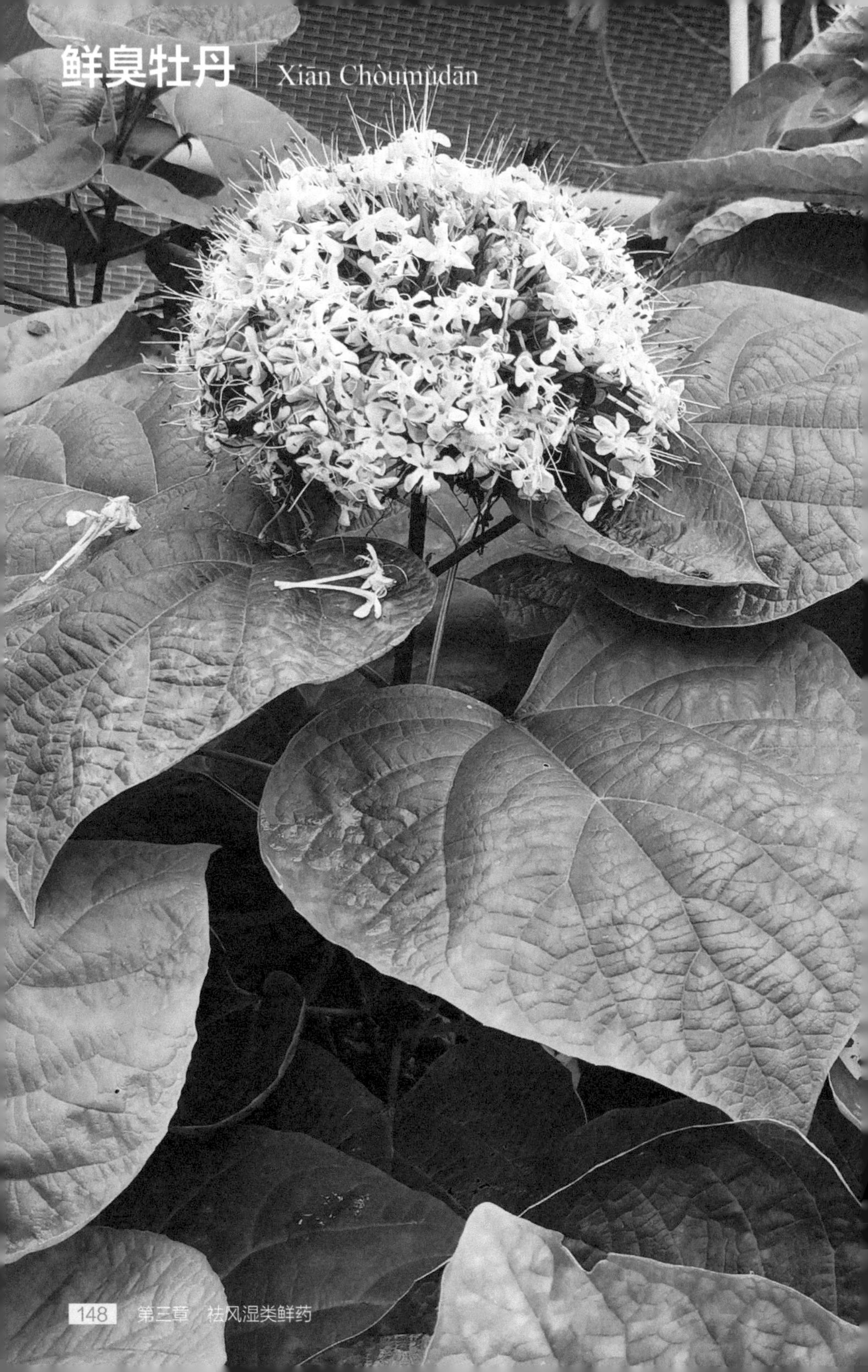

鲜臭牡丹 Xiān Chòumǔdān

【来源】为马鞭草科植物臭牡丹 *Clerodendrum bungei* Steud. 的根及叶。主产于广西平果、那坡、隆林、天峨、南丹等地。秋季采根，鲜用。

【别名】大红袍、臭八宝、矮童子、野朱桐、臭枫草、臭珠桐。

【性味】苦、辛，平。

【功效】祛风除湿，止痛，解毒消肿。

【主治】痈疽，疔疮，乳痈，痔疮，湿疹，丹毒，风湿痹痛，脱肛。

【用法用量】内服：煎汤，鲜品 30 ～ 60g，或捣汁。外用：鲜叶外用适量，捣烂敷患处。

【临证参考】

1. 治乳腺炎：鲜臭牡丹叶 150g，蒲公英 9g，麦冬全草 120g。水煎，冲黄酒、红糖服。

2. 治关节炎：鲜臭牡丹叶绞汁，冲黄酒服，每天两次，每次一杯，连服二十天，如有好转，再续服至痊愈。

3. 治风火牙痛：鲜臭牡丹叶 30 ～ 60g。煮豆腐服。

4. 治疔疮：苍耳、臭牡丹各一大握。捣烂，新汲水调服，泻下黑水愈。(《赤水玄珠》)

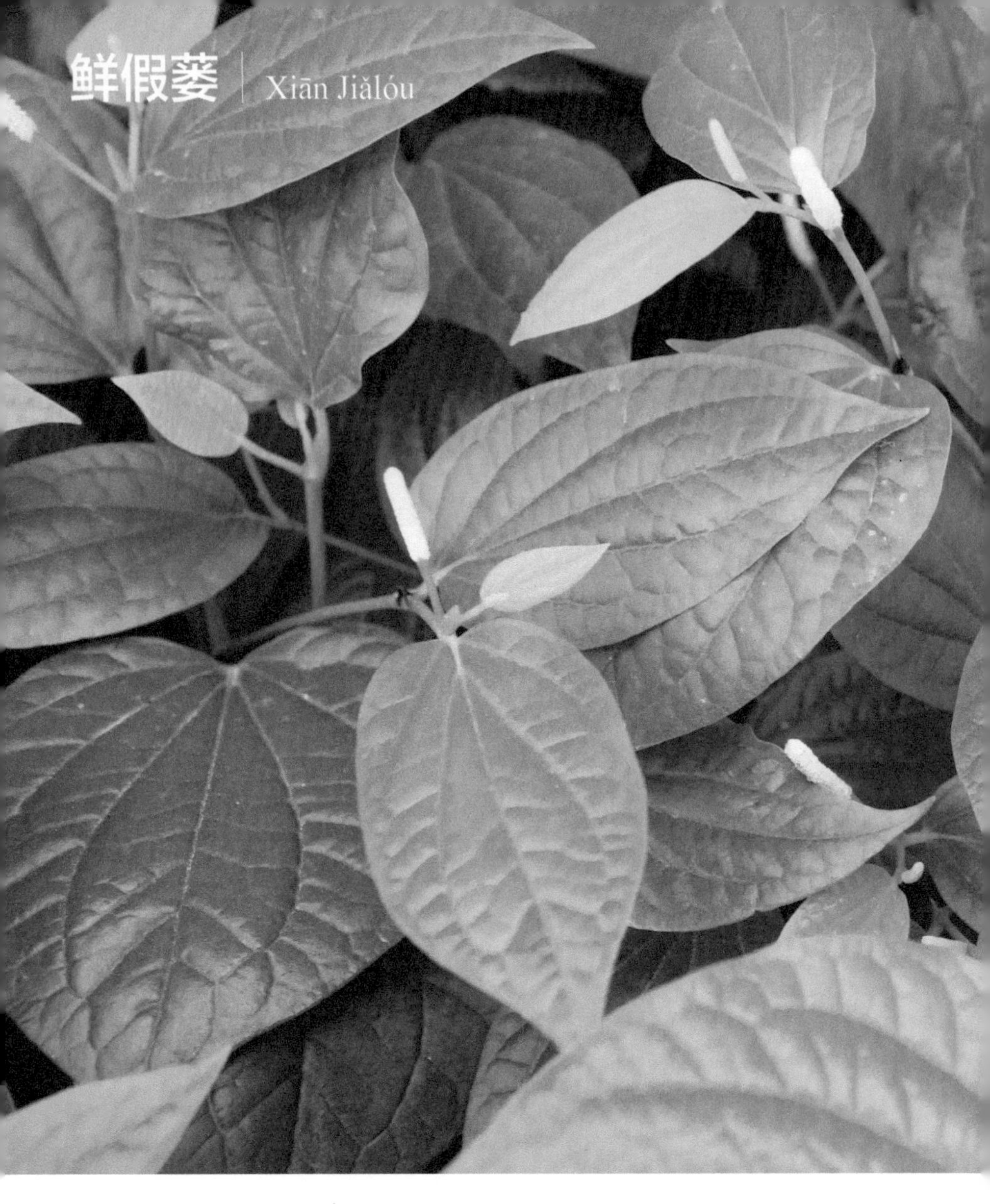

【来源】为胡椒科植物假蒌 *Piper sarmentosum* Roxb. 的全株。主产于防城、凌云、岑溪、博白等地。全年可采，鲜用。

【别名】猪拔菜、蛤蒌、山蒌、大柄蒌、马蹄蒌、荜拔、巴岩香。

【性味】苦，温。

【功效】祛风通络，行气止痛。

【主治】痈疽，疔疮，发背，乳痈，痔疮，湿疹，丹毒，风湿痹痛。

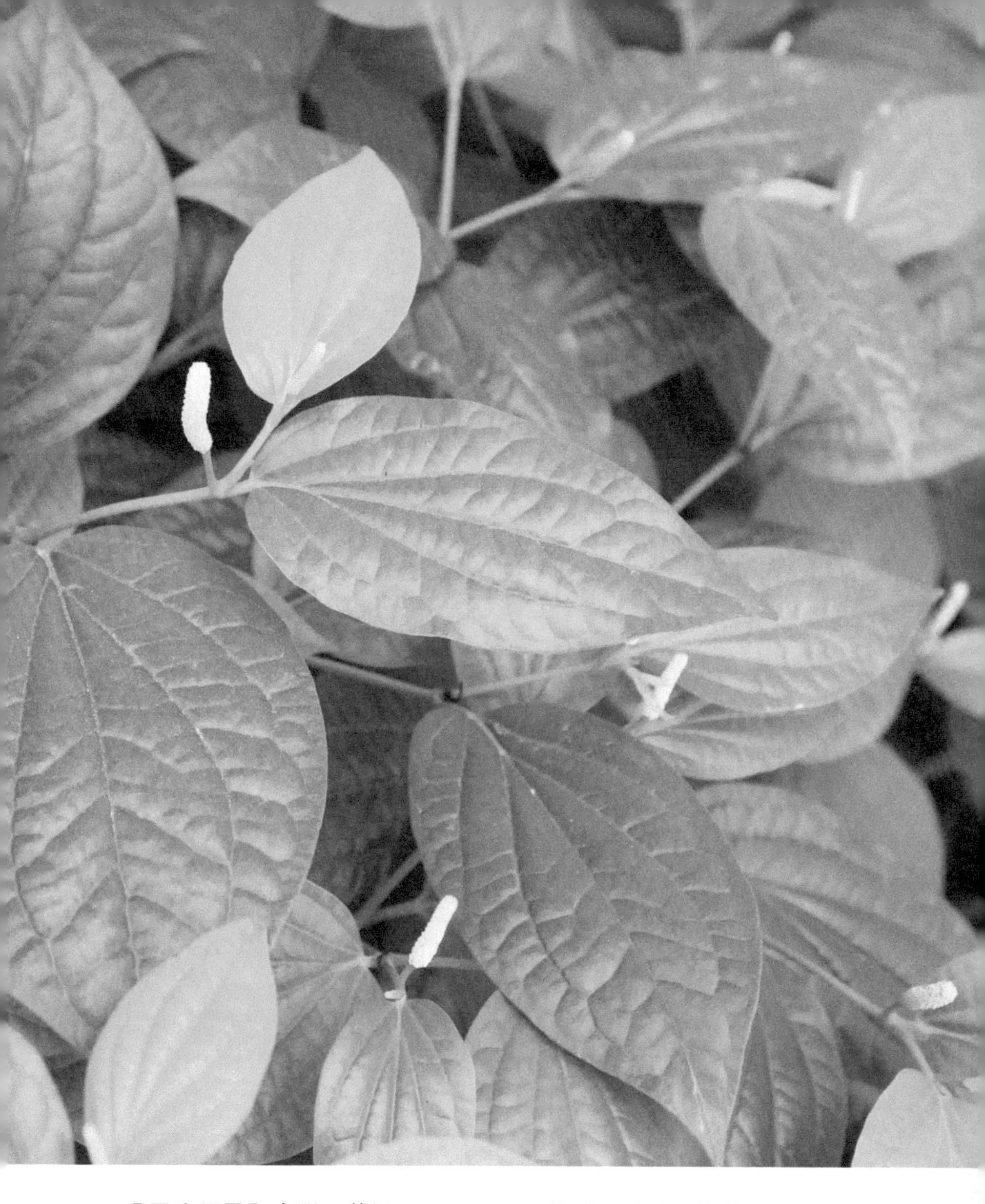

【用法用量】内服：煎汤，15～25g。外用：适量，捣敷或煎水洗。

【使用注意】孕妇慎服。

【临证参考】

1. 治龋齿痛：假蒌根 50g，水煎含漱。
2. 治跌打损伤：鲜假蒌叶适量，捣烂敷患处。
3. 治腹痛：鲜假蒌叶 15g。水煎服。

鲜八角枫 Xiān Bājiǎofēng

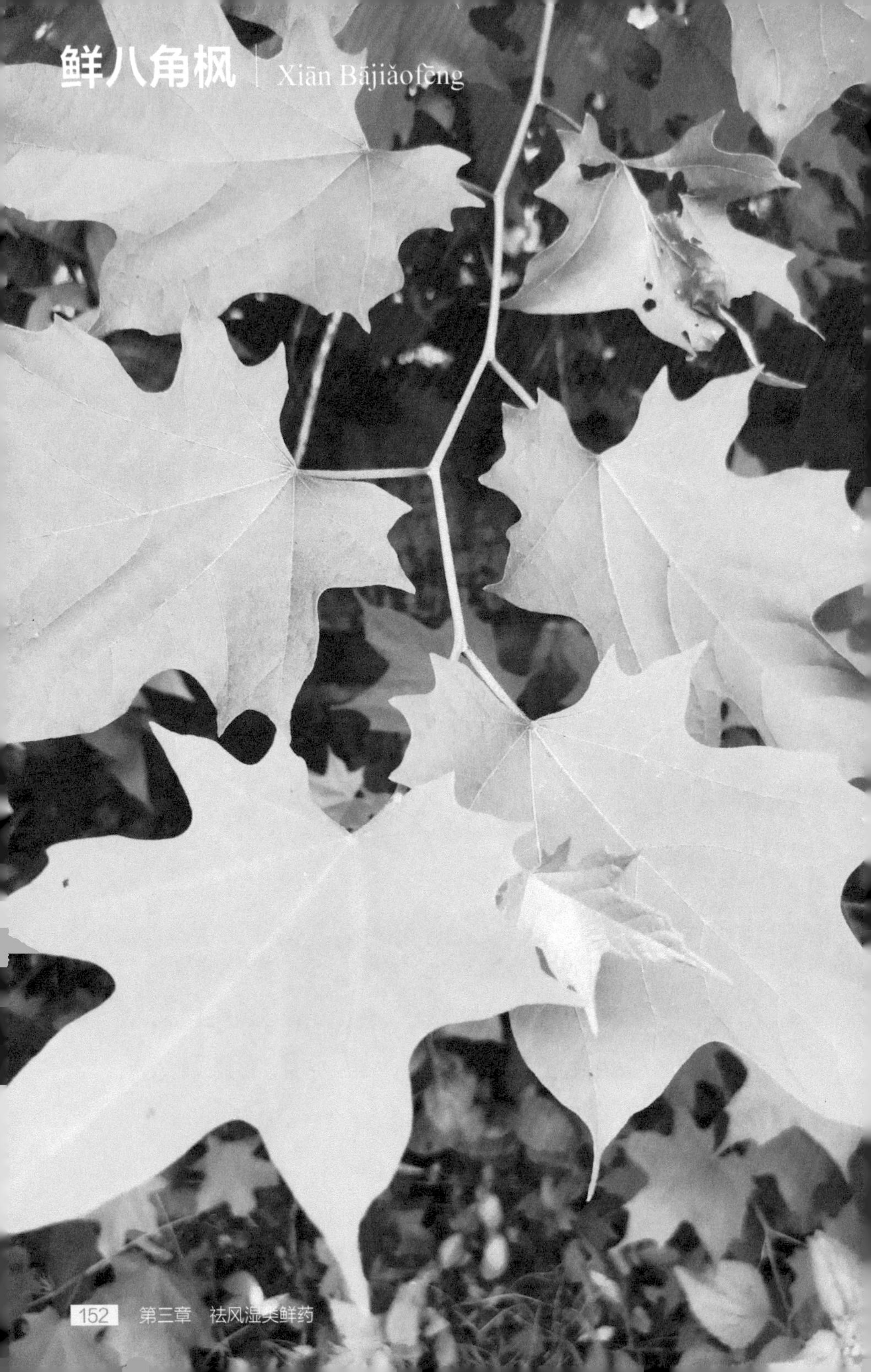

【来源】为八角枫科植物八角枫 *Alangium chinense*（Lour.）Harms 的侧根、须状根（纤维根）、叶或花。广西各地均有分布。根全年可采，夏、秋季采叶和花，鲜用。

【别名】大风药、五角枫、七角枫、野罗桐、花冠木。

【性味】辛，微温，有小毒。

【功效】祛风除湿，活血散瘀，消肿止痛。

【主治】跌打瘀肿，骨折，疮肿，乳痈，乳头皲裂，漆疮，疥癣。

【用法用量】内服：煎服，1～6g。外用：适量，捣敷。

【使用注意】孕妇禁用，小儿和年老体弱者慎用。

【临证参考】

1. 治乳结疼痛：八角枫叶数十张，抽去粗筋，捣烂敷中指（左乳痛敷右中指，右乳痛敷左中指）。轻者一次，重者三次。

2. 治类风湿关节炎：取八角枫鲜根洗净切片，加水 5000mL，浸泡 30min，用武火煎沸 30min 后再文火煎 10min，取滤液，以热气熏蒸，再用毛巾蘸药液热敷患处 30min，待水温降到 50℃，再用药液洗患处 30min，每日 1 次，两周为 1 个疗程，连续治疗 2 个疗程。［湖北中医杂志，2016，38（06）：10-12］

鲜九龙藤 | Xiān Jiǔlóngténg

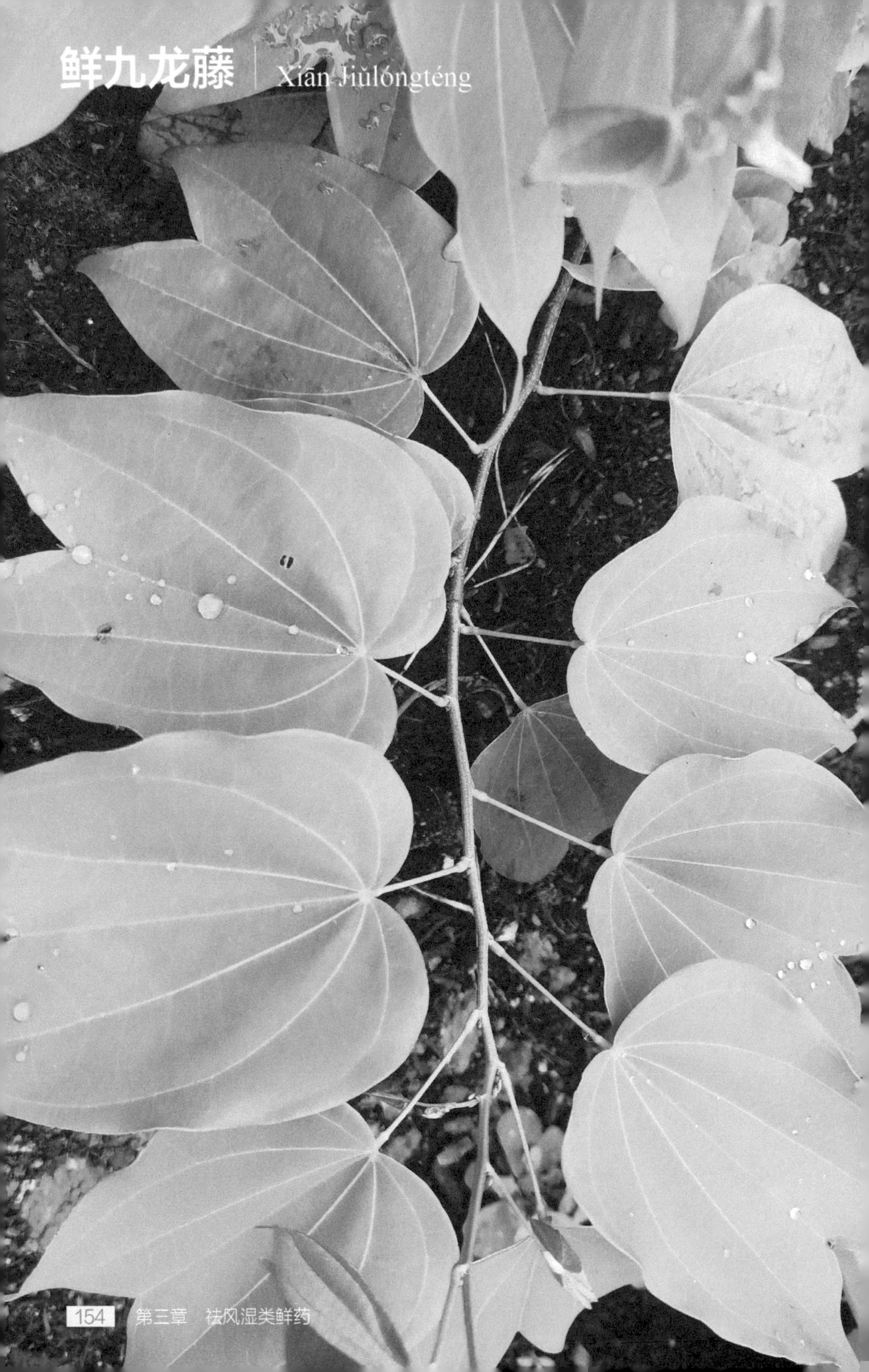

【来源】为豆科植物龙须藤 *Bauhinia championii*（Benth.）Benth. 的根或茎。广西各地均有分布。全年均可采，鲜用。

【别名】乌藤、串鼻藤、燕子尾、猪蹄叉、羊蹄叉、飞扬藤、羊蹄风。

【性味】苦、辛，平。

【功效】祛风，祛瘀，止痛。

【主治】风湿痹痛，跌打损伤，偏瘫，胃脘痛，疳积，痢疾。

【用法用量】内服：煎汤，18 ～ 30g。

【临证参考】

1. 治胃、十二指肠溃疡：九龙藤 50 ～ 100g，两面针 10 ～ 15g，水煎，每日一剂，分 2 ～ 3 次服。

2. 小儿疳积：九龙藤 9g，水煎当茶饮。

3. 治风湿性关节痛、腰腿痛：九龙藤鲜根 60 ～ 90g，酒 500mL 浸，每次服 1 杯，每日两次；或干根 30g 水煎服。

鲜九节茶 | Xiān Jiǔjiéchá

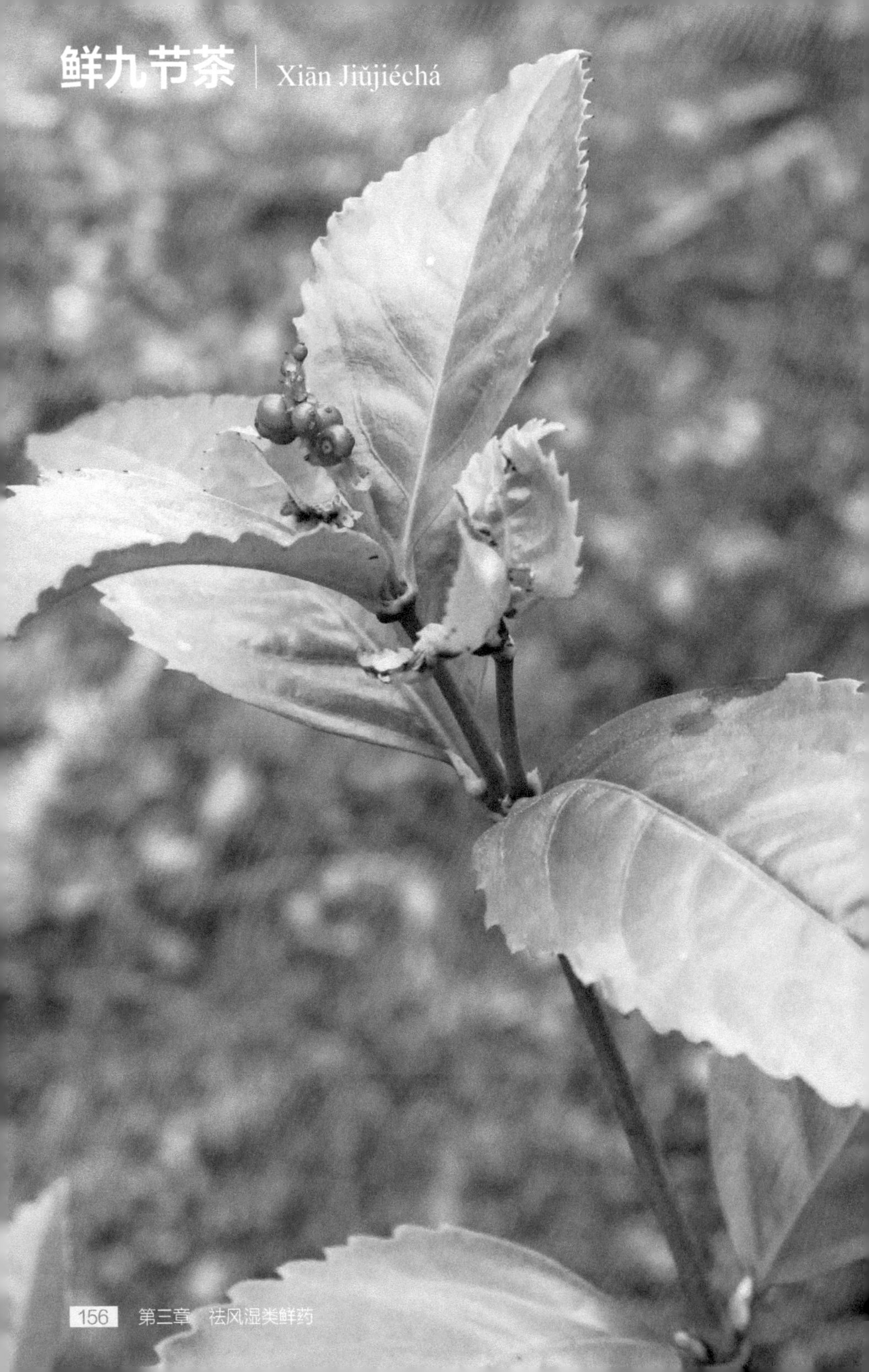

【来源】为金粟兰科植物接骨金粟兰 *Sarcandra glabra*（Thunb.）Nakai 的枝或叶。广西各地均有分布。夏季采收，鲜用。

【别名】山石兰、接骨兰、骨风消、鸡骨香、接骨茶。

【性味】辛，平。

【功效】祛风活血，散瘀消肿。

【主治】肺炎，急性阑尾炎，急性胃肠炎，菌痢，风湿疼痛，跌打损伤，骨折。

【用法用量】内服：煎汤，6 ～ 15g。外用：适量，捣敷或煎水熏洗。

【使用注意】阴虚火旺及孕妇忌服。

【临证参考】

1. 治跌打损伤、骨折、风湿性关节炎：鲜九节茶捣烂，酒炒敷患处，或用根 25 ～ 100g，浸酒服。

2. 治外伤出血：鲜九节茶叶，捣烂敷患处。

3. 治急性放射性口咽炎：水药九节茶防护方（由九节茶 45g、生地黄 30g、水牛角 30g、薄荷叶 15g、生甘草 15g 组成）治疗，1 剂 / 天，5 天为 1 个疗程。[北方药学，2019，16（06）：20-21]

鲜七叶莲 Xiān Qīyèlián

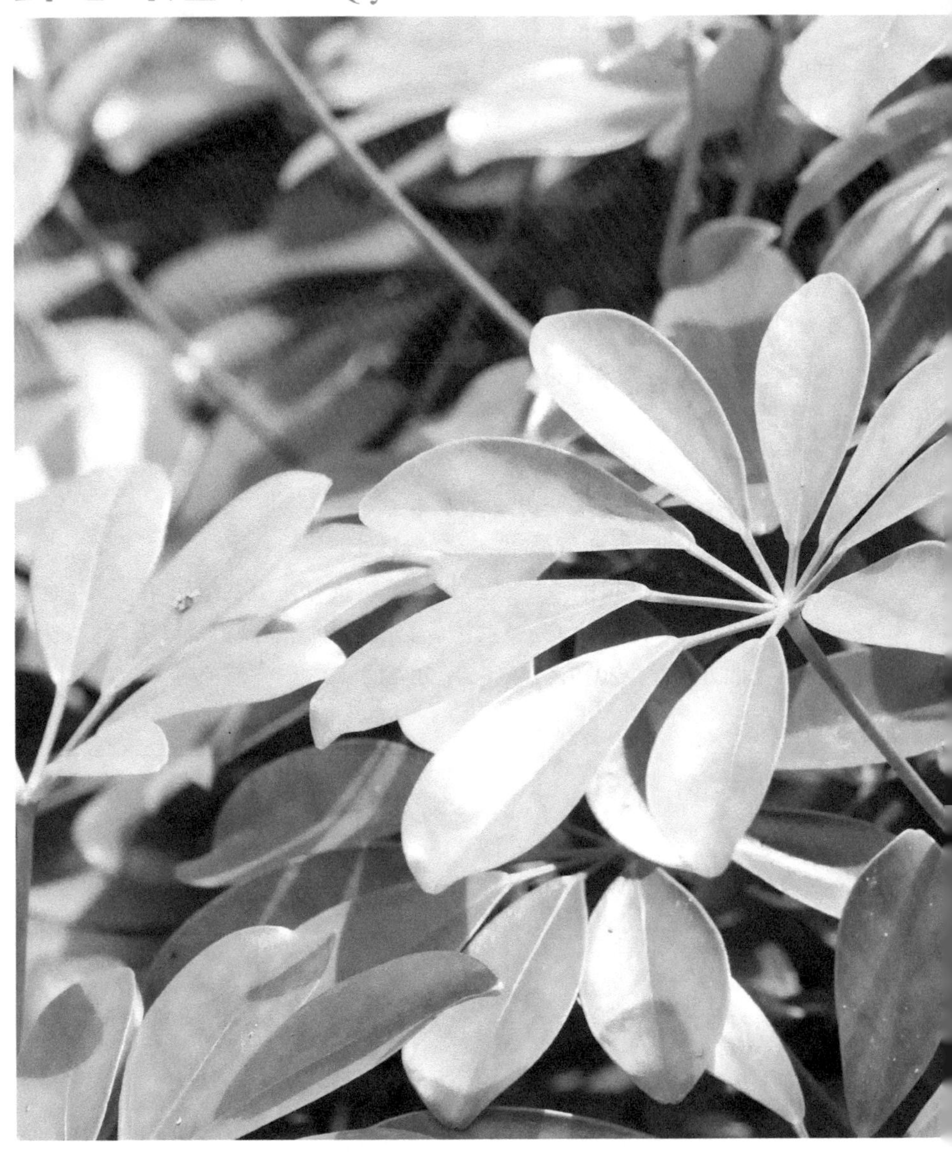

【来源】为五加科植物鹅掌藤 *Schefflera arboricola* Hayata 和密脉鹅掌柴 *S.venulosa*（Wight et Arn.）Harms 的茎和叶。主产于广西防城港。全年可采，鲜用。

【别名】小叶鸭脚木、汉桃叶、手树、七加皮、七叶蘑、七叶烂。

【性味】辛、微苦，温。

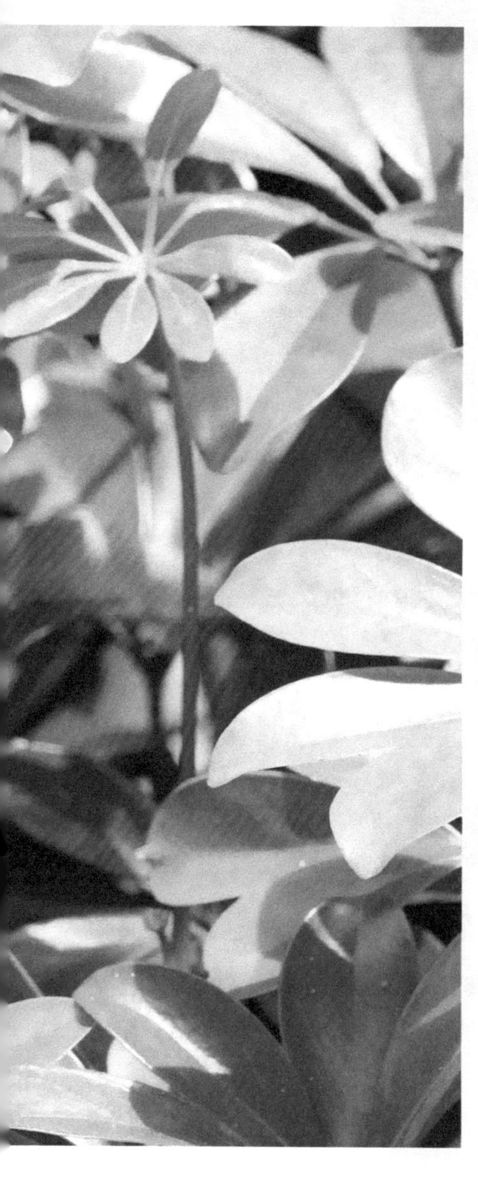

【功效】祛风除湿，活血止痛。

【主治】风湿痹痛，跌打骨折，外伤出血，头痛，牙痛，脘腹疼痛，痛经，产后腹痛，跌打肿痛，骨折，疮肿。

【用法用量】内服：煎汤，18 ～ 30g。外用：适量，煎汤洗或鲜品捣敷。

【使用注意】气血虚弱者、虚寒者及孕妇忌服。

【临证参考】

1. 治神经性疼痛：取七叶莲全草煎剂行离子透入疗法，每日或隔日 1 次，每次 30min。

2. 治外伤出血：七叶莲适量。捣烂敷患处。

3. 治风湿关节痛：七叶莲、红龙船花叶、大风艾各适量。共捣烂，用酒炒热后，敷患处，用布包扎。

4. 治跌打损伤：七叶莲、酒糟各适量。共捣烂，用芭蕉叶包好煨暖，敷患处。

5. 治带状疱疹后遗神经痛：复方七叶莲霜（七叶莲、马钱子、王不留行、冰片、桉叶油经提取制成的水包油霜剂），均匀薄涂局部疼痛部位皮肤，轻轻拍打按摩，每日 4 次，2 周为 1 疗程。[中国中医药科技，2006（03）：185-186]

鲜小叶买麻藤 | Xiān Xiǎoyèmǎimáténg

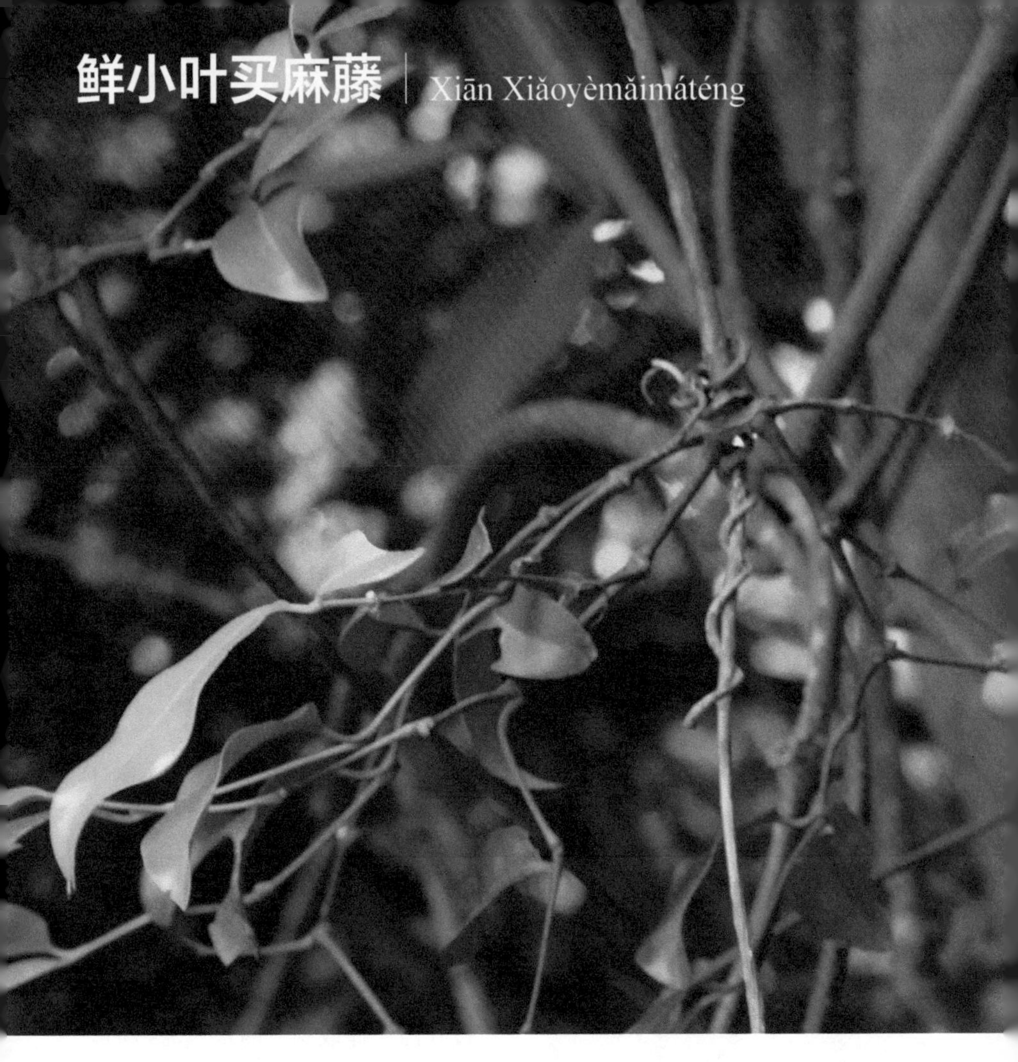

【来源】为买麻藤科植物小叶买麻藤 *Gnetum parvifolium*（Warb.）C. Y. Cheng ex Chun 的藤、根和叶。主产于广西上思、邕宁、那坡、罗城、阳朔等地。全年可采，鲜用。

【别名】买子藤、大节藤、乌骨风、麻骨风、黑藤、鸡节藤、鹤膝风、小木米藤。

【性味】苦，温。

【功效】祛风活血，消肿止痛，化痰止咳。

【主治】风湿性关节炎，腰肌劳损，筋骨酸软，跌打损伤，支气管炎，溃疡出血，蛇咬伤，骨折。

【用法用量】内服：煎汤，30 ～ 60g。外用：适量，捣敷。

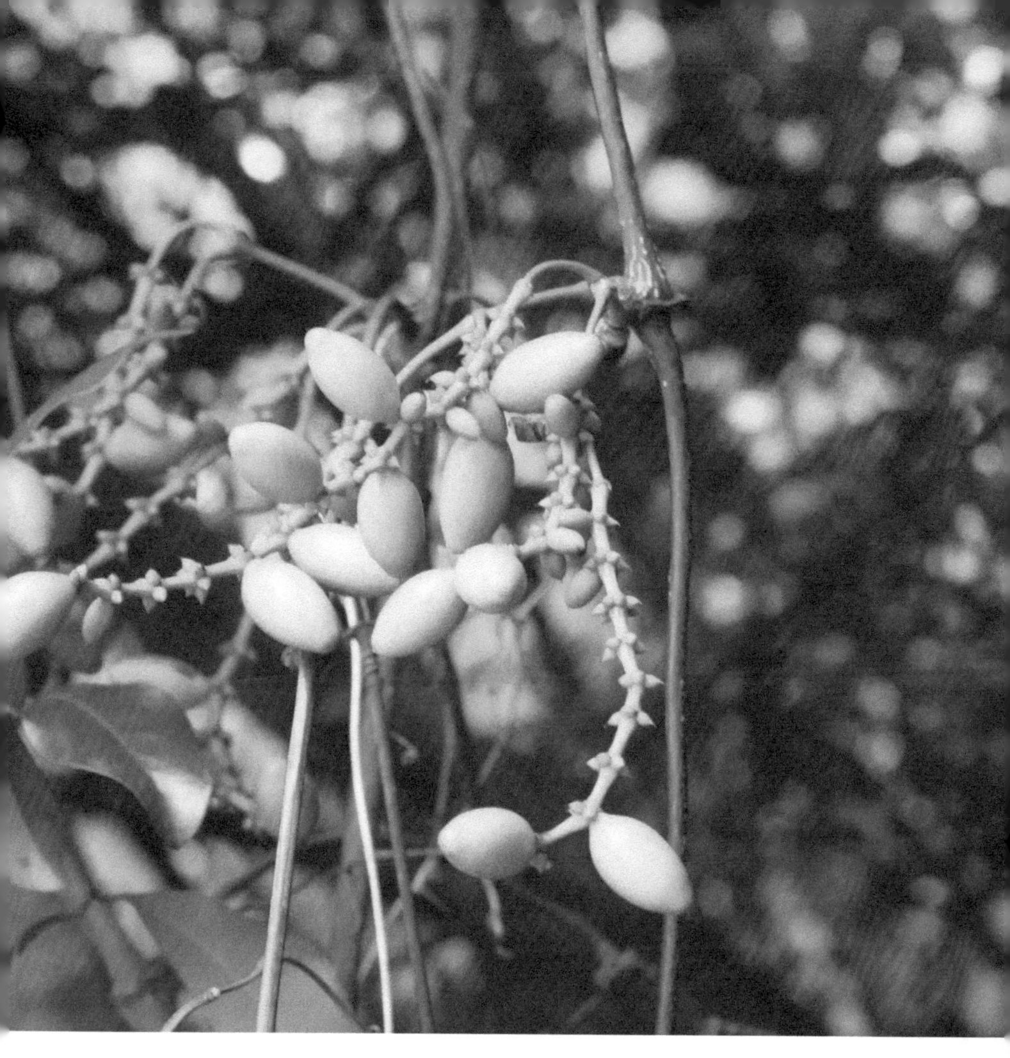

【临证参考】

1. 治骨折：取鲜小叶买麻藤适量捣烂，酒炒。骨折复位后热敷包扎，固定，每天换药1次。(《全国中草药汇编》)

2. 治溃疡病出血：小叶买麻藤100g，水煎浓缩至40mL。每次20mL，每日2次。(《全国中草药汇编》)

3. 治慢性支气管炎：用南天竹子100～120g，胆粉150～200g，鱼腥草100～120g，陈皮100～120g，小叶买麻藤150～200g，石韦150～200g，胡颓子叶150～200g，煎煮服用。(专利《一种治疗慢性支气管炎的药物》2009)

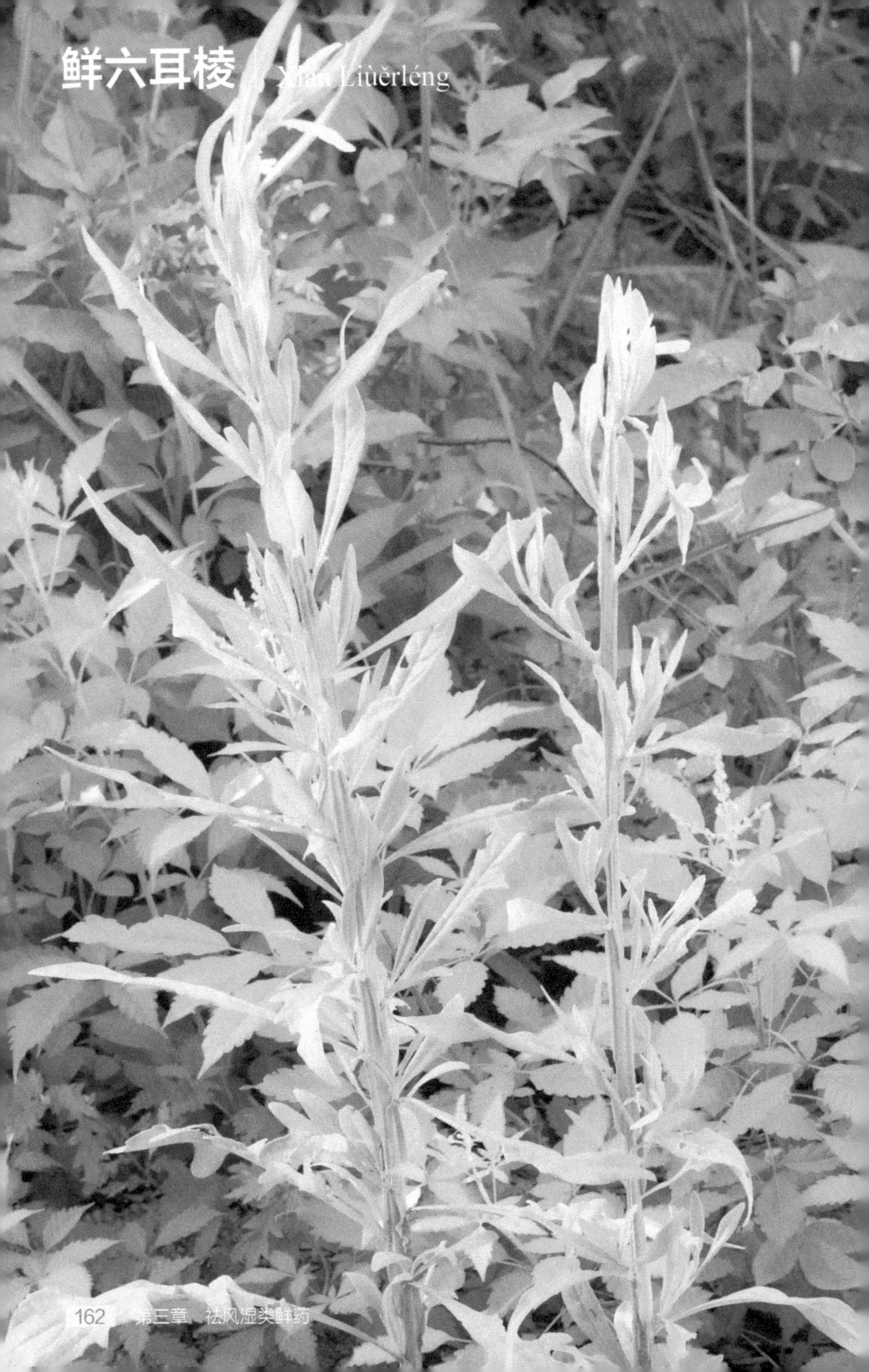

鲜六耳棱 Xiān Liùěrléng

【来源】为菊科植物六棱菊 *Laggera alata*（D.Don）Sch.-Bip. 的全草。主产于广西富川、钟山、贺州、梧州、平南、北流、玉林、博白、南宁等地。秋季采收，鲜用。

【别名】四方根、羊耳三稔、陆续消、六耳消。

【性味】辛，温。

【功效】祛风利湿，活血解毒。

【主治】感冒咳嗽身痛，腹痛泻痢，风湿关节痛，妇女经闭，跌打损伤，疔痈瘰疬，湿毒瘙痒。

【用法用量】内服：煎汤，30 ～ 60g，或捣汁服。外用：适量，捣敷或煎水洗。

【使用注意】温病无瘀者慎用。

【临证参考】

1. 治妇女经闭：鲜六耳棱全草 15 ～ 30g，老酒炖服。

2. 治劳伤吐血：鲜六耳棱全草一握，捣汁一杯，冲热红酒一杯服。

3. 治痈疔肿毒：鲜六耳棱全草，和红糖少许，共捣烂敷患处。

鲜白饭树 Xiān Báifànshù

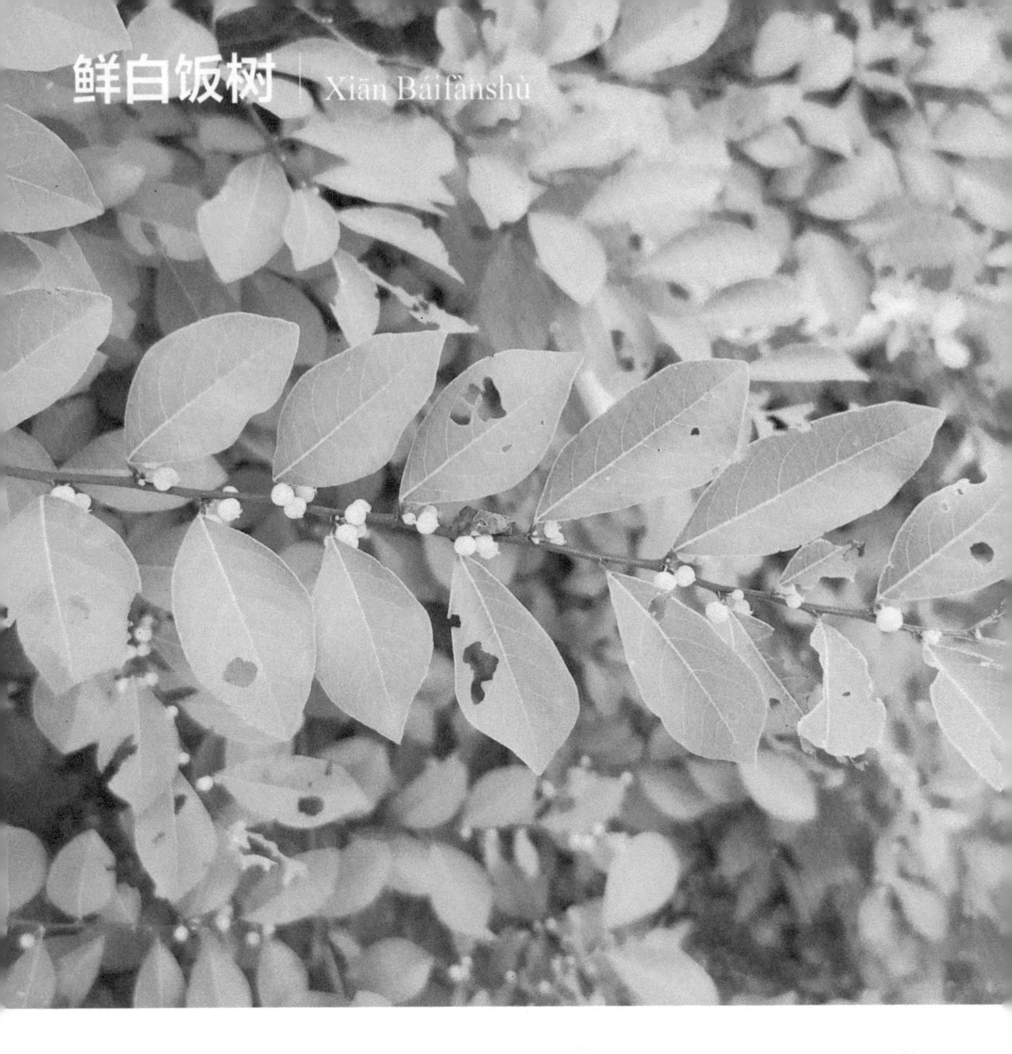

【来源】为大戟科植物白饭树 *Flueggea virosa*（Roxb. ex Willd.）Voigt 的全株。广西各地均有分布。全年均可采，鲜用。

【别名】金柑藤、鱼骨菜、白鱼眼、鱼眼木、白火炭、白泡果。

【性味】苦、微涩，凉。有小毒。

【功效】祛风除湿，解毒，杀虫。

【主治】风湿关节痛，头疮，脓疱疮，湿疹。

【用法用量】内服：煎汤，30 ～ 60g。外用：适量，煎水洗或捣敷。

【使用注意】贫血者勿用，炎症肿痛者少用，孕妇禁用。

【临证参考】

治带下病、小儿水痘：白饭树根 30 ～ 60g，水煎服。

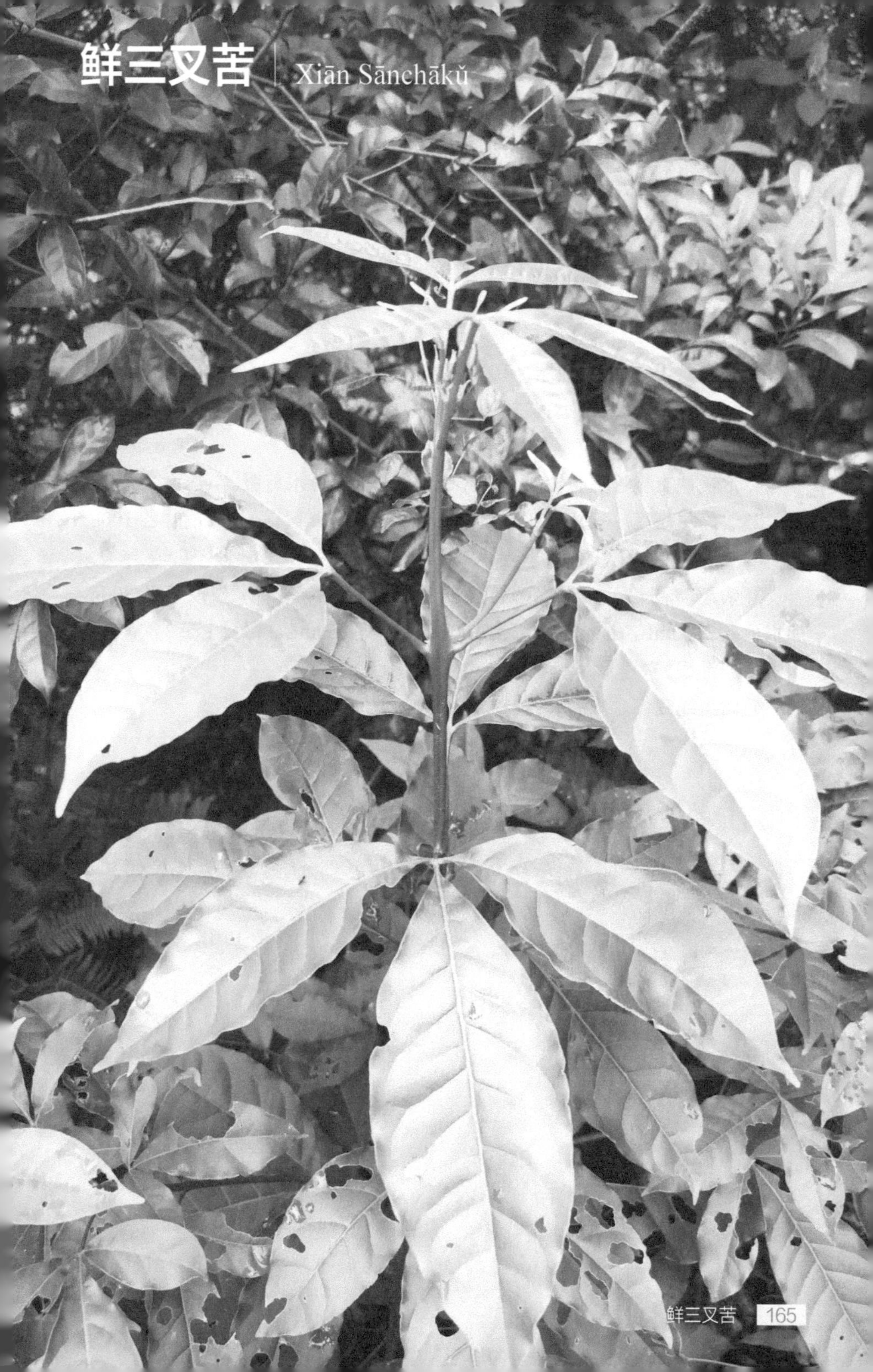

鲜三叉苦 Xiān Sānchākǔ

【来源】芸香科吴茱萸属植物三叉苦 *Evodia lepta*（Spreng.）Merr. 的根和叶。广西各地均有分布。全年可采，鲜用。

【别名】三椏苦、小黄散、鸡骨树、三丫苦、三枝枪、三叉虎。

【性味】苦，寒。

【功效】祛风除湿，消肿止痛，清热解毒。

【主治】咽喉肿痛、风湿骨痛、疟疾、黄疸、湿疹、皮炎、跌打损伤、虫蛇咬伤等。

【用法用量】内服：煎服，10 ～ 30g。外用：适量，捣敷或煎水洗。

【使用注意】性寒，不宜过量服用，孕妇禁用，脾胃虚寒者慎服。

【临证参考】

1. 治慢性支气管炎急性发作：鲜三叉苦叶 30g，水煎服。

2. 治外阴瘙痒：三叉苦叶、鸭脚木叶、榕树须（气根）、乌桕叶各 100g，薄荷叶 25g，煎水洗患处。(《全国中草药汇编》)

3. 治感冒高热、流行性感冒：三叉苦根或茎、鸭脚木根或茎各 300g，加水煎取 3000mL，过滤，浓缩至 1000mL。每服 60mL，每日 1 ～ 2 次。(《全国中草药汇编》)

4. 治虫蛇咬伤、疖肿、跌打扭伤：鲜三叉苦叶捣烂外敷。

鲜三加皮 Xiān Sānjiāpí

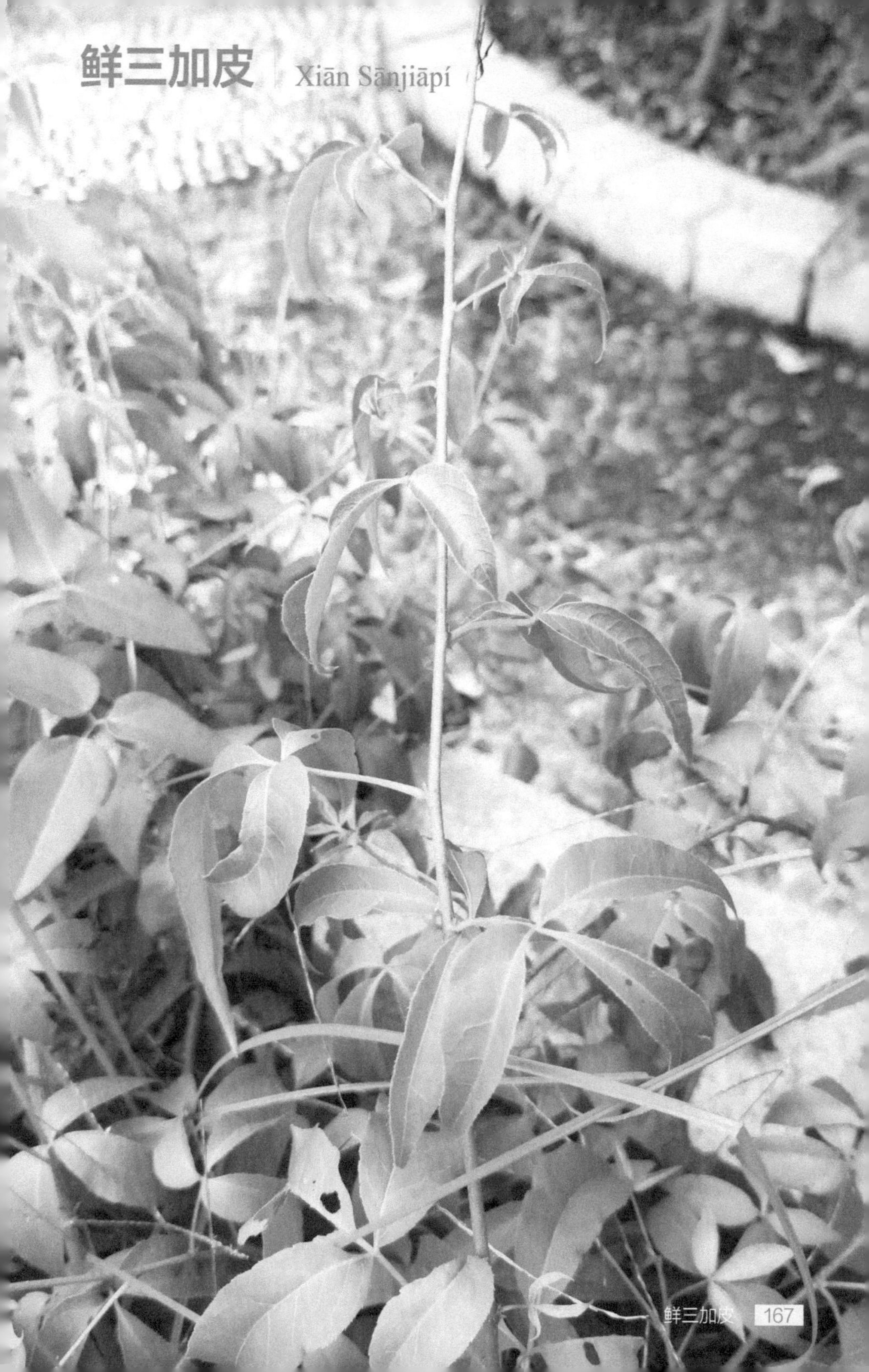

【来源】 为五加科植物白簕 *Acanthopanax trifoliatus*（L.）Merr. 的根或根皮。广西各地均有分布。全年可采，鲜用。

【别名】 土三加皮、白竻根、刺三甲、风党竻、苦粉竻、刺三加、苦刺头。

【性味】 苦、辛，凉。

【功效】 祛风除湿，消肿止痛，清热解毒。

【主治】 感冒高热，咳痰带血，风湿性关节炎，黄疸，尿路结石，跌打损伤，疖肿疮疡。

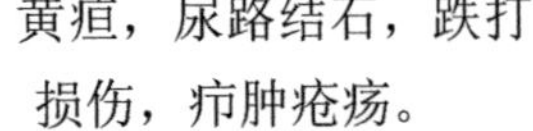

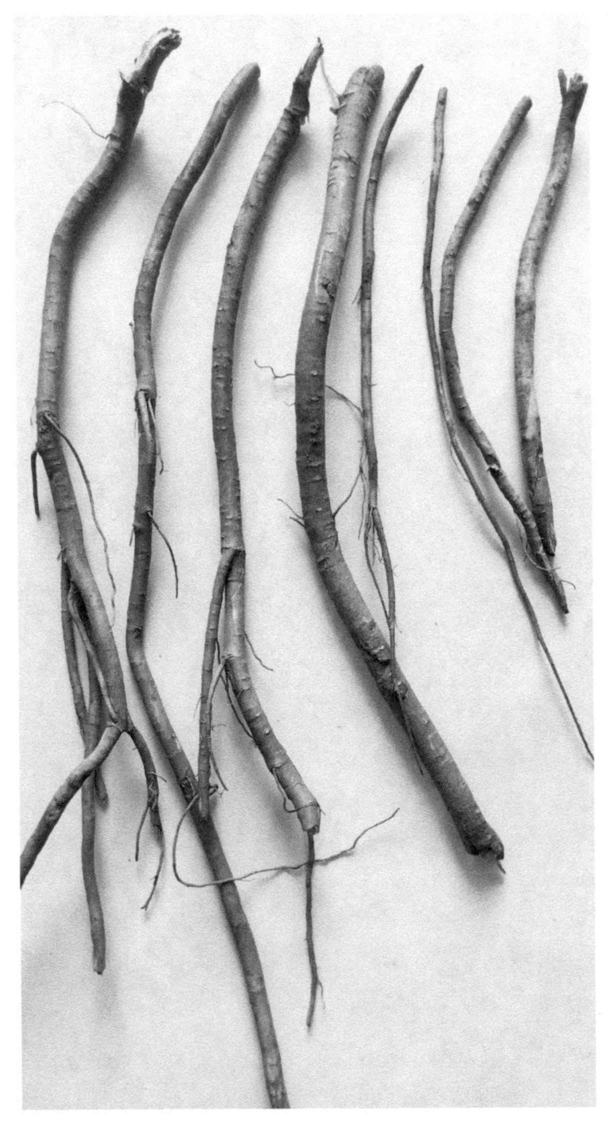

【用法用量】 内服：煎汤，30～60g。外用：适量，捣敷或煎汤洗。

【使用注意】 孕妇慎服。

【临证参考】

1. 治小儿麻痹症初期：鲜三加皮根 120g，薏苡仁、赤小豆各 60g。水煎服。

2. 治跌打损伤：鲜三加皮（根皮）、甜酒各适量。捣烂，敷患处。

3. 治骨折：鲜三加皮、栀子、生姜各等量。捣烂，骨折复位后，炒热，加米酒少量调匀，敷患处。

第四章

利水渗湿类鲜药

鲜石韦 | Xiān Shíwéi

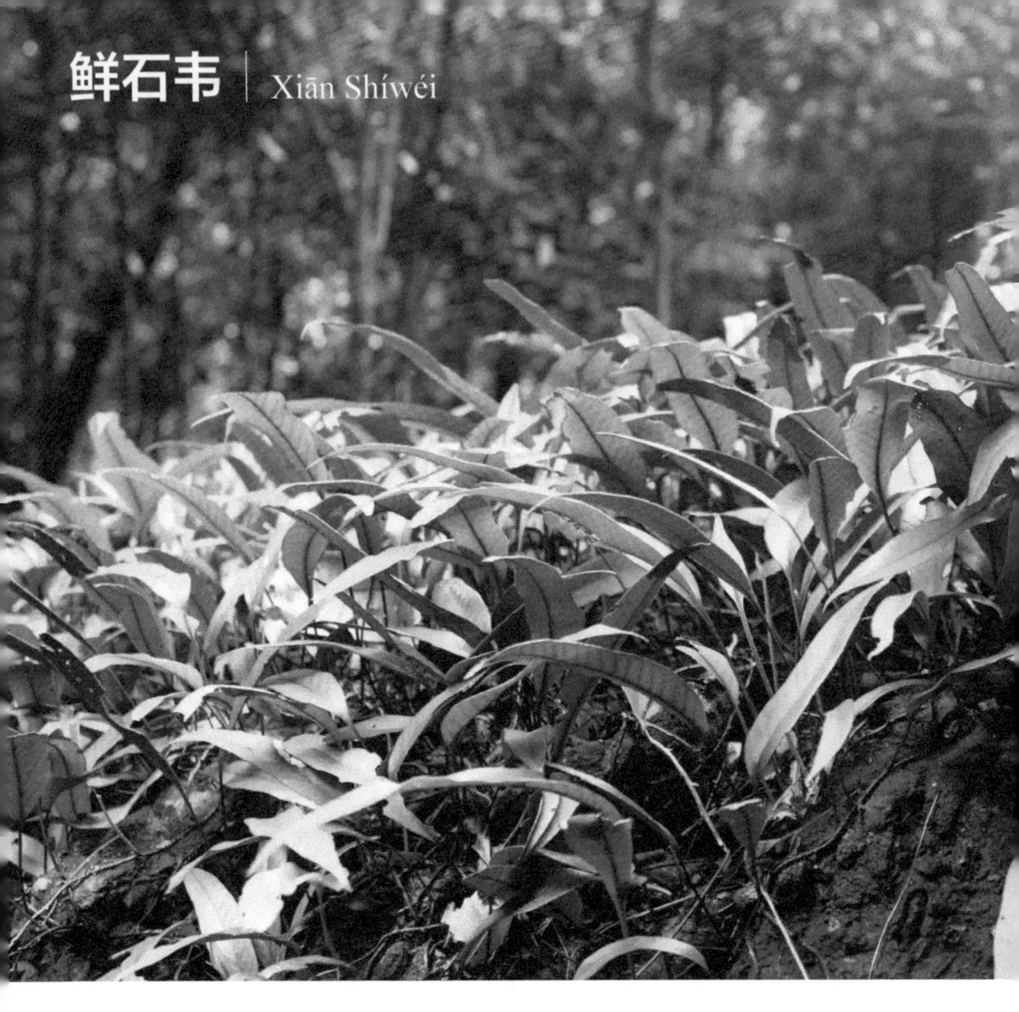

【来源】本品为水龙骨科植物庐山石韦 *Pyrrosia sheareri*（Bak.）Ching、石韦 *Pyrrosia lingua*（Thunb.）Farwell 或有柄石韦 *Pyrrosia petiolosa*（Christ）Ching 的叶。广西各地均有分布。夏秋季采，鲜用。

【别名】小石韦、飞刀剑、石皮、石剑、石兰、金茶匙。

【性味】甘、苦，微寒。

【功效】利尿通淋，清肺止咳，凉血止血。

【主治】热淋，血淋，石淋，小便不通，淋沥涩痛，肺热喘咳，吐血，衄血，尿血，崩漏。

【用法用量】内服：煎汤，30 ～ 60g。

【使用注意】阴虚及无湿热者忌服。

1.《本草从新》：无湿热者勿与。

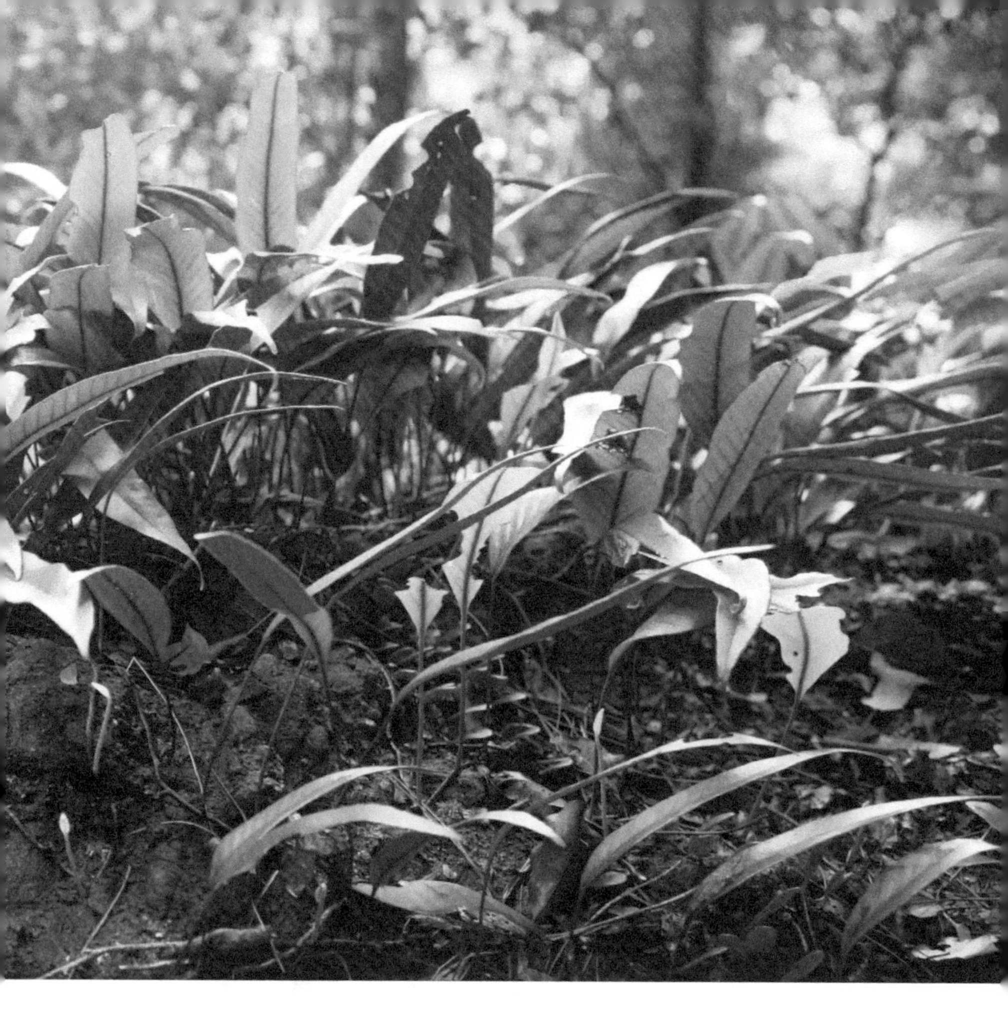

2.《得配本草》：真阴虚者禁用。

【临证参考】

1. 治慢性气管炎：鲜石韦全草每天 48g（第一疗程用全草，第二疗程去毛、叶柄及主脉），头煎加水 300mL，沸后再煎 20min；二煎加水 150mL，沸后煎 20min。混合 2 次煎液，以 8 层纱布过滤，分 2 次服。

2. 治尿路结石：石韦、车前草各 100g，生栀子 25g，甘草 15g。水煎两次，早、晚各服一次。

3. 治输尿管上段结石：通草、石韦、滑石、当归、炙甘草各 15g，白术、瞿麦、白芍、冬葵子、肉苁蓉各 20g，王不留行、金钱草、海金沙各 30g。每天 1 剂，早晚各服 200mL，共治疗 30 天。［新中医，2020，52（02）：47-49］

鲜叶下珠 Xiān Yèxiàzhū

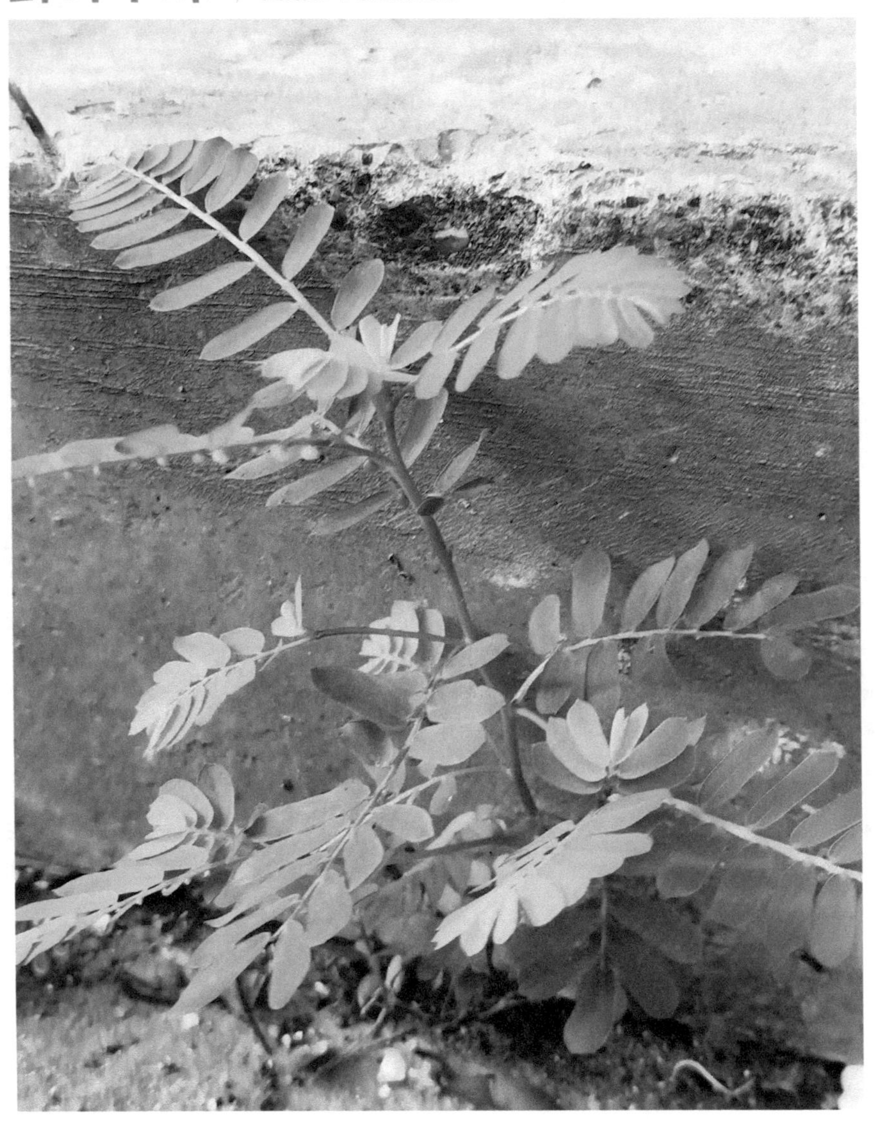

【来源】为大戟科植物叶下珠 *Phyllanthus urinaria* L. 的全草。主产于广西河池、灌阳、恭城、贺州、昭平、平南、陆川、博白等地。夏、秋季采全草，鲜用。

【别名】珍珠草、叶下珍珠、叶后珠、十字珍珠草、夜合草、夜合珍珠。

【性味】微苦、甘，凉。

【功效】清热利尿，明目消积。

【主治】内服治肾炎水肿，泌尿系感染，结石，肠炎，痢疾，小儿疳积，眼角膜炎，黄疸性肝炎；外用治青竹蛇咬伤。

【用法用量】内服：煎汤，25 ～ 30g。外用：适量，捣敷。

【临证参考】

1. 治红白痢疾：鲜叶下珠 30 ～ 60g。水煎，赤痢加白糖调服，白痢加红糖调服。

2. 治传染性肝炎：鲜叶下珠 30 ～ 60g。水煎服，一日一剂，连服一周。

3. 治痢疾、腹泻：取新鲜全草 60 ～ 90g，洗净加水 500mL，煎至 200mL，每天 1 剂，早晚分服。小儿酌减；治疗 36 例，治愈 23 例，显效 12 例，无效 1 例。有的服两次即愈。

4. 治小儿疳积、夜盲症：叶下珠 25 ～ 35g，鸡、猪肝酌量。水炖服。

5. 治慢性乙型肝炎肝纤维化：叶下珠 30g，黄芪 20g，莪术 15g，山慈菇 15g，半枝莲 15g。每日 1 剂，分两次冲服。一疗程为 4 周，治疗 24 周。[江西中医药大学学报，2018，30（05）：34-36]

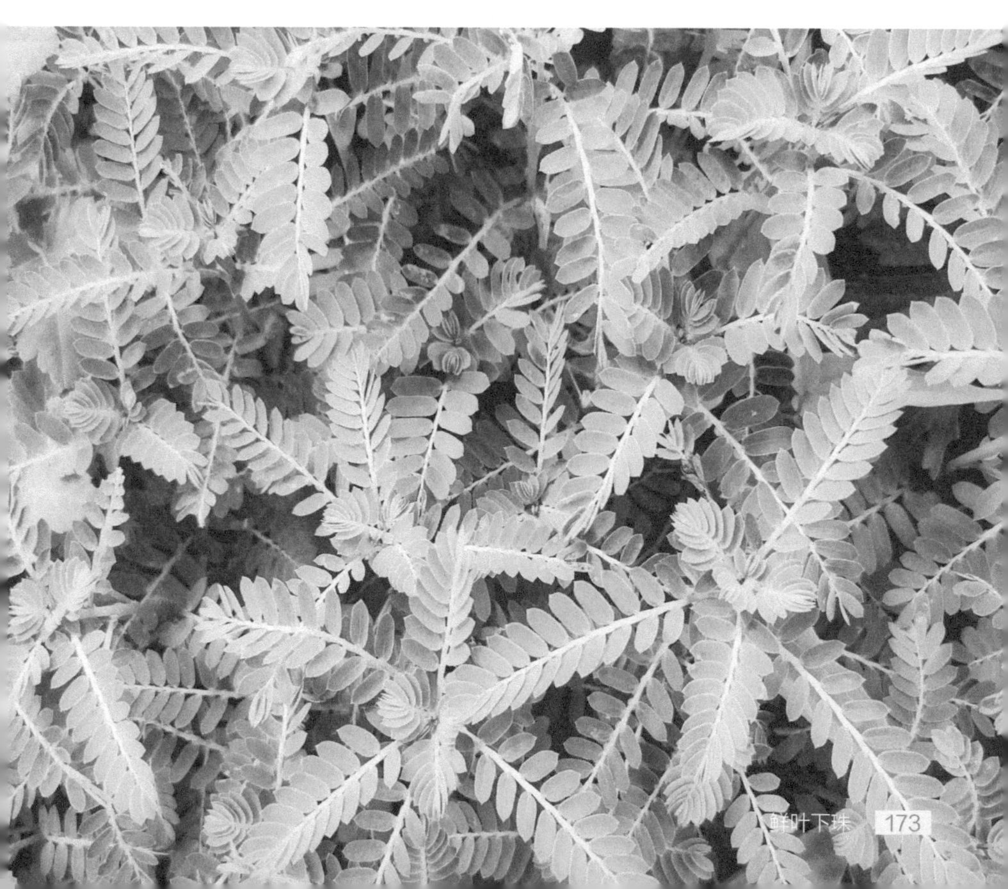

鲜白背叶 Xiān Báibèiyè

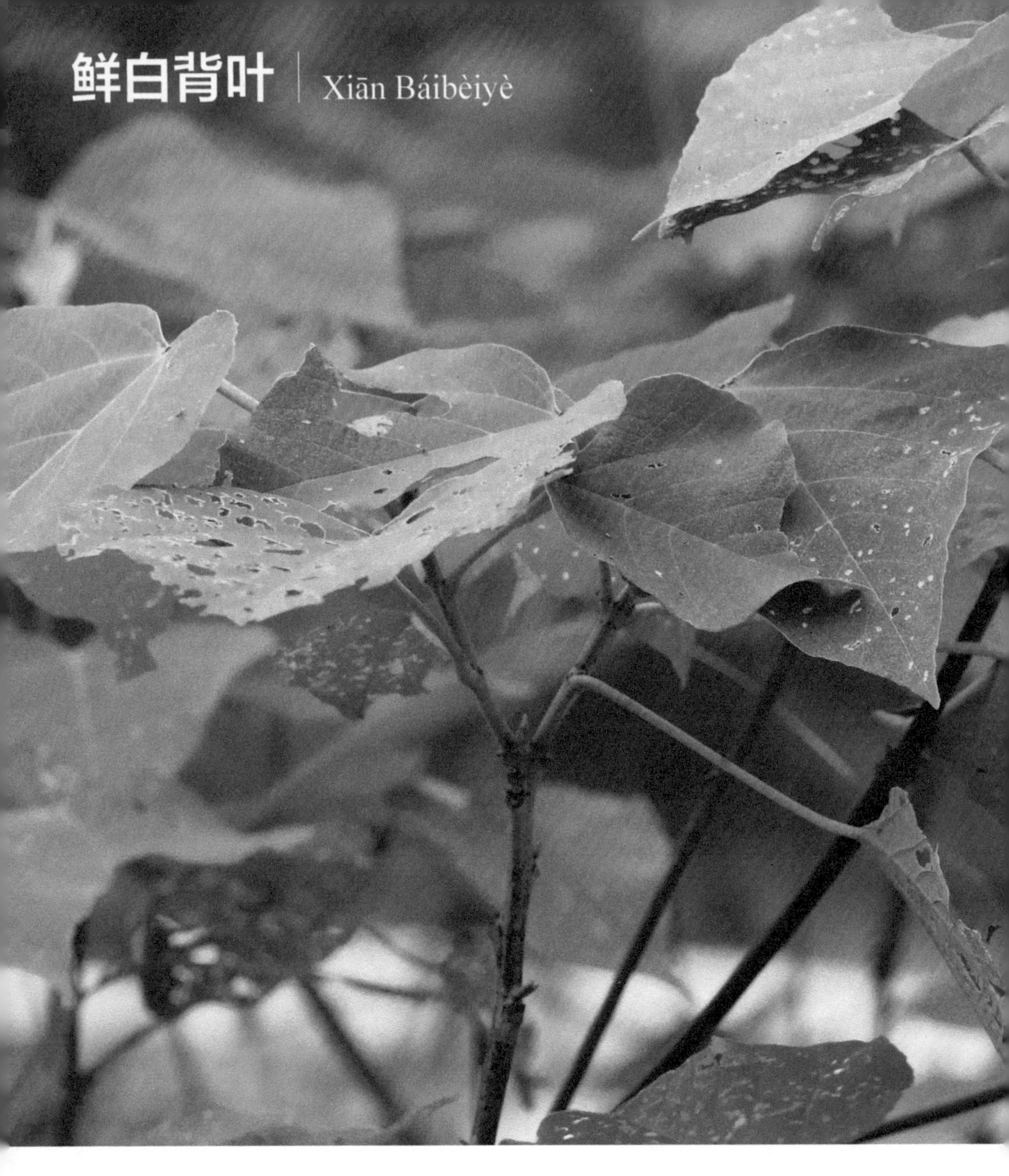

【来源】为大戟科植物白背叶 *Mallotus apelta*（Lour.）Muell. Arg. 的叶。广西各地均有分布。全年可采，鲜用。

【别名】野桐、叶下白、白背木、白背娘、白朴树、白帽顶。

【性味】微苦、涩，平。

【功效】清热，解毒，祛湿，止血。

【主治】内服治蜂窝织炎，化脓性中耳炎，鹅口疮，湿疹，跌打损伤；外用治中耳炎，疖肿，跌打损伤，外伤出血。

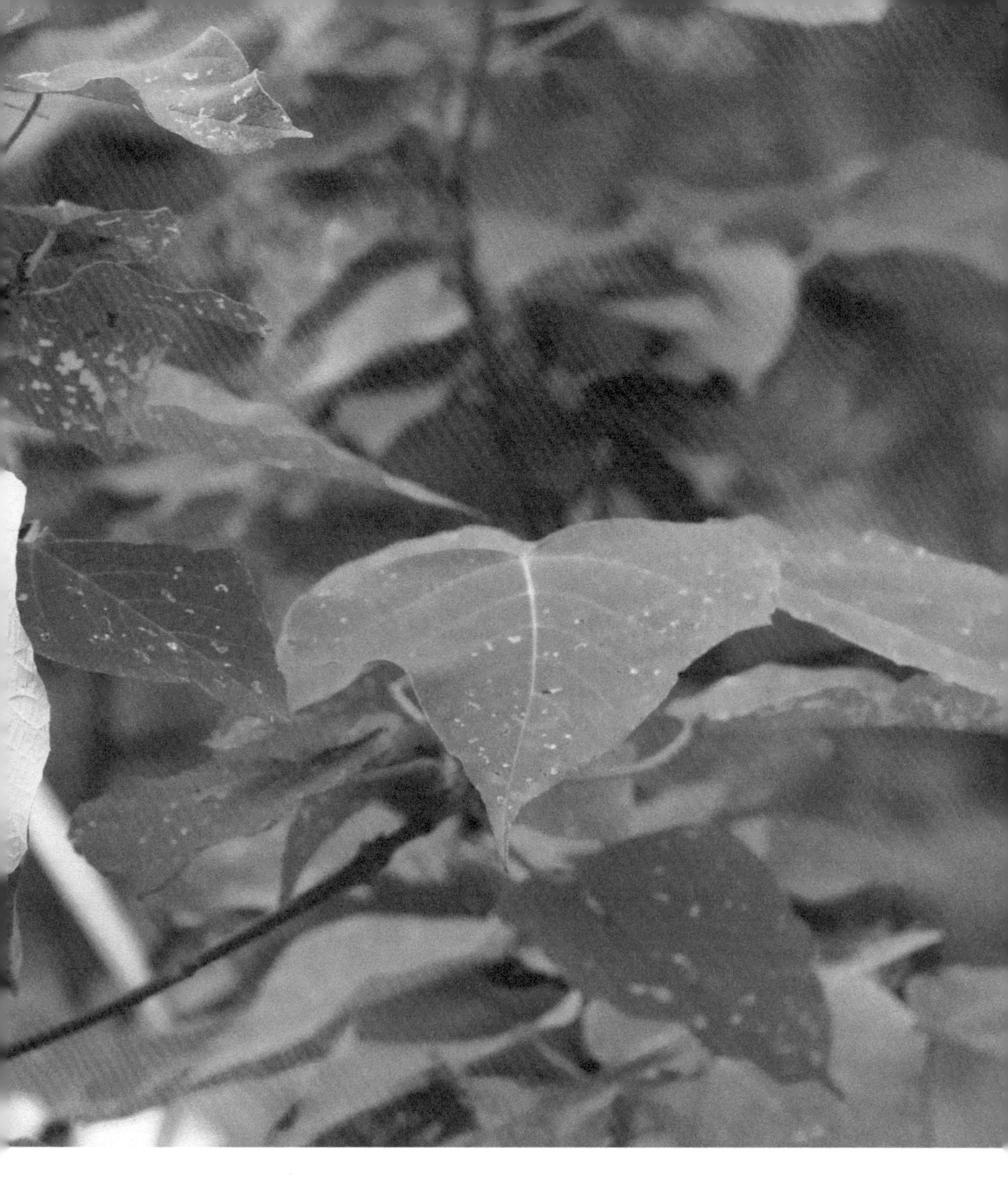

【用法用量】内服：煎汤，9～18g。外用：叶，适量，捣敷。

【临证参考】

1. 治溃疡：鲜白背叶捣烂，麻油或菜油调敷。
2. 治跌打扭伤：鲜白背叶适量，捣敷。
3. 治外伤出血：鲜白背叶适量，捣烂敷患处。
4. 治皮肤湿疹：鲜白背叶适量，水煎，洗患处。

鲜田基黄 | Xiān Tiánjīhuáng

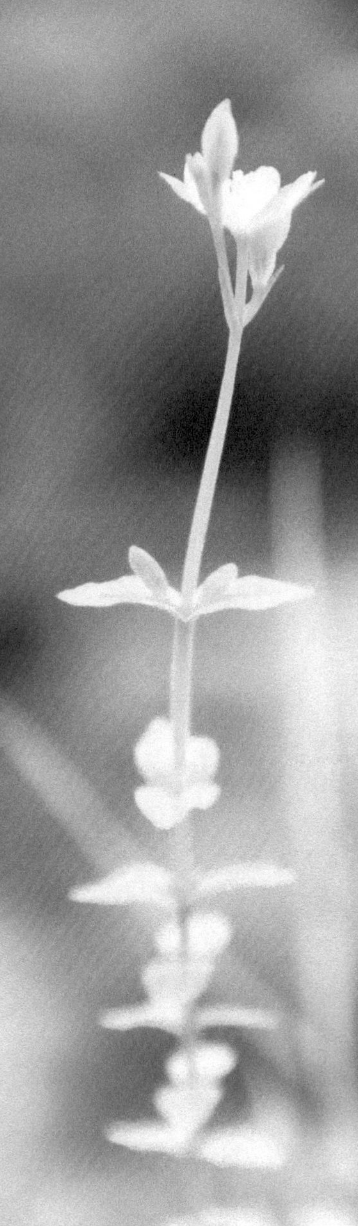

【来源】为藤黄科植物地耳草 *Hypericum japonicum* Thunb. ex Murray 的全草。广西各地均有分布。春、夏季开花时采收全草，鲜用。

【别名】地耳草、斑鸠窝、雀舌草、蛇查口、土防风等。

【性味】甘、苦，凉。

【功效】清热利湿，解毒，散瘀消肿。

【主治】湿热黄疸，泄泻，痢疾，肠痈，痈疖肿毒，乳蛾，口疮，目赤肿痛，毒蛇咬伤，跌打损伤。

【用法用量】内服：煎汤，30～60g，大剂量可用至90～120g；或捣汁。外用：适量，捣敷，或煎水洗。

【临证参考】

1. 治喉蛾：鲜田基黄（地耳草）35～100g，捣烂，同凉开水擂出汁服。

2. 治疹后牙疳：地耳草25～30g，捣取汁，和人乳搽患处。

3. 治跌打损伤：地耳草25～40g，酌加黄酒或酒、水各半，炖1h，温服，日二次。

4. 治湿疹：地耳草适量，煎水洗。

5. 治肝炎：鲜地耳草、凤尾草各30g，红枣6枚。水煎服，每日2次。

6. 治肠炎：鲜地耳草45g，鲜凤尾草30g。水、酒各半煎服。

7. 治急性肾炎：鲜地耳草60g，红枣10枚，水煎服；或地耳草3～9g，研末，炒鸡蛋服。

8. 治口腔炎：鲜地耳草30g，捣烂取汁，以纱布浸汁洗涤口腔，每日1～2次。成人可含漱。

9. 治慢性乙型肝炎：平地木30g、六月雪30g、鸡骨草30g、地耳草30g、大丹参30g、炙鳖甲15g、太子参30、生白术30g、云茯苓30g、杭白芍15g、白茅根30g、大枣9g、贯仲9g、狼巴草30g，1剂/天，分2次煎服，3个月为1个疗程。[内蒙古中医药，2014，33（35）：55-56]

鲜红背山麻杆 Xiān Hóngbèishānmágǎn

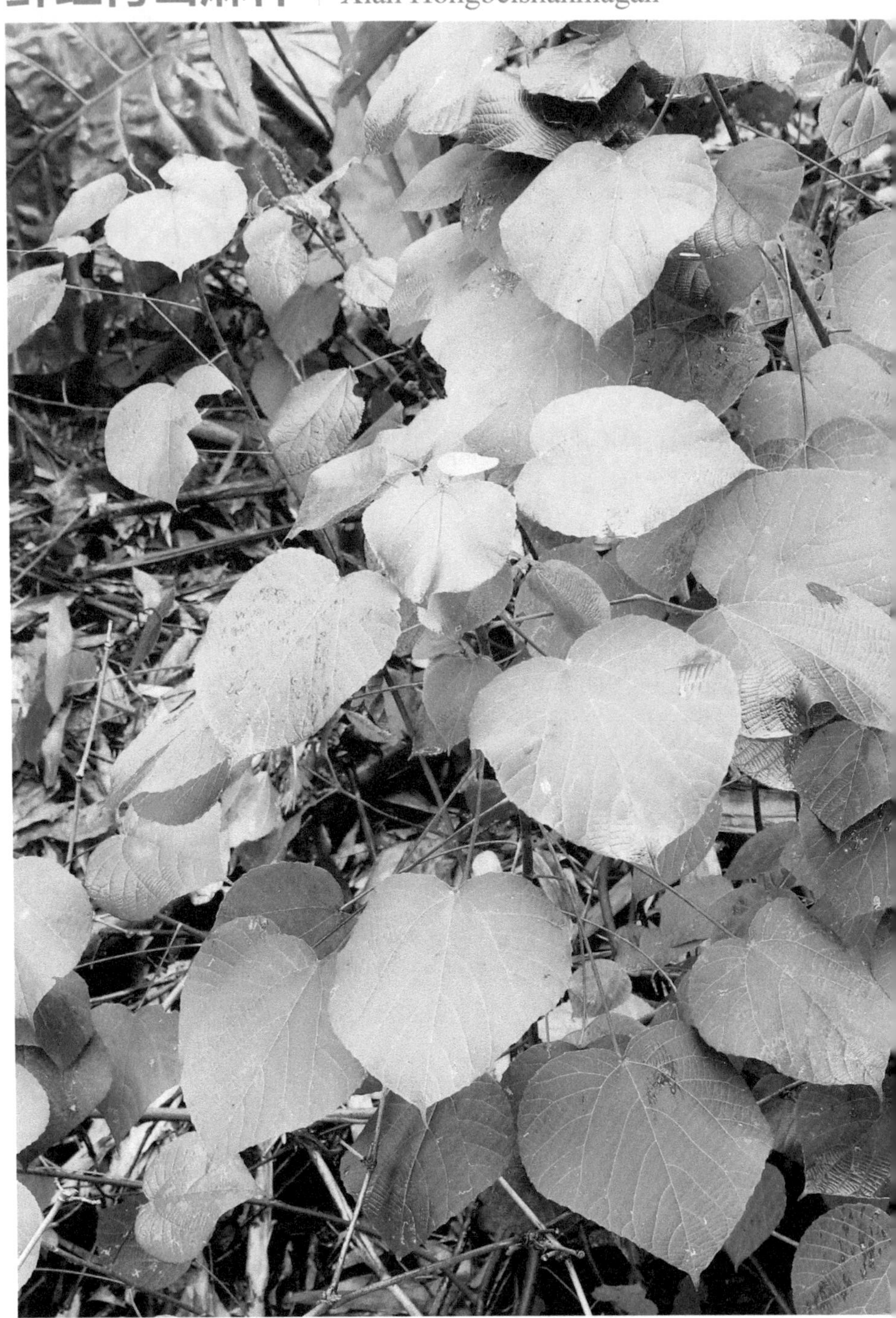

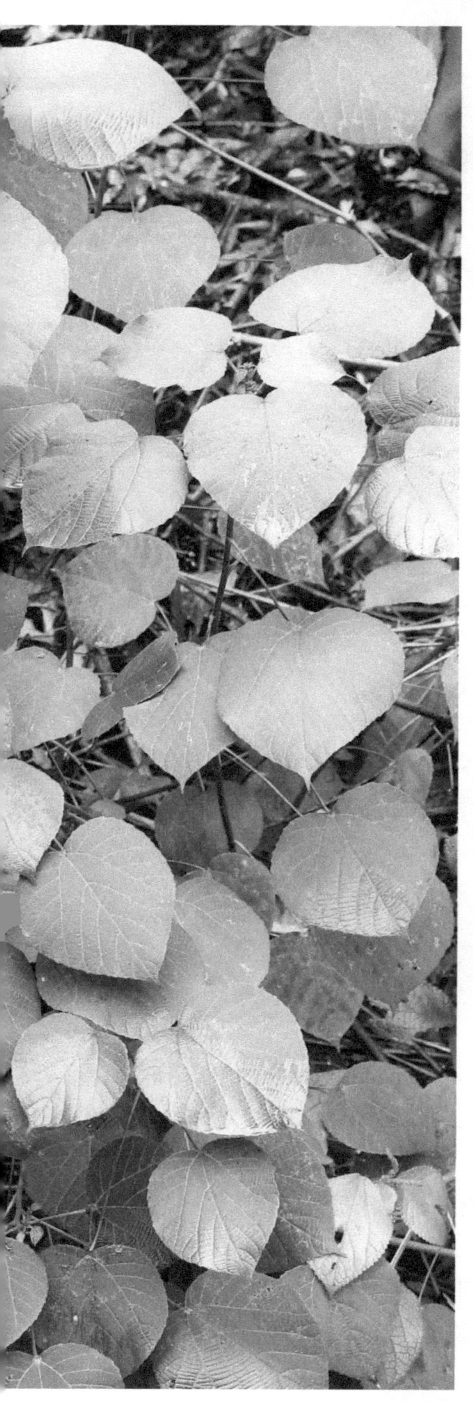

【来源】为大戟科植物红背山麻杆 *Alchornea trewioides*（Benth.）Muell. Arg. 的根和叶。主产于广西梧州、桂平、防城、邕宁、宾阳、武鸣、平果、凌云、东兰等地。全年可采。鲜用。

【别名】红帽顶树、红背娘。

【性味】甘，凉。

【功效】清热利湿，散瘀止血。

【主治】痢疾，小便不利，血尿，尿路结石，红崩，带下病，腰腿痛，跌打肿痛，外伤出血，荨麻疹，湿疹。

【用法用量】内服：煎汤，根 25 ～ 30g，叶 15 ～ 25g。外用：适量，捣敷或煎水洗。

【临证参考】

1. 治慢性气管炎：用鲜红背山麻杆叶根 300g，炒后水煎两次（每次煎约 3h），药液混合浓缩成 30mL，每服 15mL，每日两次，10 天为一个疗程。治疗 115 例，服药一个疗程后近期控制 27 例，显效 41 例，好转 25 例，总有效率为 80.9%。

2. 治外伤出血：鲜红背山麻杆叶适量，捣烂敷患处。

3. 治龋齿痛：鲜红背山麻杆叶适量，酌加食盐，捣烂，塞龋洞内。

鲜磨盘草 Xiān Mópáncǎo

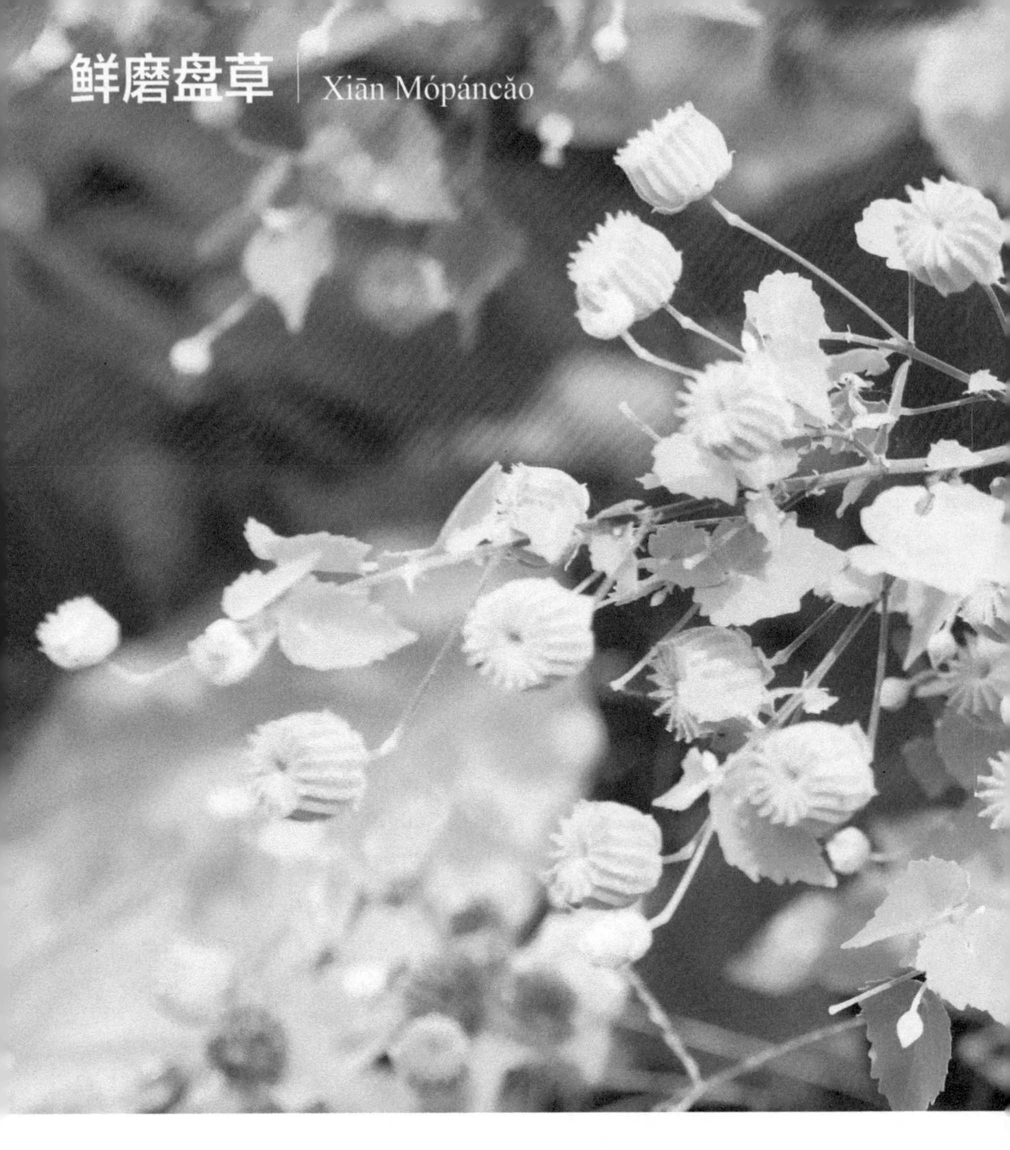

【来源】为锦葵科植物磨盘草 *Abutilon indicum*（L.）Sweet 的全草和根。主产于广西东兰、凌云、龙州、隆安、上林、桂平、博白、岑溪等地。夏、秋采收，鲜用。

【别名】耳响草、白麻、土砻盾、石磨仔、磨仔草、磨档草。

【性味】甘、淡，平。

【功效】疏风清热，益气通窍，祛痰利尿。

【主治】感冒，久热不退，流行性腮腺炎，耳鸣，耳聋，小便不利，肺结核。

【用法用量】内服：煎汤，10～20g，或炖肉。外用：适量，捣敷。

【使用注意】孕妇慎用。

【临证参考】

1. 治乳腺炎：鲜磨盘草 50g，捣烂外敷。

2. 治中耳炎：鲜磨盘草适量，绞汁滴耳。

3. 治婴儿湿疹：艾叶、磨盘草 80～200g 等量，煎水浸浴，每次浸浴 10min 左右，每天 1 次，3 天为 1 个疗程。[广西中医药，2011，34（05）：31-32]

鲜天胡荽 Xiān Tiānhúsuī

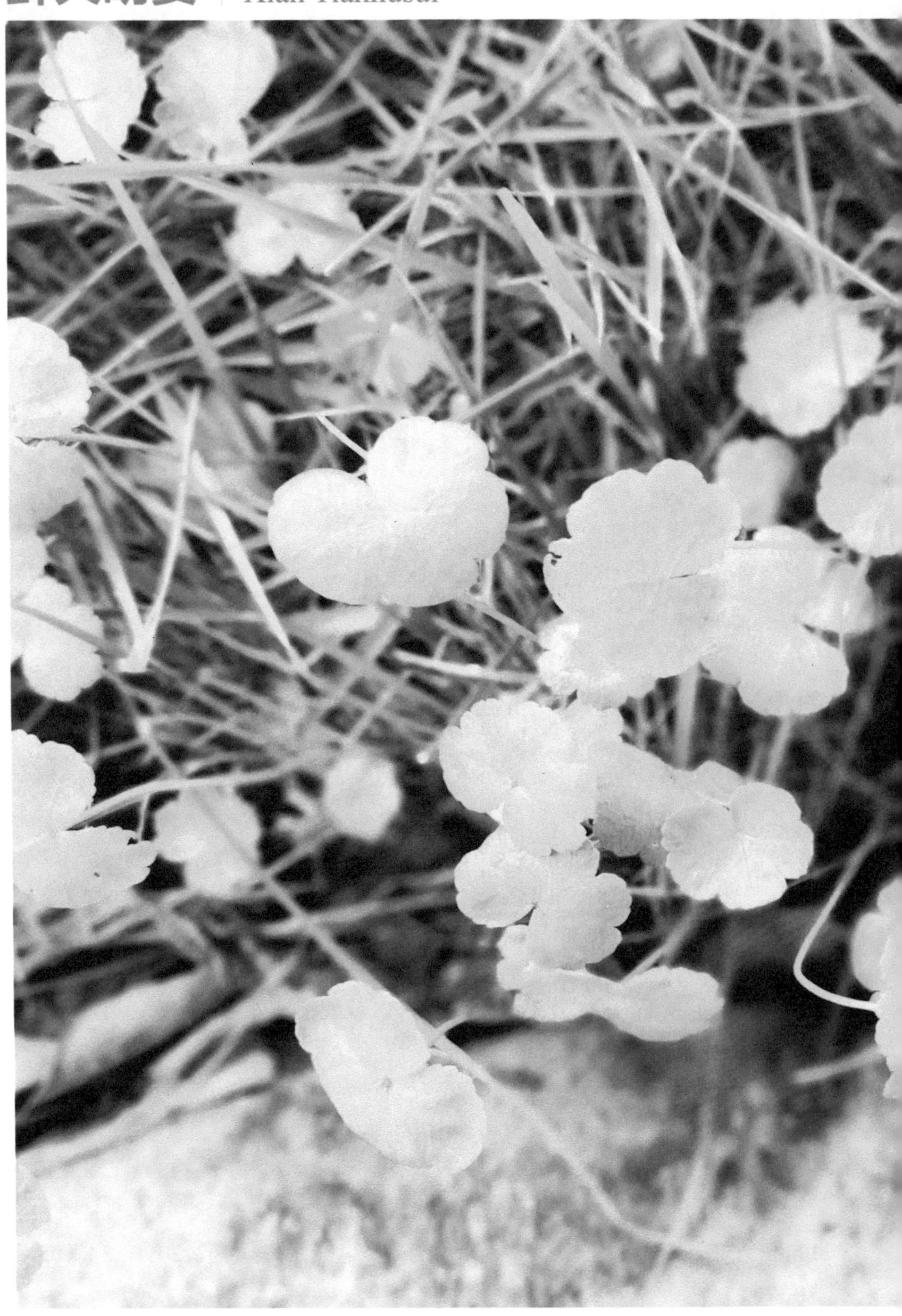

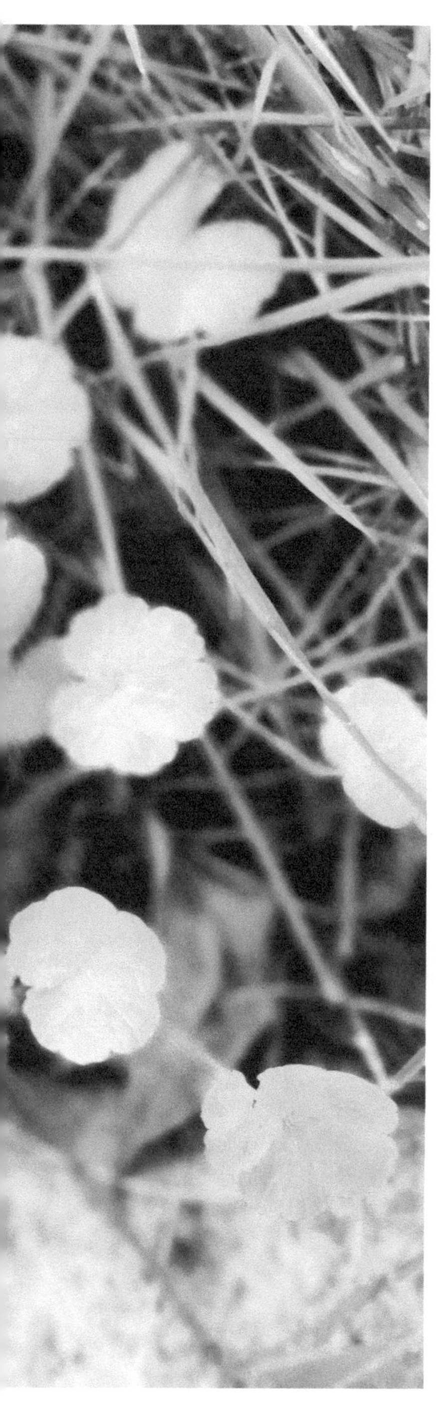

【来源】为伞形科植物天胡荽 *Hydrocotyle sibthorpioides* Lam. 的全草。广西各地均有分布。夏秋间采收，鲜用。

【别名】鸡肠菜、破钱草、千里光、千光草、滴滴金、翳草、铺地锦、肺风草、破铜钱、满天星。

【性味】辛、微苦，凉。

【功效】清热利湿，解毒消肿。

【主治】黄疸，痢疾，水肿，淋证，目翳，喉肿，痈肿疮毒，带状疱疹，跌打损伤。

【用法用量】内服：煎汤，30～60g；或捣汁。外用：适量，捣烂敷；或捣取汁涂。

【临证参考】

1. 治肝炎发黄：鲜天胡荽15～24g，茵陈15g。煎水服，日服三次。

2. 治急性黄疸性肝炎：鲜天胡荽30～60g，白糖30g，酒水各半煎服，每日一剂。

3. 治阳黄黄疸及小儿风热：天胡荽捣烂，加盐少许，开水冲服。

4. 治小儿夏季热：鲜天胡荽适量，捣汁半小碗，每服3～5匙，每日服五六次。

5. 治痢疾：天胡荽，蛇疙瘩，刺梨根，石榴皮。煎服。

6. 治风火眼痛：天胡荽、墨旱莲各等份。捣烂敷。

7. 治跌打瘀肿：天胡荽捣烂，酒炒热，敷患处。

鲜杠板归 | Xiān Gàngbǎnguī

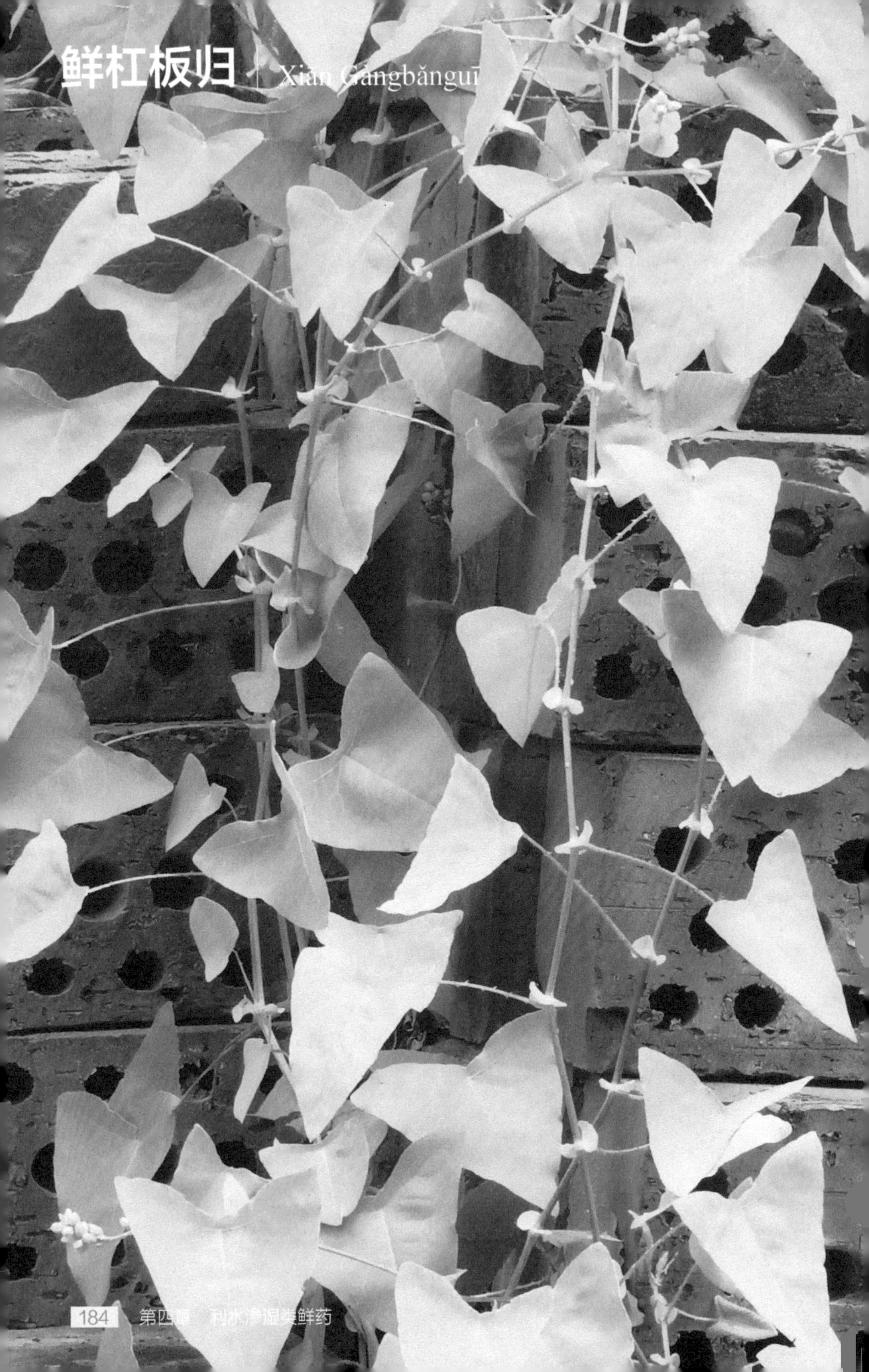

【来源】为蓼科植物杠板归 *Polygonum perfoliatum* L. 的全草。主产于广西隆安、马山、天峨、昭平、贺州、北流、博白等地。夏季开花时采割，鲜用。

【别名】犁头刺藤、老虎利、雷公藤、霹雳木、方胜板。

【性味】酸，微寒。

【功效】利水消肿，清热解毒，止咳。

【主治】水肿，黄疸，泄泻，疟疾，痢疾，百日咳，淋浊，丹毒，瘰疬，湿疹，疥癣。

【用法用量】内服：煎汤，30 ～ 60g。外用：适量，捣敷或煎水熏洗。

【使用注意】体质虚弱者慎服。

【临证参考】

1. 治乳痈痛结：鲜杠板归叶洗净杵烂，敷贴于委中穴；或与叶下红共捣烂，敷脚底涌泉穴，右痛敷左，左痛敷右。

2. 治痈肿：鲜杠板归全草 100 ～ 300g。水煎，调黄酒服。

3. 治下肢关节肿痛：鲜杠板归全草 200 ～ 300g。水煎服。

4. 治缠腰火丹（带状疱疹）：鲜杠板归叶，捣烂绞汁，调雄黄末适量，涂患处，一日数次。

5. 治慢性湿疹：鲜杠板归 400g。水煎外洗，每日一次。

6. 治蛇咬伤：杠板归叶，不拘多少，捣汁，酒调随量服之，用渣搽伤处。（《万病回春》）

7. 治大面积湿疹：鲜杠板归 500g 煎汤外洗，每日早晚各 1 次，1 周为 1 个疗程。[浙江中医杂志，2000（07）：39]

鲜鸡骨草 Xiān Jīgǔcǎo

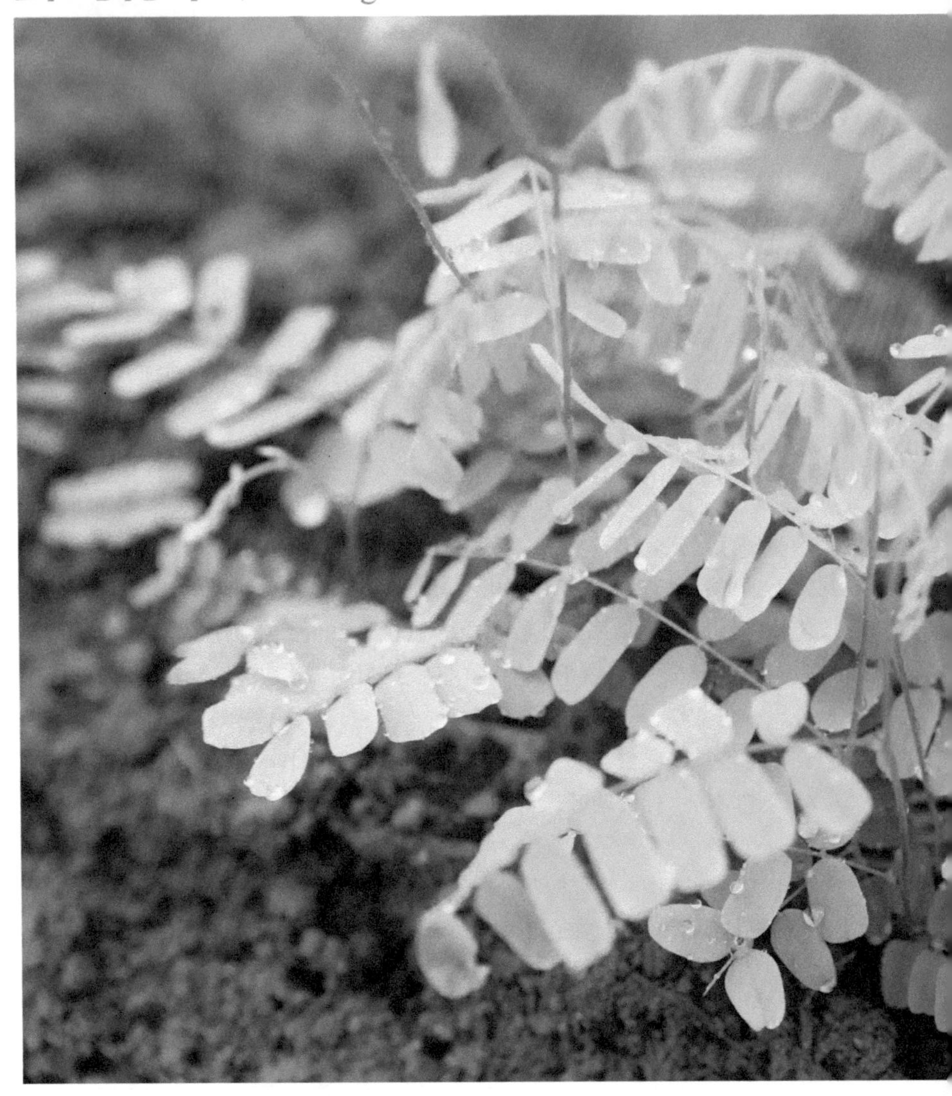

【来源】为豆科植物广州相思子 *Abrus cantoniensis* Hance 的全株。主产于广西南宁、武鸣、钟山等地。全年可采，鲜用。

【别名】红母鸡草、石门坎、黄食草、细叶龙鳞草、大黄草。

【性味】甘、微苦，凉。

【功效】利湿退黄，清热解毒，疏肝止痛。

【主治】湿热黄疸，胁肋不舒，胃脘胀痛，乳痈肿痛。

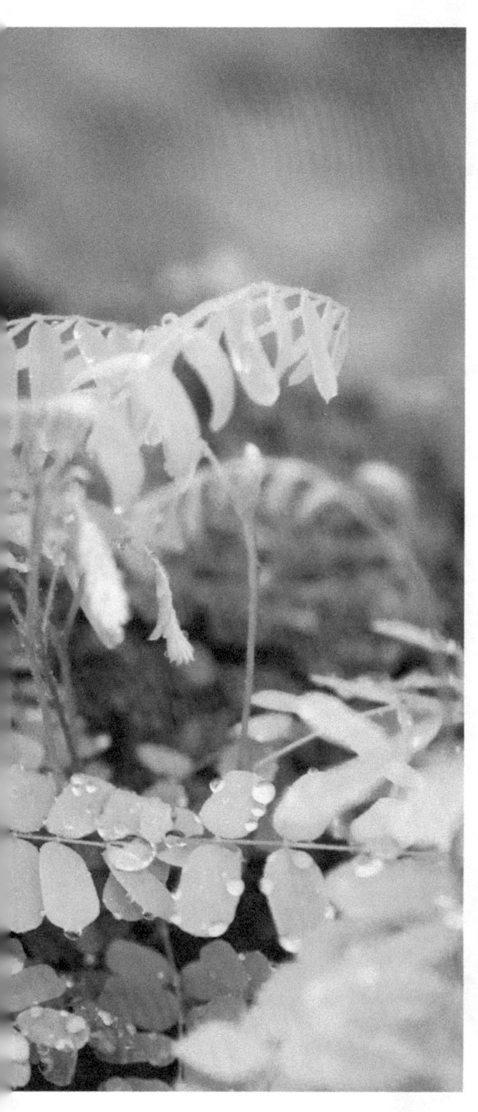

【用法用量】内服：煎汤，30 ～ 60g。外用：适量，捣敷。

【使用注意】虚寒体弱者慎用。

【临证参考】

1. 治黄疸：鸡骨草 200g，红枣七八枚。煎服。(《岭南草药志》)

2. 治瘰疬：鸡骨草六斤，豨莶草四斤。研末，蜜为丸，每丸重一钱。日服三次，每次二丸，连服 2 ～ 4 周。

3. 治胆总管结石术后黄疸：鸡骨草 20g，田基黄 20g，溪黄草 20g，茵陈 20g，金钱草 20g，炒麦芽 20g，炒谷芽 20g，海螵蛸 20g，白小娘 15g，葫芦茶 15g，五爪桃 15g，车前子 10g，鸡内金 10g，陈皮 8g。水煎服，早晚各 1 次，4 周为一个疗程，合计治疗 1 个疗程。[中医临床研究，2020，12（07）：50-52]

鲜肾蕨 Xiān Shènjué

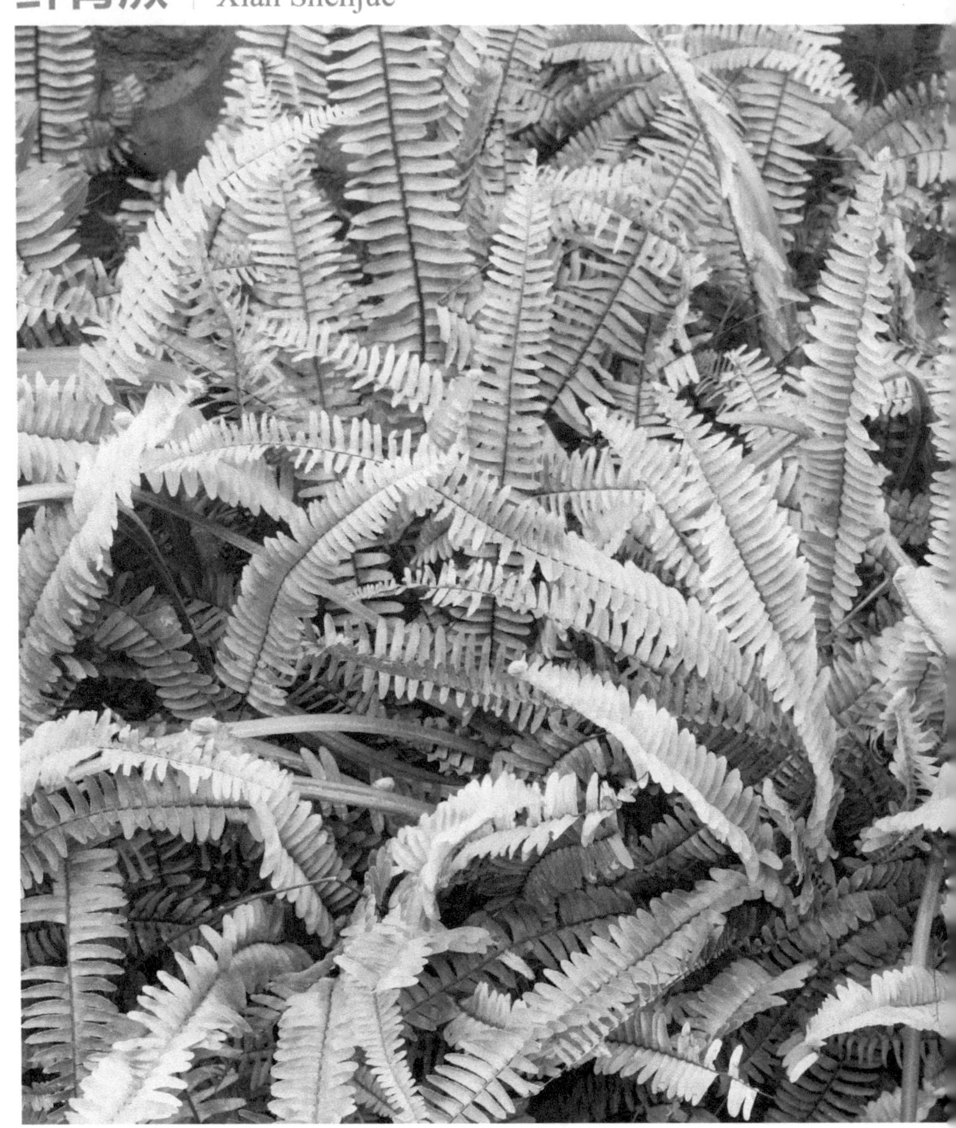

【来源】为骨碎补科植物肾蕨 *Nephrolepis cordifolia*（L.）C. Presl 的全草或块茎。主产于广西龙州、武鸣、上林、平南、金秀、阳朔、钟山、贺州等地。全年可采，鲜用。

【别名】圆羊齿、蜈蚣草、篦子草、石黄皮、天鹅抱蛋、石蛋果等。

【性味】甘、淡，凉。

【功效】清热利湿，宁肺止咳，软坚消积。

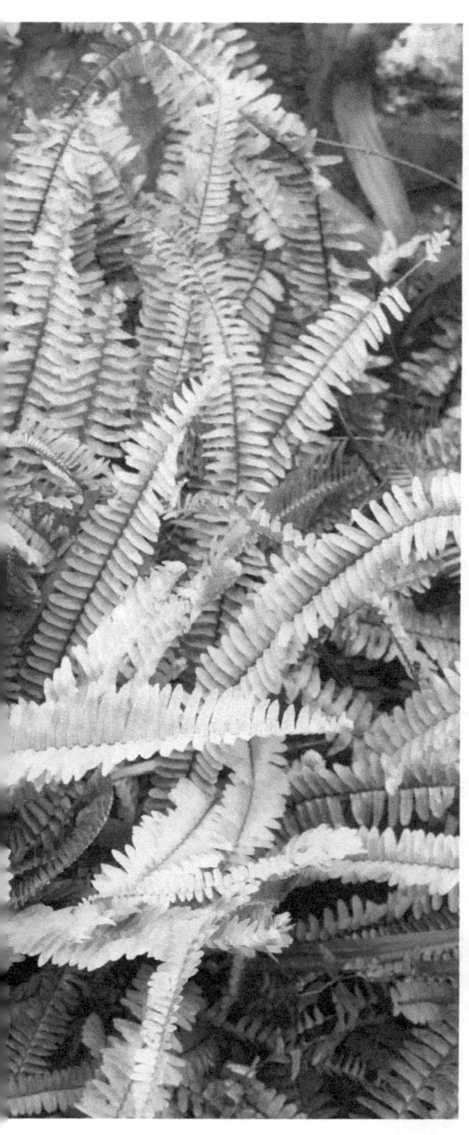

【主治】黄疸，淋浊，小便涩痛，痢疾，疝气，乳痈，瘰疬，烫伤，刀伤。

【用法用量】内服：煎汤，30 ～ 60g。外用：适量，捣敷。

【临证参考】

1. 治刀伤：肾蕨嫩叶捣敷。

2. 治乳房肿痛：肾蕨嫩茎叶，捣烂敷。

3. 治久痢：鲜肾蕨（圆羊齿）叶 90g。捣烂，加米泔水调匀绞汁服。

4. 治烫伤：鲜肾蕨 15g，洗净，捣烂如泥，外敷患处，每日换药一次。

5. 治瘰疬：鲜肾蕨适量，捣烂外敷。

鲜萹蓄 Xiān Biānxù

【来源】为蓼科植物萹蓄 *Polygonum aviculare* L. 的地上部分。主产于广西隆林、南丹、全州等地。夏季茎叶生长茂盛时采收，鲜用。

【别名】扁蓄、大萹蓄、鸟蓼、扁竹、竹节草、猪牙草、道生草。

【性味】苦，微寒。

【功效】利尿通淋，杀虫，止痒。

【主治】热淋涩痛，小便短赤，虫积腹痛，皮肤湿疹，阴痒带下。

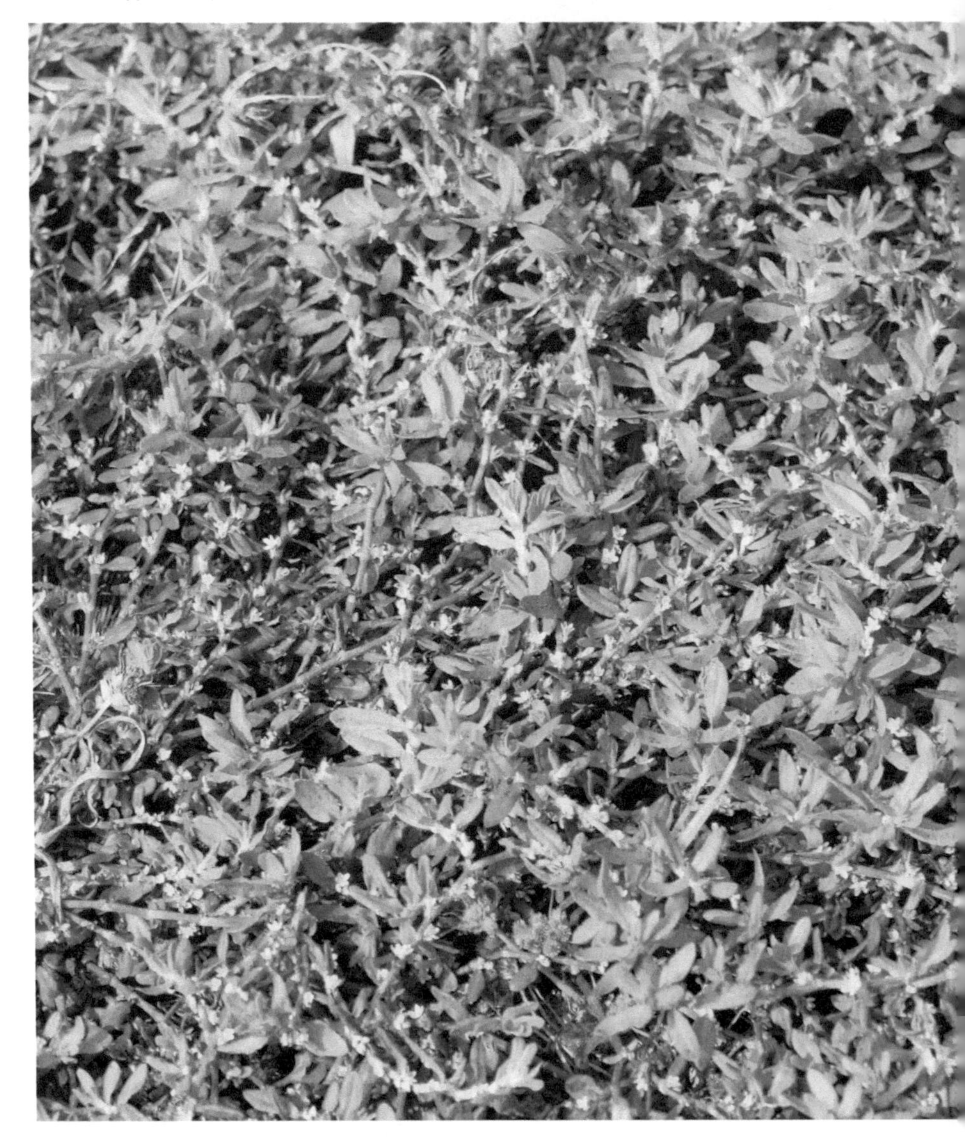

【用法用量】内服：煎汤，30 ～ 60g，或捣汁饮。外用：适量，煎水洗，或捣敷，或捣汁搽。

【使用注意】多服泄精气。

【临证参考】

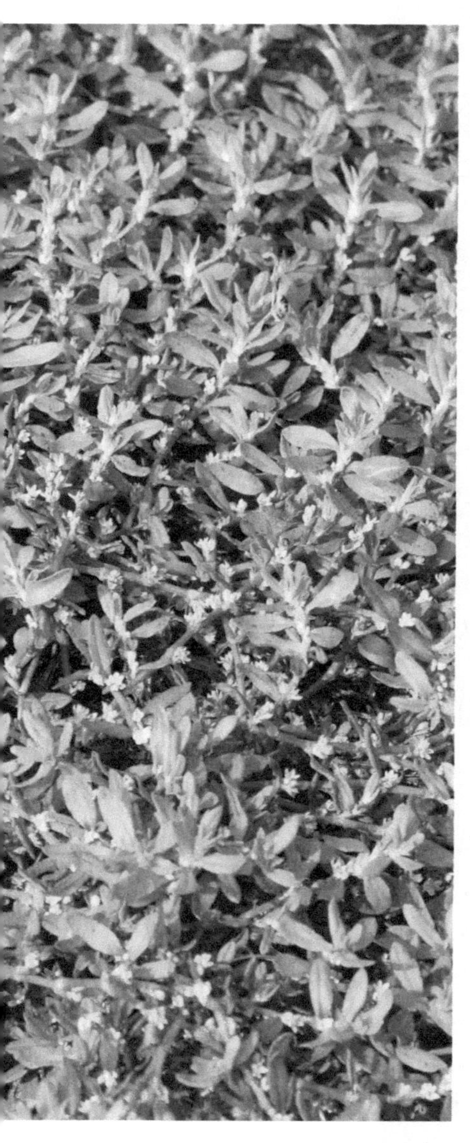

1. 治小儿蛲虫致下部痒：萹蓄叶一握。切，以水一升，煎取五合，去滓，空腹饮之，虫即下，用其汁煮粥亦佳。（《食医心镜》）

2. 治肛门湿痒或痔疮初起：萹蓄 200 ～ 300g。煎汤，趁热先熏后洗。

3. 治尿道炎、膀胱炎：鲜萹蓄 60g，鲜车前草 30g。捣烂绞汁。分 2 次服。

4. 治乳糜尿：鲜萹蓄 30 ～ 60g，加鸡蛋 1 ～ 2 枚，生姜适量。水煎，食蛋服汤。

5. 治黄疸：鲜萹蓄 30 ～ 60g，黄蚬 250g。水煎，当茶饮。

6. 治带下病：鲜萹蓄 90g，细叶艾根 45g，粳米 90g，白糖 30g。先将粳米煮取米汤，再入各药，煎汁，去渣，加白糖。空腹服，每日 1 剂。

7. 治 2 型糖尿病合并泌尿道感染：萹蓄 50g 煎水服用，要求频频代茶饮，连续服用 5 天。［中医临床研究，2019，11（30）：130-132］

鲜积雪草 Xiān Jīxuěcǎo

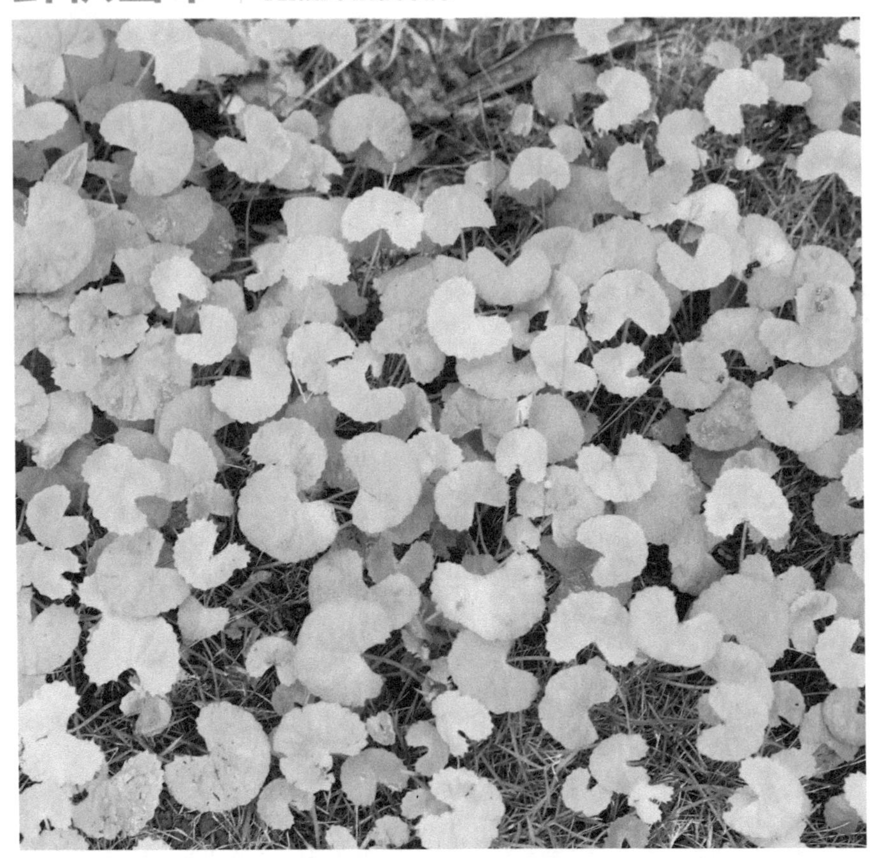

【来源】为伞形科植物积雪草 *Centella asiatica*（L.）Urb. 的全草。广西各地均有分布。夏、秋季采收，鲜用。

【别名】崩大碗、马蹄草、雷公根、蚶壳草、铜钱草、落得打。

【性味】苦、辛，寒。

【功效】清热利湿，解毒消肿。

【主治】湿热黄疸，中暑腹泻，石淋血淋，痈肿疮毒，跌扑损伤。

【用法用量】内服：煎汤，15～30g，或捣汁。外用：适量，捣敷或绞汁涂。

【使用注意】脾胃虚寒者不宜。

【临证参考】

1. 治中暑腹泻：积雪草鲜叶搓成小团，嚼细开水吞服一二团。

2. 治小便不通：鲜积雪草 100g，捣烂贴脐，小便通即去药。

3. 治痢疾：鲜积雪草全草60g，或加凤尾草、紫花地丁鲜全草各30g。水煎，调适量冰糖和蜜服。

4. 治黄疸型传染性肝炎：鲜积雪草全草15～30g；或加茵陈15g，栀子6g，白糖15g。水煎服。

5. 治咯血、吐血、鼻出血：鲜积雪草全草60～90g。水煎或捣汁服。

6. 治疔疮：鲜积雪草100～200g。水煎服。

7. 治跌打肿痛：鲜积雪草捣烂绞汁100g，调酒，炖温服；渣敷患处。

8. 治缠腰火丹：鲜积雪草，洗净，捣烂绞汁，同适量的生糯米粉调成稀糊状，搽患处。

9. 治目赤肿痛：鲜积雪草捣烂敷寸口处，或捣烂绞汁点患眼，一日三四次。

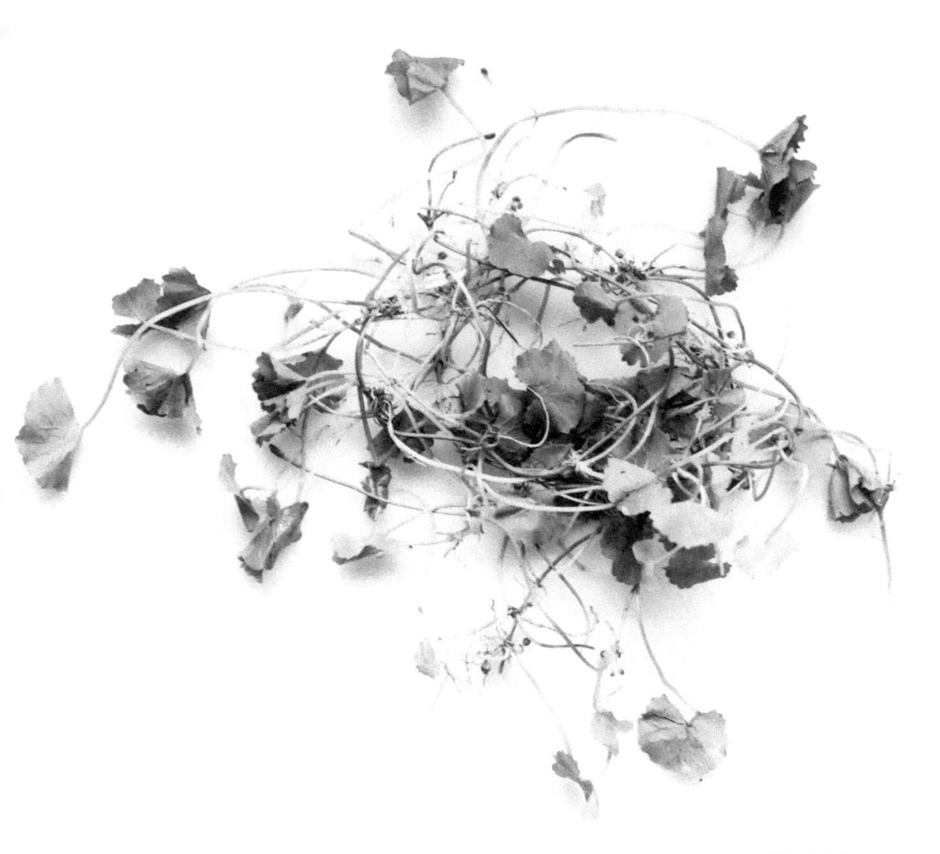

鲜大叶金花草 | Xiān Dàyèjīnhuācǎo

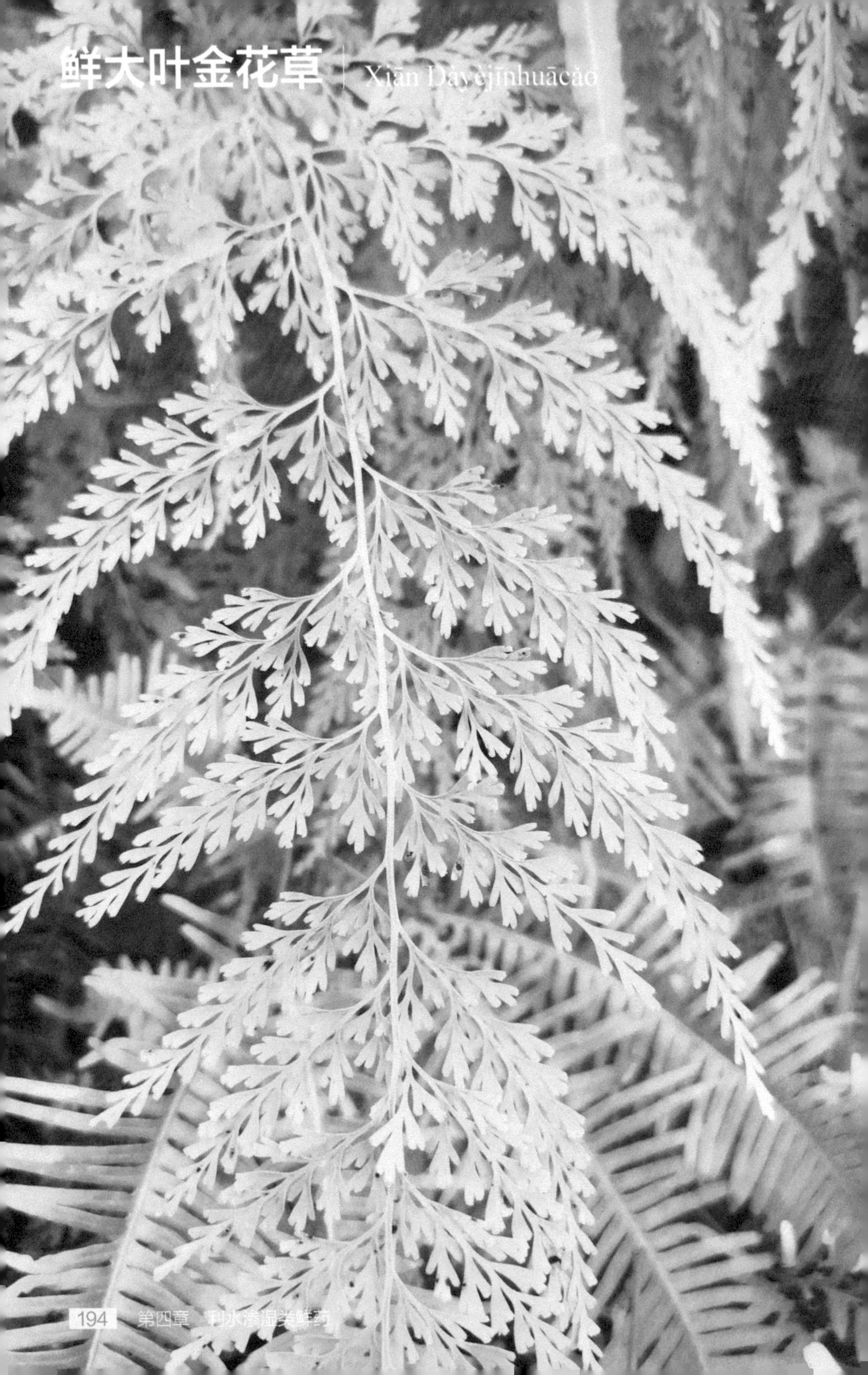

【来源】为鳞始蕨科植物乌蕨 *Sphenomeris chinensis*（L.）Maxon 的全草或根状茎。广西各地均有分布。秋季挖取带根茎的全草，鲜用。

【别名】野黄连、水黄连、牙齿芒、擎天蕨、雪仙草、扫雪花等。

【性味】微苦，寒。

【功效】清热解毒，利湿止血。

【主治】风热感冒，中暑发痧，泄泻，痢疾，白浊，带下病，咳嗽，吐血，便血，尿血，牙疳，痈肿。

【用法用量】内服：煎汤，30 ～ 60g，或绞汁。外用：适量，捣敷或煎汤洗。

【临证参考】

1. 治痢疾：鲜大叶金花草、鲜水蜈蚣全草各 30g。水煎服。

2. 治中暑发痧：鲜大叶金花草 120g。捣烂绞汁服。

3. 治急性支气管炎：鲜大叶金花草叶 60g。水煎服。

4. 治汤火伤（疾病名，即烧烫伤）：大叶金花草叶捣烂或研末，冷开水调敷患处。

鲜广金钱草 Xiān Guǎngjīnqiáncǎo

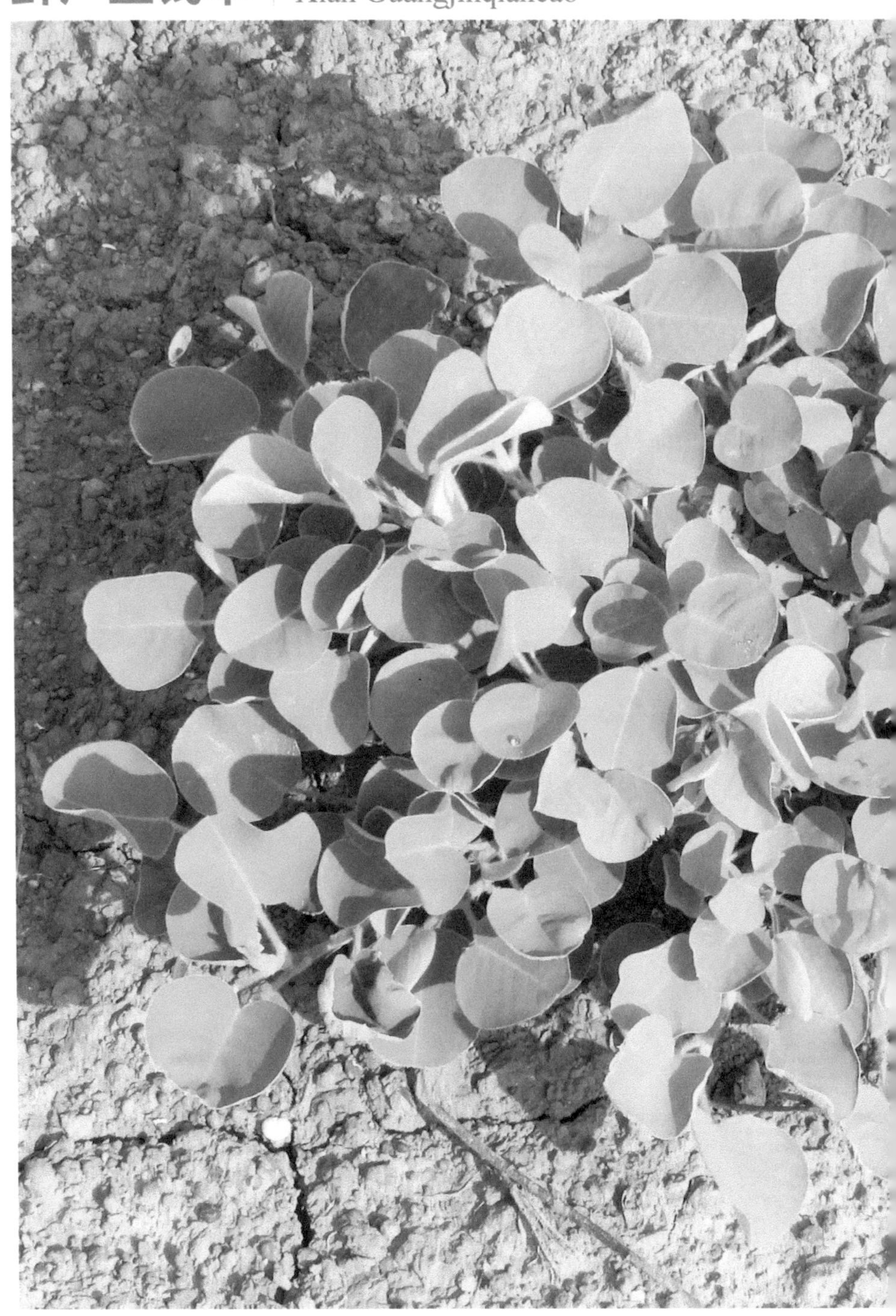

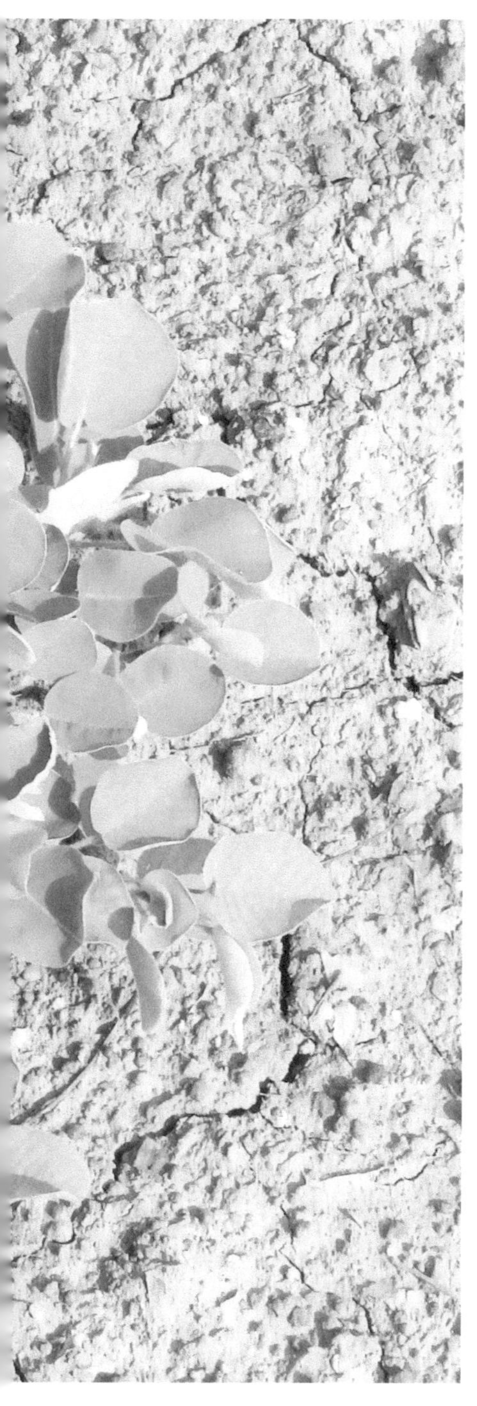

【来源】为豆科植物广金钱草 *Desmodium styracifolium*（Osbeck）Merr. 的全草。主产于广西南宁、宾阳、玉林、岑溪等地。夏、秋采收，鲜用。

【别名】落地金钱、铜钱草、马蹄香。

【性味】甘、淡，凉。

【功效】利湿退黄，利尿通淋。

【主治】黄疸尿赤，热淋，石淋，小便涩痛，水肿尿少。

【用法用量】内服：煎汤，50～100g。外用：适量，捣敷。

【使用注意】脾胃虚弱者忌服。

《福建民间草药》：凡阴疽诸毒，脾虚泄泻者，忌捣汁生服。

【临证参考】

1. 治乳腺炎：广金钱草、老公根（编者注：即积雪草）、酒糟，共捣烂敷患处。（《岭南草药志》）

2. 治小便不利：广金钱草 30g，水煎服，每日 1 剂。

3. 治砂石淋：广金钱草 30～120g，水煎服。

4. 治荨麻疹：鲜广金钱草全草 750g，生盐 30g，共捣烂外搽。另取全草 60g，水煎服。

鲜火炭母 Xiān Huǒtànmǔ

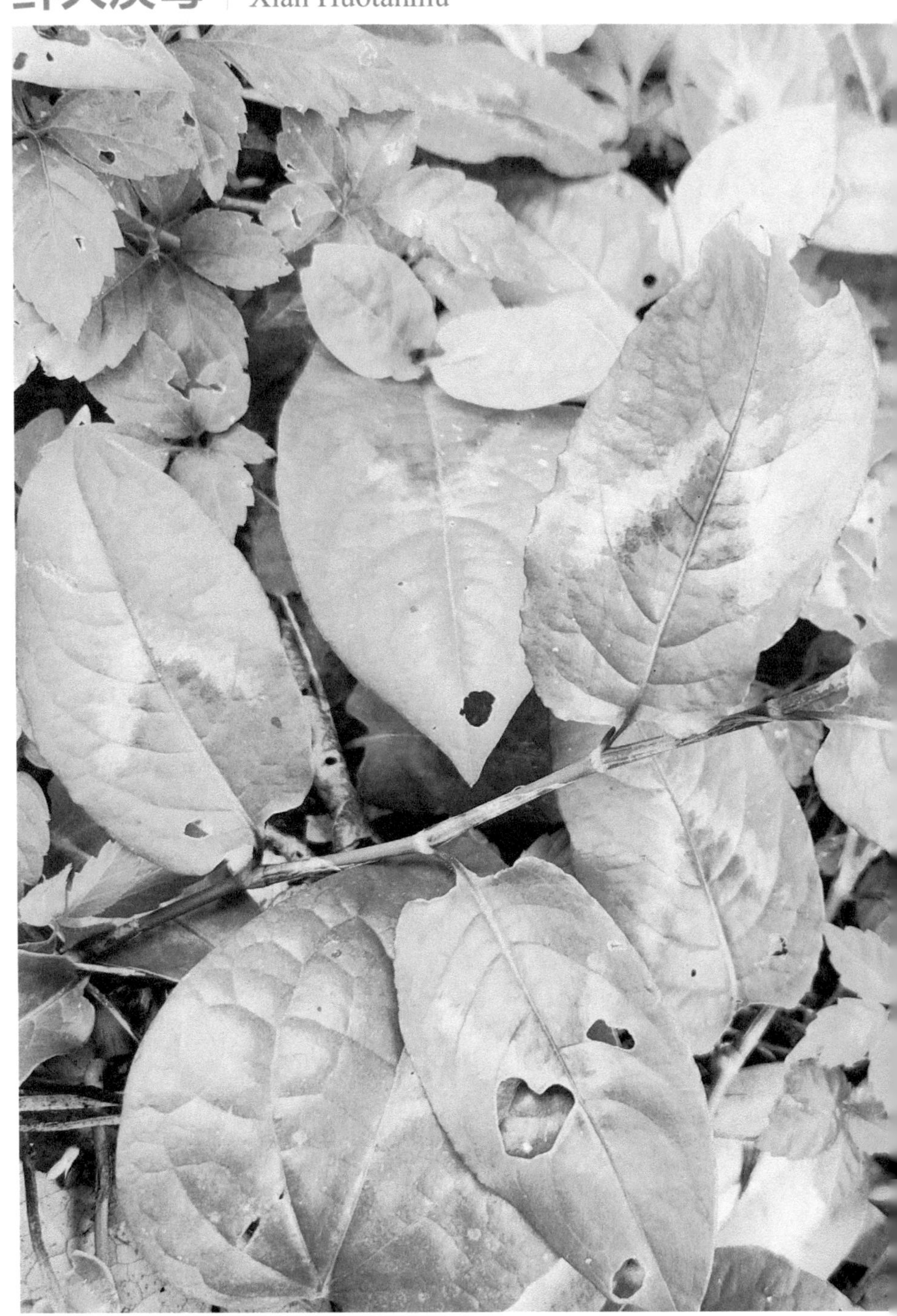

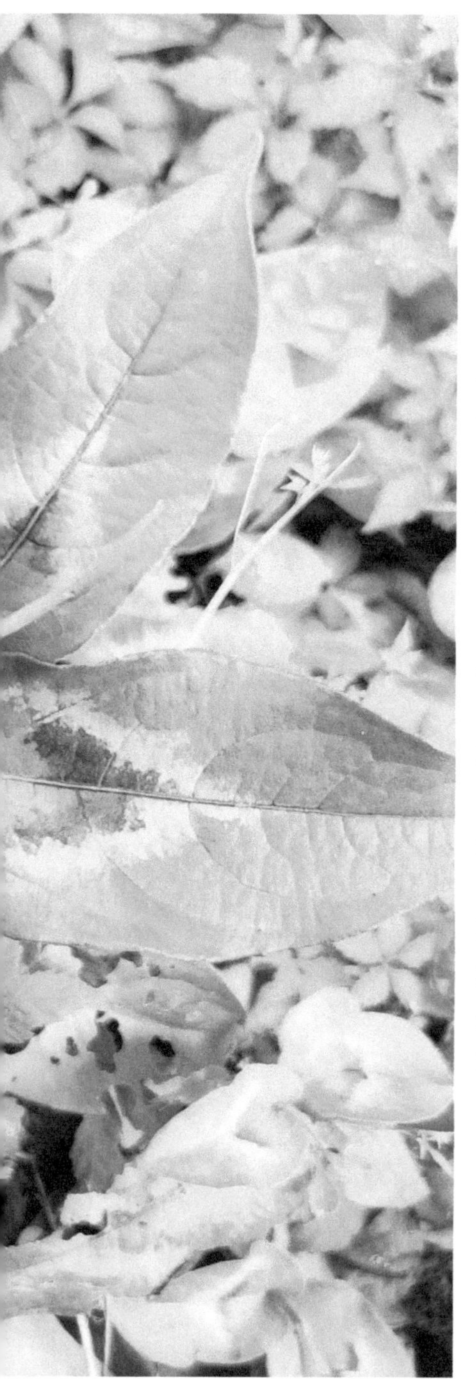

【来源】为蓼科植物火炭母 *Polygonum chinense* L. 的地上部分。广西各地均有分布。夏、秋间采收，鲜用。

【别名】火炭毛、乌炭子、运药、山荞麦草、地肤蝶等。

【性味】酸、甘，凉。

【功效】清热利湿，凉血解毒。

【主治】泄泻，痢疾，黄疸，风热咽痛，虚弱头昏，惊搐，痈肿湿疮，跌打损伤。

【用法用量】内服：煎汤，30 ～ 60g。外用：适量，捣敷或煎水洗。

【临证参考】

1. 治带下病：鲜火炭母 60 ～ 90g，白鸡冠花 3 ～ 5 朵。酌加水煎成半碗，饭后服，日两次。

2. 治痈肿：鲜火炭母 30g，水煎，调酒服；渣调蜜或糯米饭捣烂，敷患处。

3. 治湿疹：鲜火炭母 30 ～ 60g，水煎服；另取鲜全草水煎洗。

4. 治白喉：将鲜火炭母叶捣烂，取汁 30mL，加蜂蜜适量，每天分 6 次服，病重者少量多次灌服。临床观察 63 例，全部治愈。疗程一般 2 ～ 4 天。(《中药大辞典》)

鲜虎杖 Xiān Hǔzhàng

【来源】为蓼科植物虎杖 *Polygonum cuspidatum* Sieb. et Zucc. 的根茎和根。主产于广西罗城、资源、富川、钟山、贺州、昭平、苍梧、岑溪、北流、陆川、博白等地。春、秋二季均可采收，鲜用。

【别名】花斑竹、酸筒杆、酸汤梗、川筋龙、斑庄、斑杖根、大叶蛇总管。

【性味】微苦，微寒。

【功效】利湿退黄，清热解毒，散瘀止痛，止咳化痰。

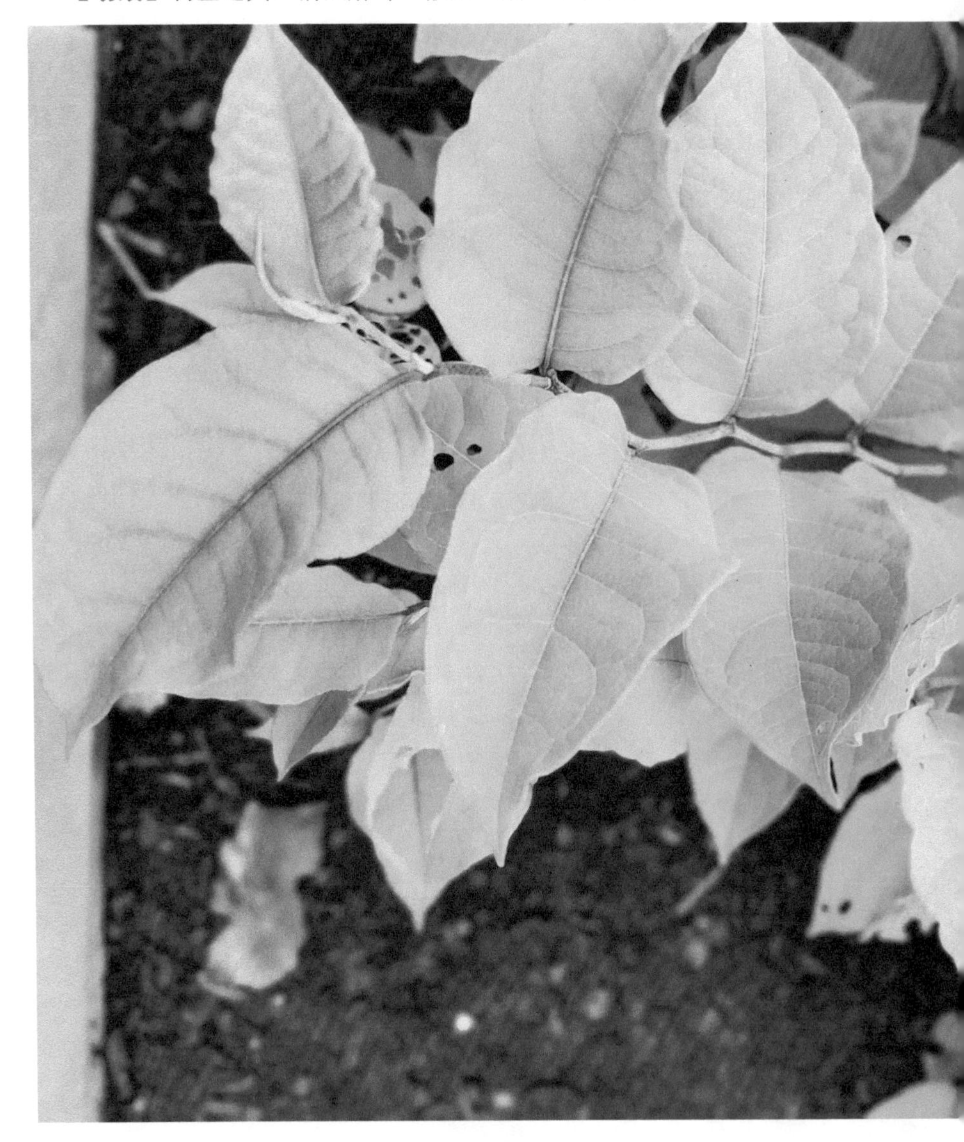

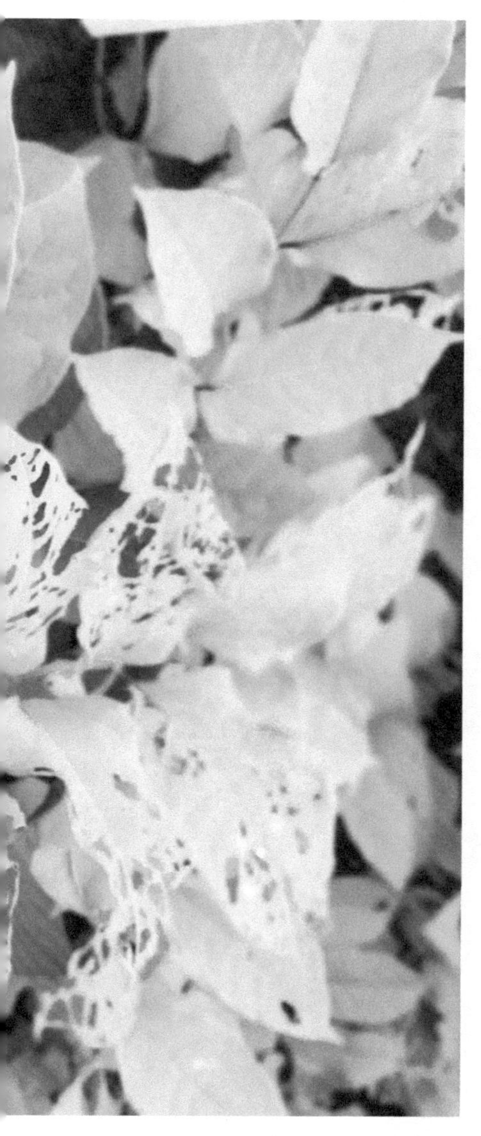

【主治】湿热黄疸，淋浊，带下，风湿痹痛，痈肿疮毒，水火烫伤，闭经，癥瘕，跌打损伤，肺热咳嗽。

【用法用量】内服：煎汤，15 ～ 30g。外用：适量，捣敷或煎水浸渍。

【使用注意】孕妇慎服。

《药性论》：有孕人勿服。

【临证参考】

1. 治月经不通，结瘕，腹大如瓮，短气欲死：虎杖根百斤（去头，去土，曝干，切），土瓜根、牛膝各取汁二斗。上三味细切，以水一斛，浸虎杖根一宿，明日煎取二斗，纳土瓜、牛膝汁，搅令调匀，煎令如饧。每以酒服一合，日再夜一。宿血当下，若病去，止服。(《备急千金要方》)

2. 治腰椎间盘突出症：由虎杖 60g、川芎 30g、桂心 30g、桃仁 30g、秦艽 30g、天雄 30g、枳实 30g、蓖麻油 15mL、当归 30g、生松香 200g、羌活 30g、黄芪 30g、木香 30g、白芍 30g、聚异丁烯 100g、薄荷冰 3g、赤芍 30g、冰片 3g、酒大黄 50g、防风 30g、蜂蜡 20g 等方药组成，自制成贴膏，一天一次，一周为一个疗程，4 个疗程。［世界最新医学信息文摘，2019，19（93）：21-22］

鲜鹰不扑 Xiān Yīngbúpū

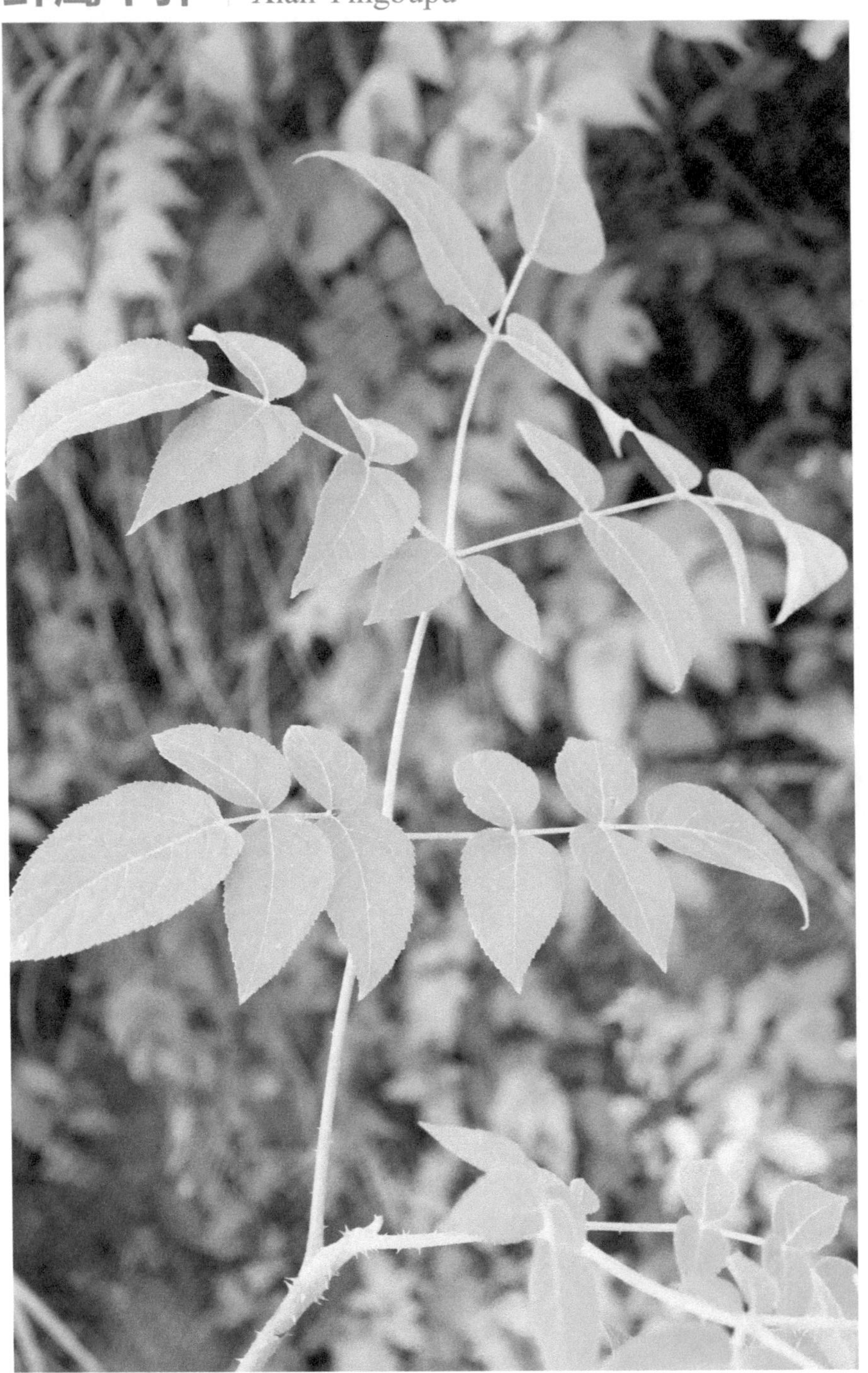

【来源】为五加科植物虎刺木 *Aralia elegans* C. N. Ho. 的根、根皮和枝叶。主产于广西平南、宁明、天等、那坡、凌云等地。春、夏季采收枝叶，秋后采收根或根皮，鲜用。

【别名】小郎伞、鸟不宿、刺老包、土花椒、百鸟不落、雷公木等。

【性味】苦、辛，平。

【功效】散瘀，祛风，利湿，解毒。

【主治】跌打损伤，风湿痹痛，湿热黄疸，淋浊，水肿，痢疾，胃脘痛，头痛，咽喉肿痛，乳痈，无名肿毒，瘰疬。

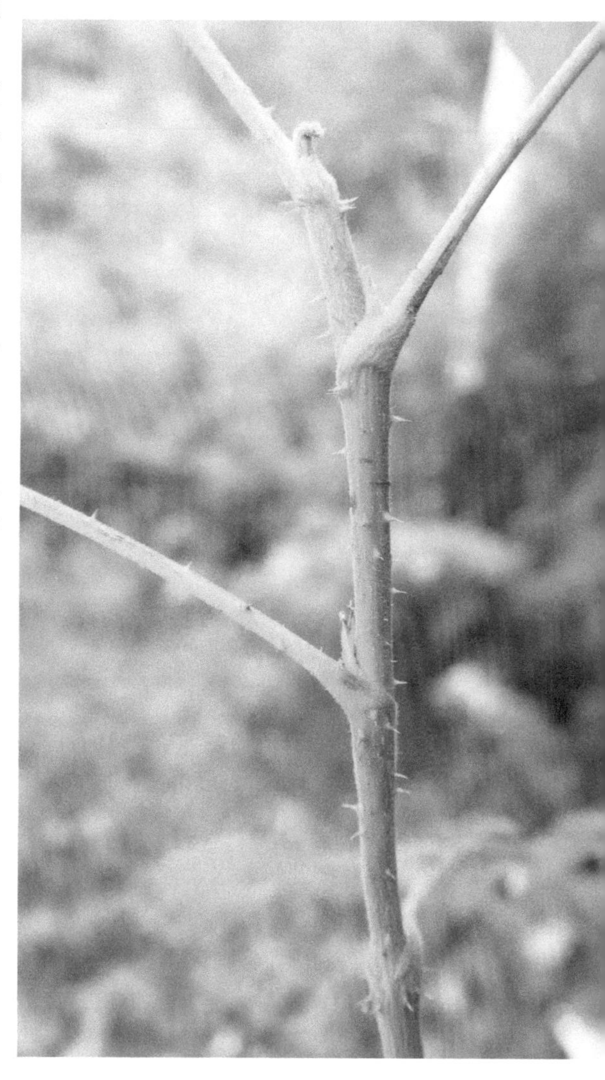

【用法用量】内服：煎汤，15 ～ 30g，或泡酒。外用：适量，捣敷，或捣烂拌酒炒热敷，或煎汤熏洗。

【使用注意】孕妇慎服。

【临证参考】

1. 治跌打肿痛：取鲜鹰不扑根适量，捣烂，酒炒，敷患处。

2. 治扭伤：鲜鹰不扑根皮 60g，鲜两面针根皮，鲜少花海桐根皮、鲜凤仙花的花各 30g，共捣烂，敷患处。

3. 治急性肾小球肾炎：用乌桕皮根、倒吊笔根、羊蹄藤、白花鬼灯笼根、鹰不扑根各 30g，倒吊猪肠根 25g，每天一剂，水煎服，1 日 3 次。［右江医学，2001，29（06）：532-533］

鲜荷莲豆草 | Xiān Héliándòucǎo

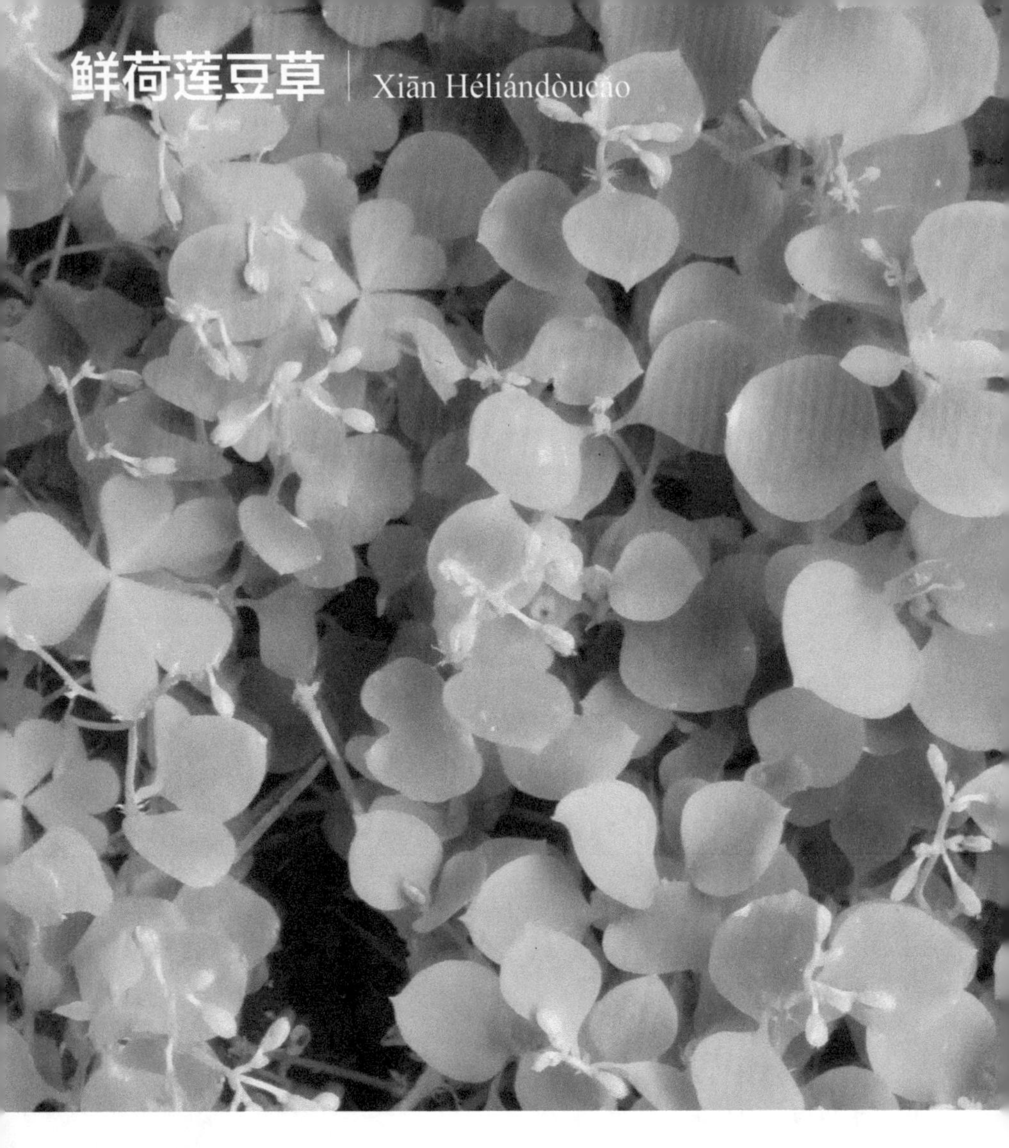

【来源】为石竹科植物荷莲豆草 *Drymaria diandra* Blume. 的全草。主产于广西隆林、凌云、凤山、灵川、藤县、富川、北流、武鸣等地。夏季采全草，鲜用。

【别名】团叶鹅儿肠、水蓝青、水冰片、穿线蛇、串莲草等。

【性味】苦，凉。

【功效】清热利湿，活血解毒。

【主治】黄疸，水肿，疟疾，惊风，风湿脚气，疮痈肿毒，小儿疳积，目翳，胬肉。

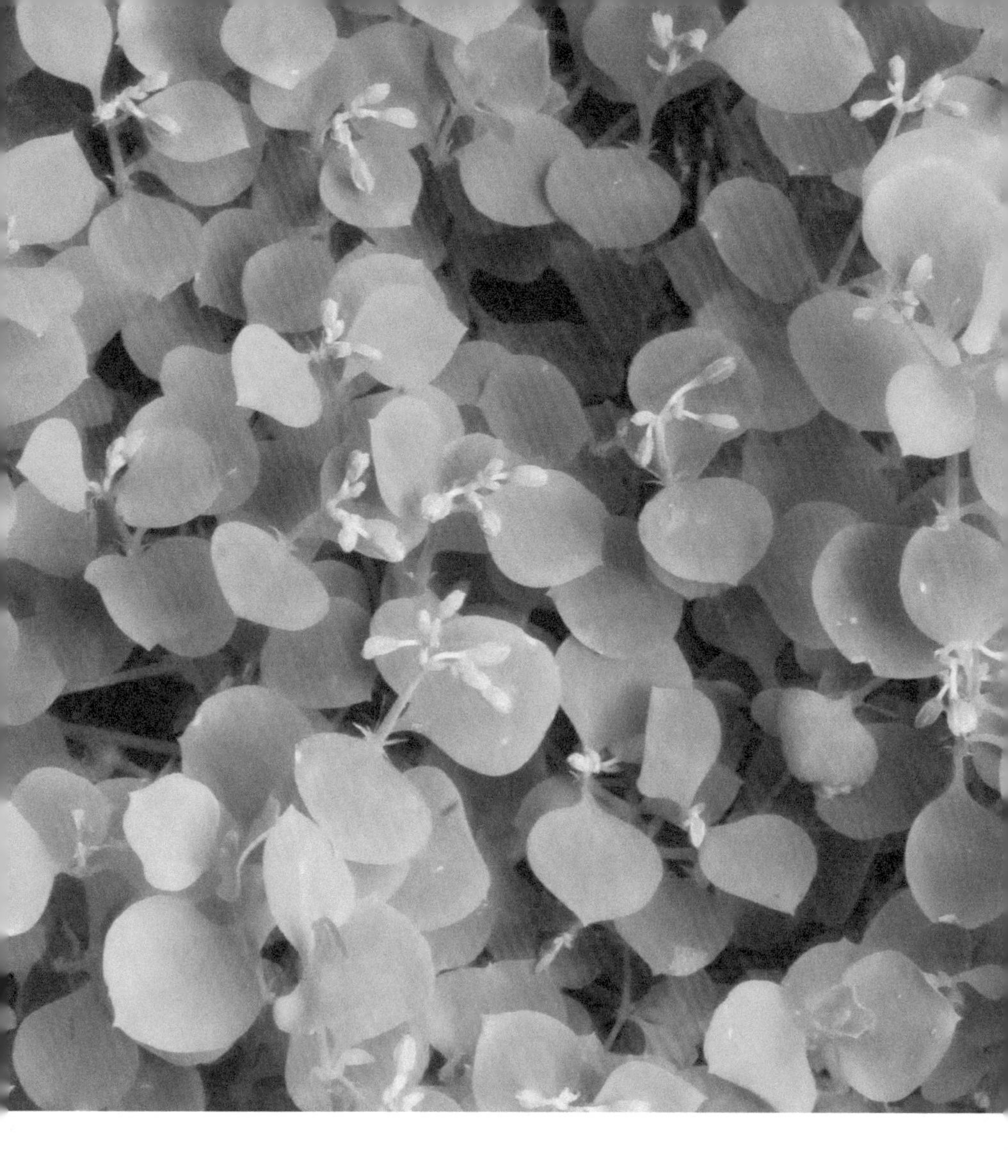

【用法用量】内服：煎汤，15～30g，或泡酒，或绞汁。外用：适量，捣敷。

【临证参考】

1. 治痞块：鲜荷莲豆草捣烂，炒热包患处。

2. 治风湿脚气：鲜荷莲豆草 30g，捣烂绞汁，冲酒服。

3. 治疮痈：鲜荷莲豆草适量，捣烂敷患处。

4. 治黄疸：鲜荷莲豆草 30g，马蹄金 20g，水煎服。

鲜三白草 | Xiān Sānbáicǎo

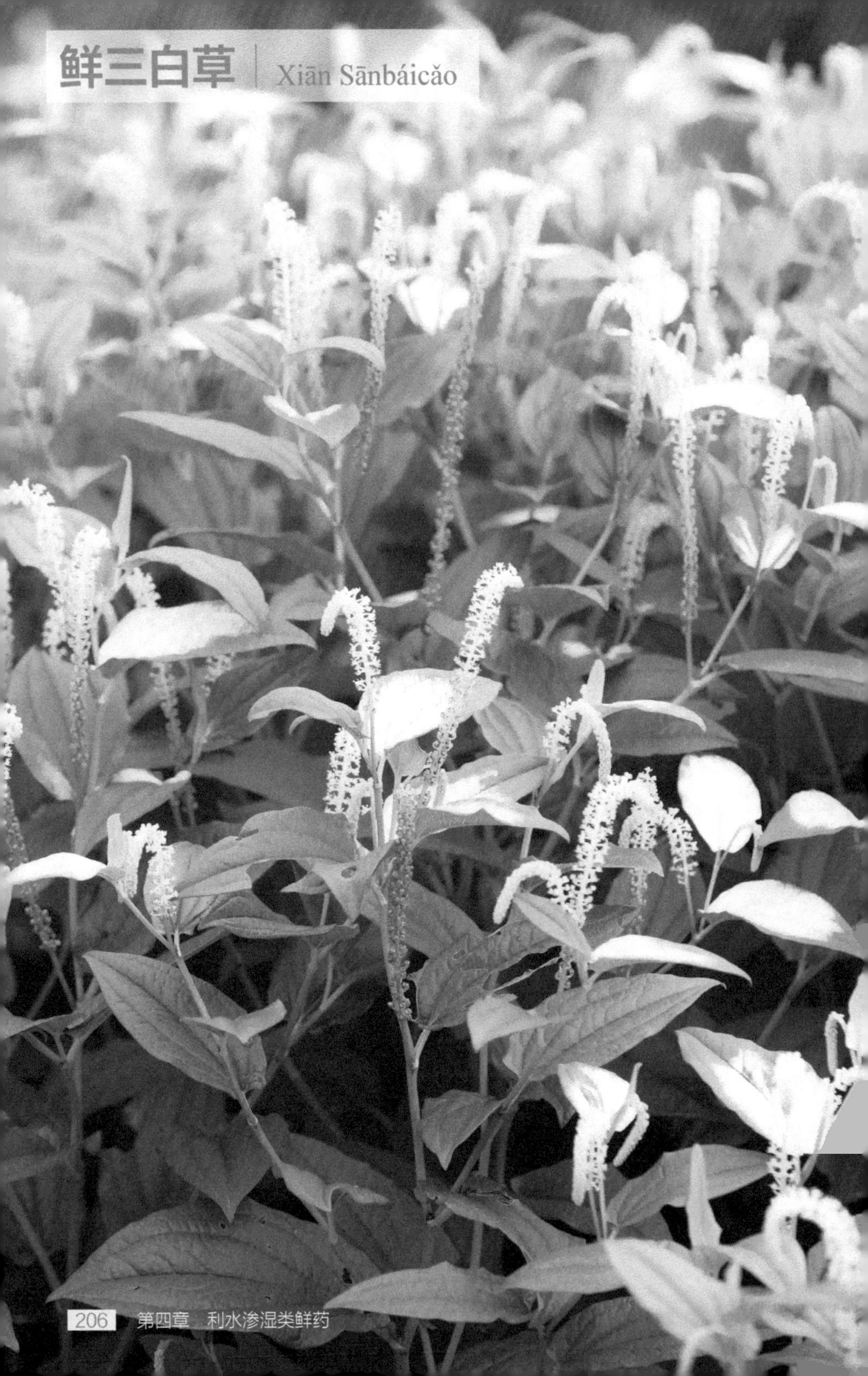

【来源】为三白草科植物三白草 *Saururus chinensis*（Lour.）Baill. 的全草。广西各地均有分布。根茎秋季采挖，全草全年均可采挖，鲜用。

【别名】水木通、五路白、白水鸡、白花照水莲、天性草等。

【性味】甘、辛，寒。

【功效】利尿消肿，清热解毒。

【主治】水肿，小便不利，淋沥涩痛，带下；外治疮疡肿毒，湿疹。

【用法用量】内服：煎汤，30 ～ 60g。外用：适量，捣敷，或捣汁饮。

【使用注意】脾胃虚寒者忌服。

【临证参考】

1. 治疗疮炎肿：鲜三白草叶一握，捣烂，敷患处，日换两次。

2. 治绣球风：鲜三白草，捣汁洗患部。

3. 腹肌脓肿：鲜三白草根 90 ～ 120g，水煎服，药渣捣烂外敷。

4. 治蛇咬：三白草茎叶捣烂，外敷患处。

5. 治痈疖初起：三白草 15g，鱼腥草 30g。煎服。另取三白草叶加桐油适量，捣烂外敷。

鲜辣蓼 Xiān Làliǎo

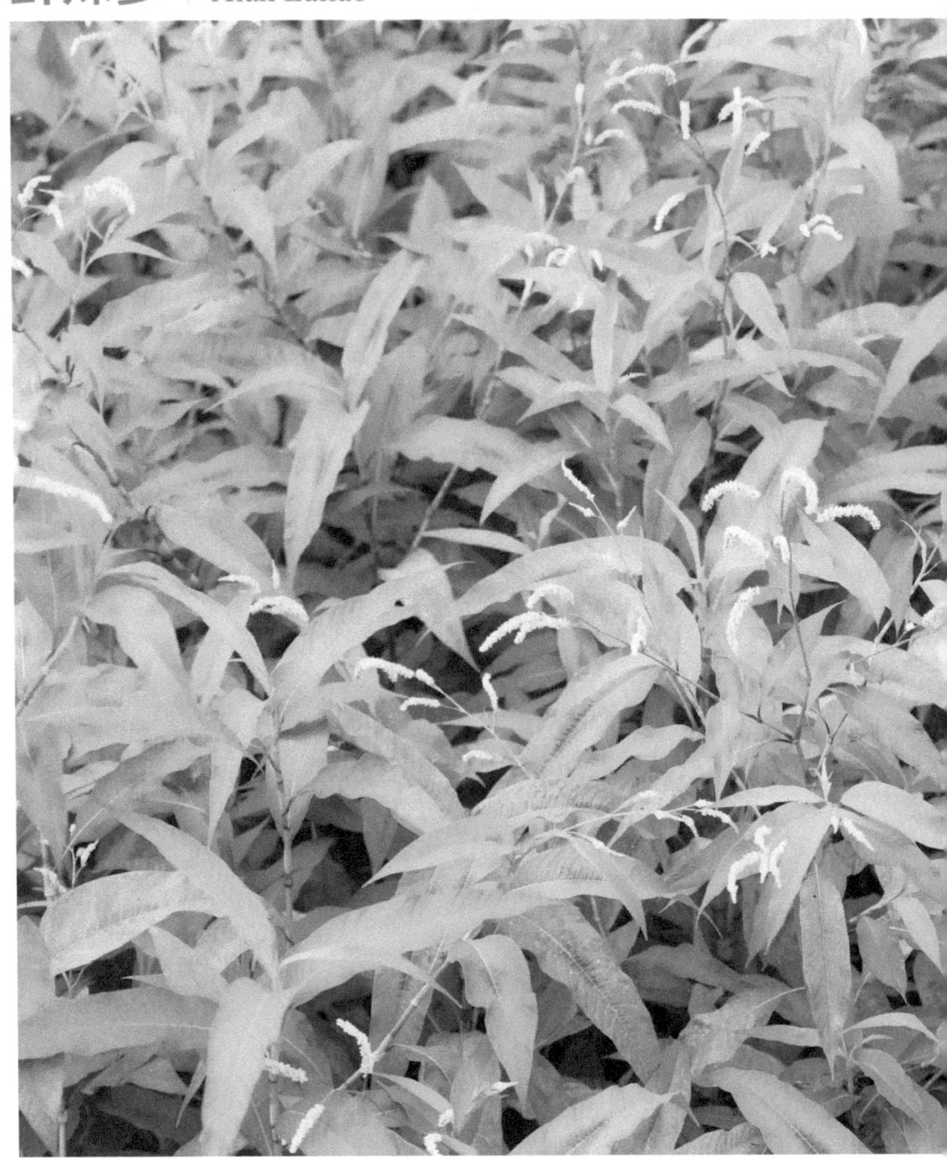

【来源】为蓼科植物辣蓼 *Polygonum flaccidum* Meissn. 及水蓼 *Polygonum hydropiper* L. 的全草或根、叶。主产于上林。全草四季可采，根和叶随时可采，鲜用。

【别名】辣蓼草。

【性味】辛，温。

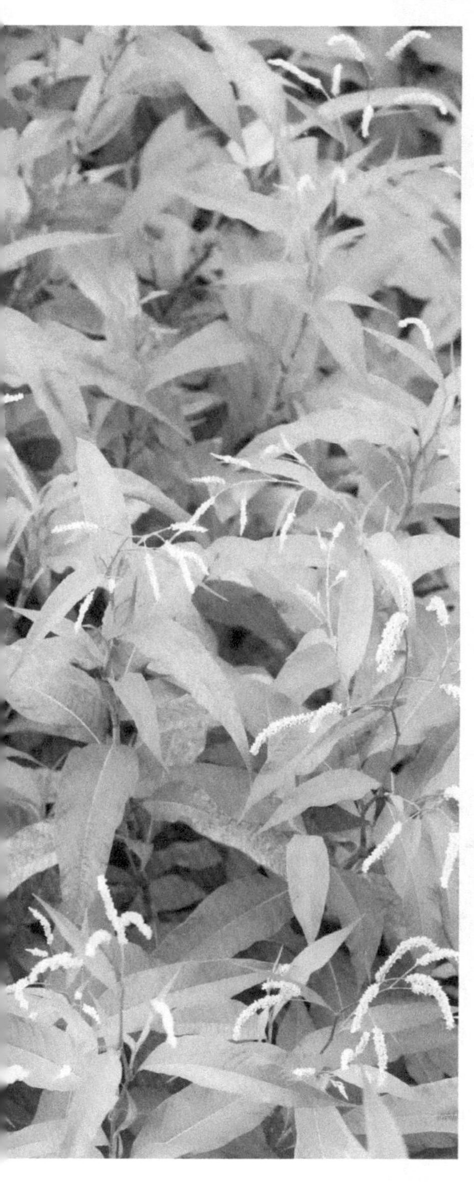

【功效】祛风利湿，散瘀止痛，解毒消肿，杀虫止痒。

【主治】内服治痢疾，胃肠炎，腹泻，风湿关节痛，跌打肿痛，功能性子宫出血；外用治毒蛇咬伤，皮肤湿疹。

【用法用量】内服：煎汤，30～60g。外用：适量，煎水洗。

【临证参考】

1. 治胃气痛、痧气腹胀痛：鲜辣蓼枝头嫩叶三钱，捣烂，加冷开水一大盅，擂汁服。

2. 治牙痛：鲜辣蓼 120g，水煎，频频含漱。

3. 治跌打撞伤、局部青紫肿痛：鲜辣蓼，同米酒或甜酒酿糟捣烂敷。

4. 治扁桃体炎：辣蓼茎叶适量，捣汁加温开水含漱。

5. 治关节炎：辣蓼叶适量，开水泡片刻后搓揉痛处。

鲜毛桐 | Xiān Máotóng

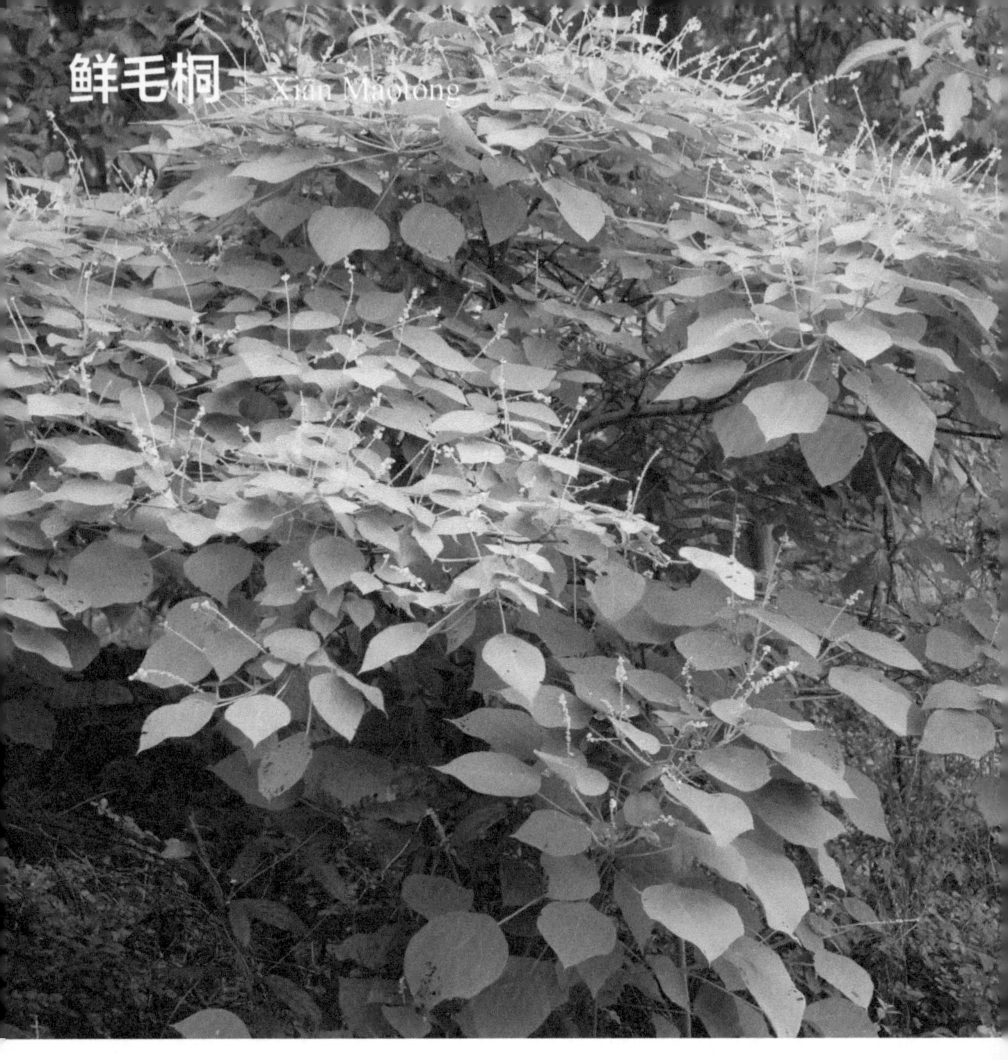

【来源】为大戟科植物毛桐 *Mallotus barbatus*（Wall.）Muell. Arg. 的根。主产于广西昭平、岑溪、平南、宾阳、上林、马山、邕宁、龙州、大新、田东、乐业、隆林等地。全年可采，鲜用。

【别名】紫糠木、圆鞋、黄花叶、红妇娘木。

【性味】微苦、涩，平。

【功效】清热利湿。

【主治】肠炎腹泻，消化不良，尿道炎，外伤出血。

【用法用量】内服：煎汤，30 ～ 60g。外用：适量，捣敷。

【临证参考】

治外伤出血：毛桐叶适量，捣烂外敷伤处。

鲜车前草 Xiān Chēqiáncǎo

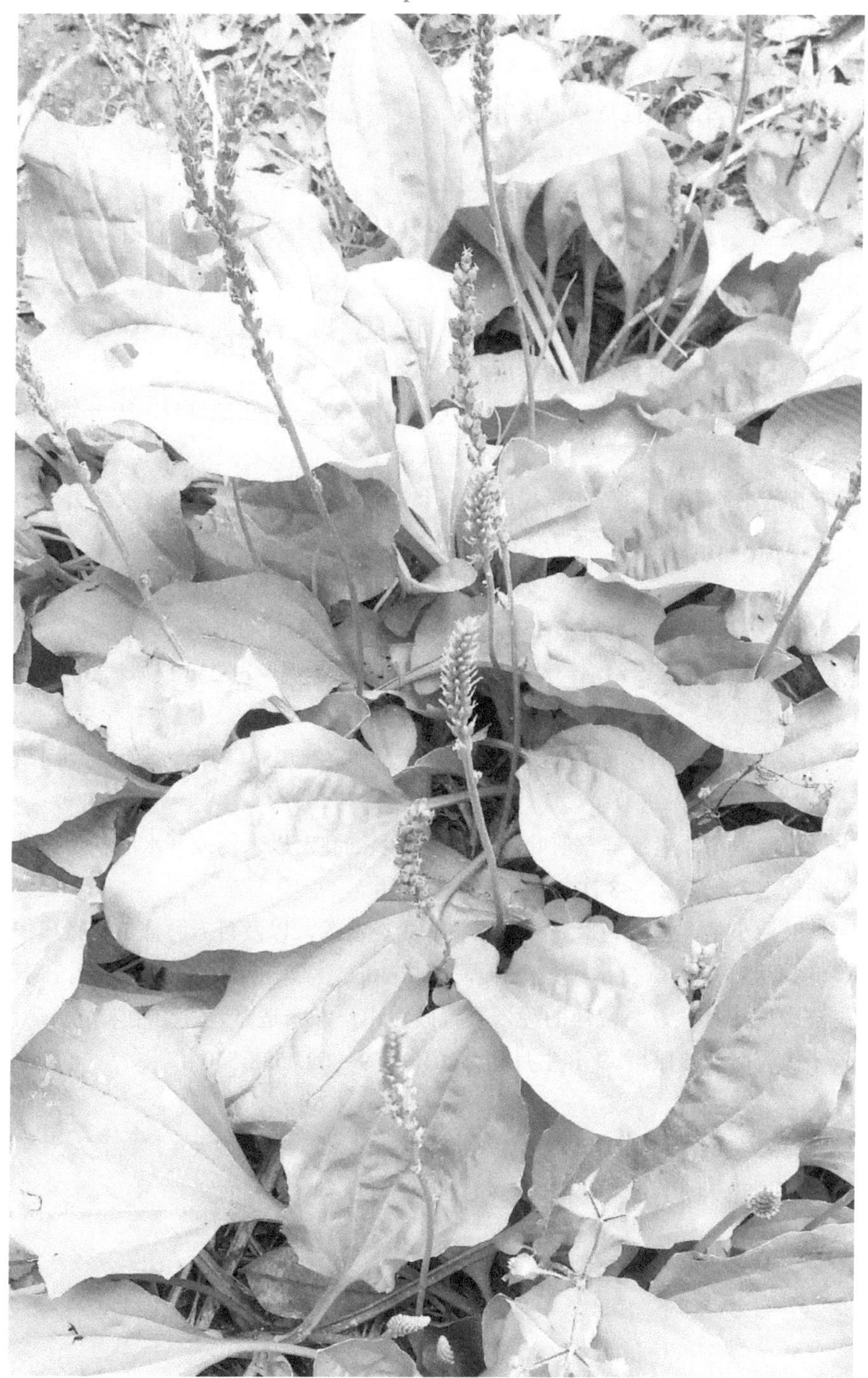

【来源】车前科植物车前 *Plantago major* L. 的全草。广西各地均有分布。夏季采挖，鲜用。

【别名】车前、钱贯草、钱串草、车轮菜、地胆头、白贯草。

【性味】甘，寒。

【功效】清热利尿通淋，祛痰，凉血，解毒。

【主治】热淋涩痛，水肿尿少，暑湿泄泻，痰热咳嗽，吐血衄血，痈肿疮毒。

【用法用量】煎服，30～60g。外用适量，捣烂敷患处。

【使用注意】肾精不固者禁用。

《本经逢原》：其叶捣汁温服，疗火盛泄精甚验，若虚滑精气不固者禁用。

【临证参考】

1. 治小便不通：生车前草捣取自然汁半钟，入蜜一匙服。（《古今医统大全》）

2. 治衄血：车前叶生研，水解饮之。（《本草图经》）

3. 治金疮血出不止：捣车前汁敷之。（《千金宝要》）

4. 治带下病：车前草根 15g 捣烂，用糯米淘米水兑服。

5. 治痰嗽喘促、咯血：鲜车前草 100g（炖），加冬蜜 25g 或冰糖 50g 服。（《闽东本草》）

6. 治小儿痫病：鲜车前草 250g 绞汁，加冬蜜 25g，开水冲服。（《闽东本草》）

7. 治疮疡溃烂：鲜车前叶，以银针密刺细孔，以米汤或开水泡软，整叶敷贴疮上，日换 2～3 次。有排脓生肌作用。

8. 治小便涩痛不利、尿血、水肿、肠炎泄泻，以及目赤肿痛、咳嗽痰多等症：用鲜车前草 30g，粳米 50g，葱白 30g。鲜车前草洗净切成小片，葱白洗净切成小段，与洗净的粳米共置砂锅中，加水适量，煮至粳米烂熟后，依个人喜好调味服用。[养生月刊，2018，39（6）：538-540]

第五章

消食类鲜药

鲜布渣叶 Xiān Bùzhāyè

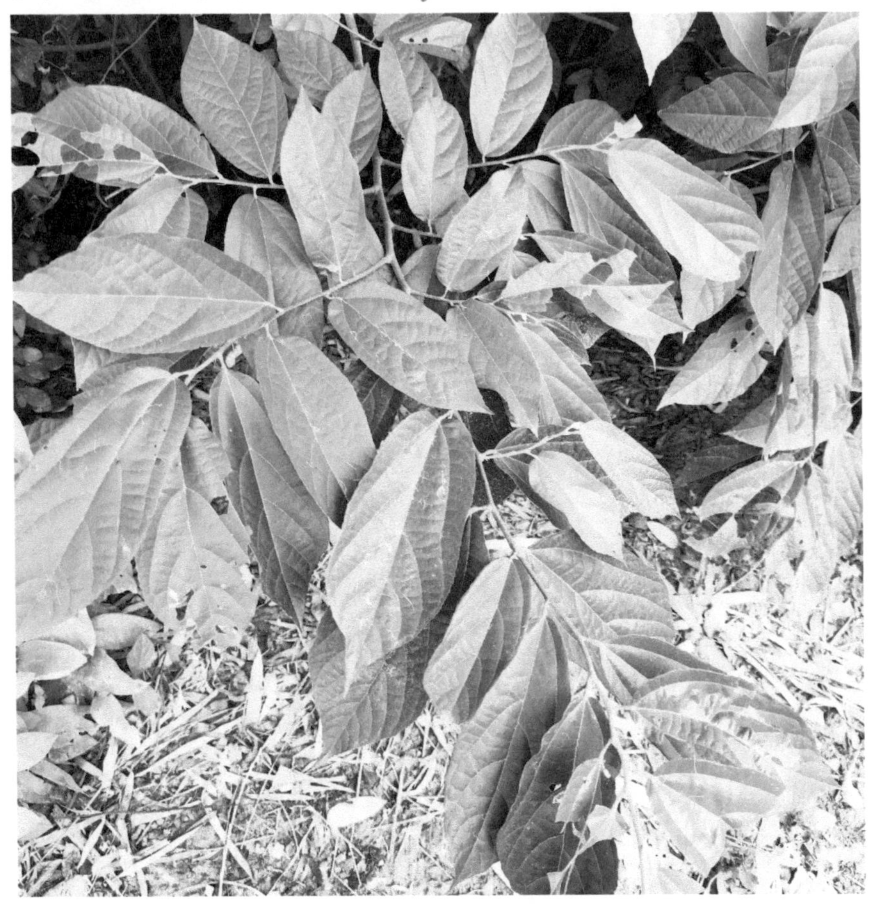

【来源】为锦葵科植物破布树 *Microcos paniculata* L. 的叶。主产于广西凌云、天等、龙州、武鸣、防城、北流、岑溪等地。全年可采，鲜用。

【别名】蓑衣子、破布叶、麻布叶、烂布渣、布包木、破布树、薢宝叶、火布麻、山茶叶。

【性味】酸，凉。

【功效】消食化滞，清热利湿。

【主治】饮食积滞，感冒发热，湿热黄疸。

【用法用量】内服：煎汤，30 ～ 60g。外用：适量，煎水洗或捣敷。

【使用注意】孕妇慎服。

【临证参考】

治感冒，消化不良，腹胀：布渣叶 25 ～ 50g。水煎服。

鲜番木瓜 Xiān Fānmùguā

【来源】为番木瓜科植物番木瓜 *Carica papaya* L. 的果实。广西各地均有分布。夏、秋季采收成熟果实，鲜用。

【别名】木瓜。

【性味】甘，平。

【功效】消食，通乳，通络，解毒驱虫。

【主治】脾胃虚弱，食欲不振，乳汁缺少，风湿关节疼痛，肢体麻木，胃、十二指肠溃疡疼痛。

【用法用量】内服：鲜品适量生食。外用：适量，取汁涂。

【使用注意】无食积胀满者慎服。

【临证参考】

1. 治胃病、消化不良：番木瓜生吃或煮食，每服 3 ～ 6g。每日 2 次。
2. 治乳汁稀少：鲜番木瓜、韭菜各适量，煮服。
3. 治蜈蚣咬伤：鲜番木瓜果汁涂患处。
4. 治脚气浮肿、乳汁稀少：鲜番木瓜果实 250 ～ 500g，与猪脚炖吃。

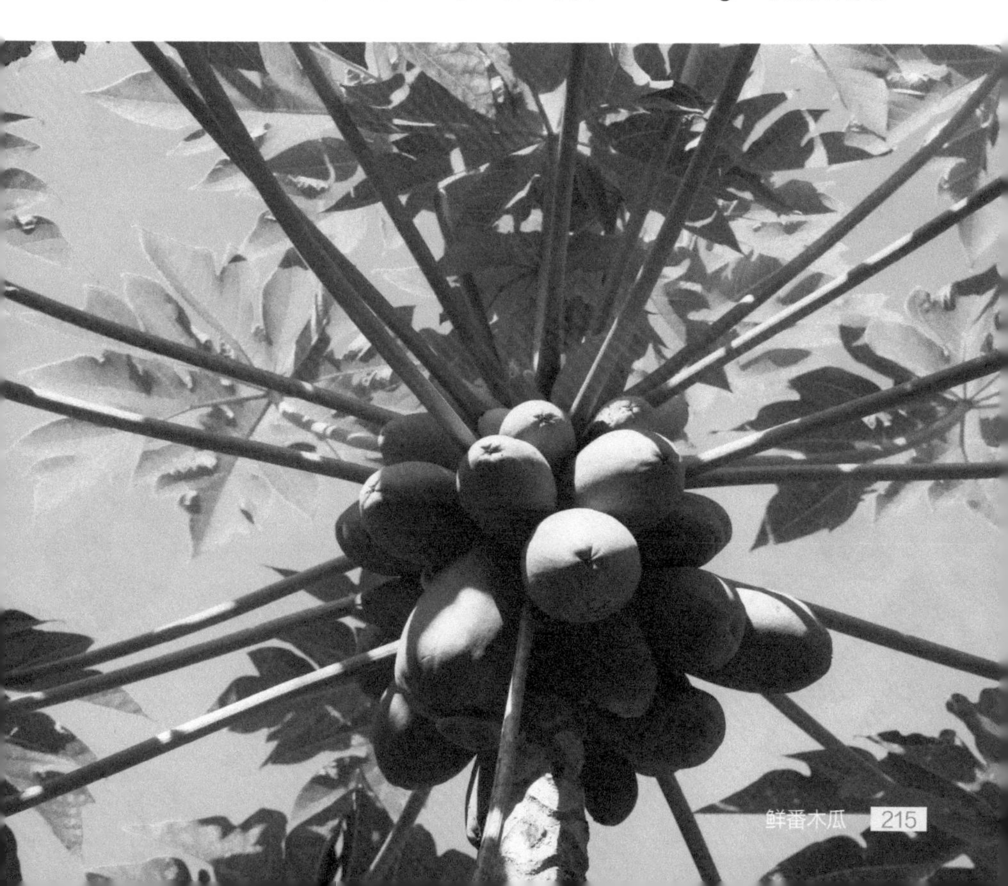

鲜鸡屎藤 | Xiān Jīshǐténg

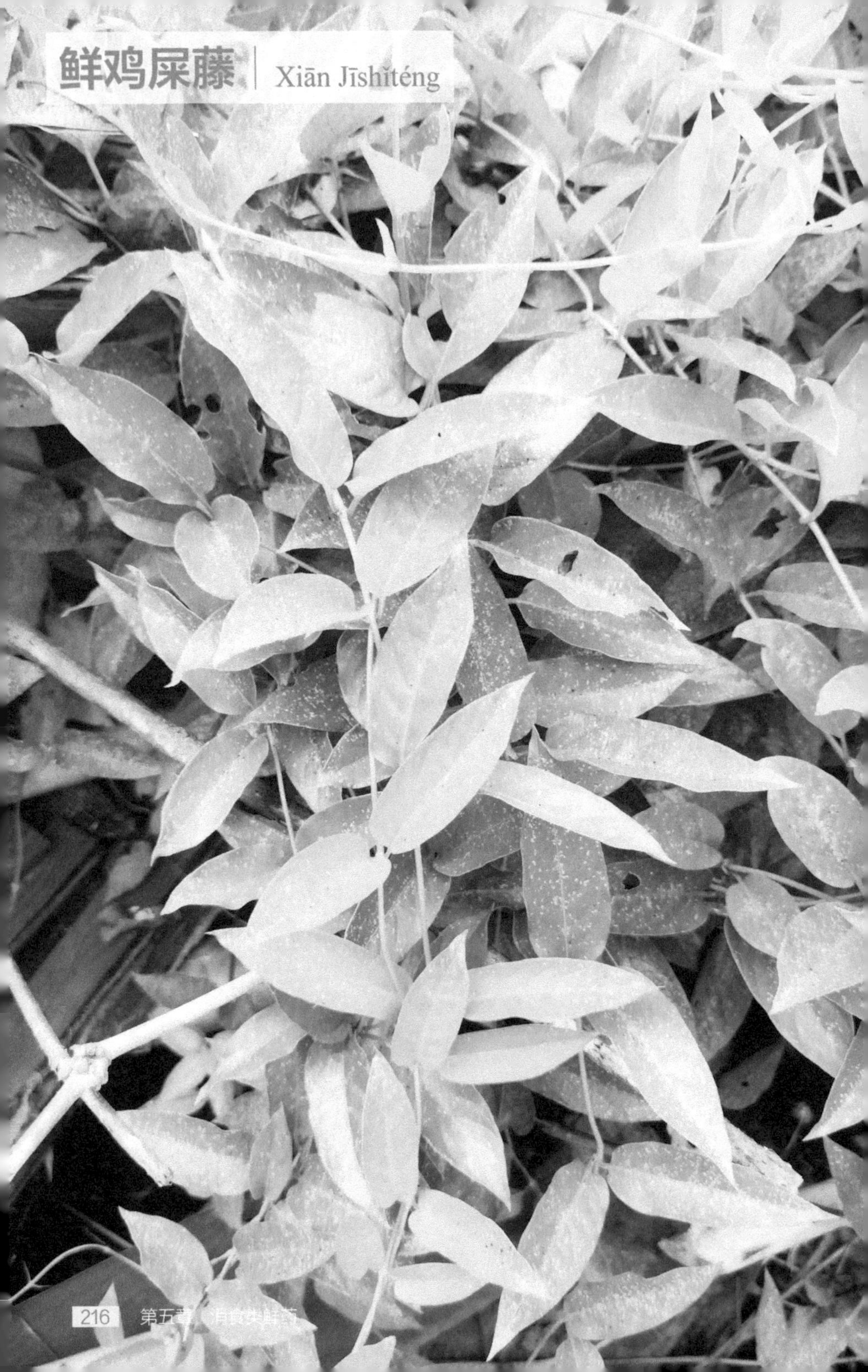

【来源】为茜草科植物鸡矢藤 *Paederia scandens*（Lour.）Merr. 的根或全草。主产于广西全州、桂林、金秀、鹿寨、三江、罗城等地。春、夏季采收，鲜用。

【别名】鸡矢藤、斑鸠饭、女青、主屎藤、却节等。

【性味】甘、酸，平。

【功效】消食导滞，祛风活血，止痛解毒，除湿消肿。

【主治】风湿疼痛，脘腹疼痛，气虚浮肿，头昏食少，肝脾肿大，瘰疬，肠痈，无名肿毒，跌打损伤。

【用法用量】内服：煎汤，30～60g，或浸酒。外用：适量，捣敷或煎水洗。

【使用注意】孕妇慎用。

【临证参考】

1. 治阑尾炎：鲜鸡屎藤根或茎叶 30～60g。水煎服。

2. 治背疽：鲜鸡屎藤 60g，酒水煎服；渣或另用鲜叶捣烂敷患处。

3. 治带状疱疹、热疖肿毒、跌打肿痛、毒蛇咬伤：鲜鸡屎藤嫩叶捣烂敷患处。

4. 治便秘：鸡屎藤 50g、火麻仁 20g，水煎内服，分上午 5～9 点、下午 13～15 点 2 次服用，连服 3 天。[中国民族医药杂志，2018，24（03）：5-6]

鲜杧果叶 Xiān Mángguǒyè

【来源】为漆树科植物杧果 *Mangifera indica* L. 的叶。主产于广西田东、田阳、百色、平果、南宁、宁明、凭祥、龙州、大新等地。全年均可采收，鲜用。

【别名】芒果、庵罗果、香盖、蜜望、望果。

【性味】苦，凉。

【功效】清热化痰，止咳平喘，行气疏滞，止痒。

【主治】消渴，疳积，湿疹瘙痒，疣。

【用法用量】内服：煎汤，30 ～ 60g。外用：适量，煎水洗或捣敷。

【使用注意】脾虚气弱者慎服。

【临证参考】

1. 治枪弹伤：杧果叶煎水洗；铁屑入肉，取叶捣烂敷罨。(《岭南采药录》)

2. 治流感：杧果叶提取芒果苷后的母液制成的冲剂，每次 1 包或 2 包，1 日 3 次开水冲服，连用 2 ～ 3 日。[上海中医药杂志，1982（12）：21]

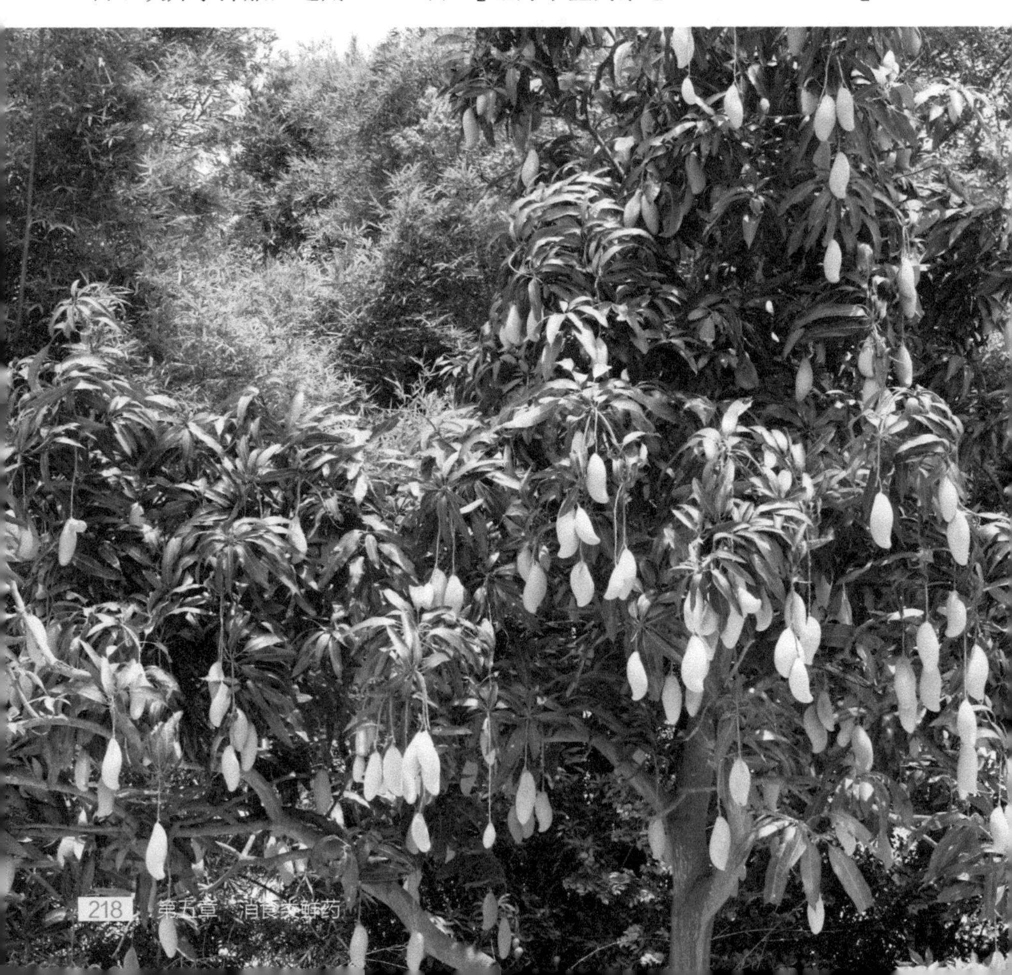

第六章

止血类鲜药

鲜仙鹤草 Xiān Xiānhècǎo

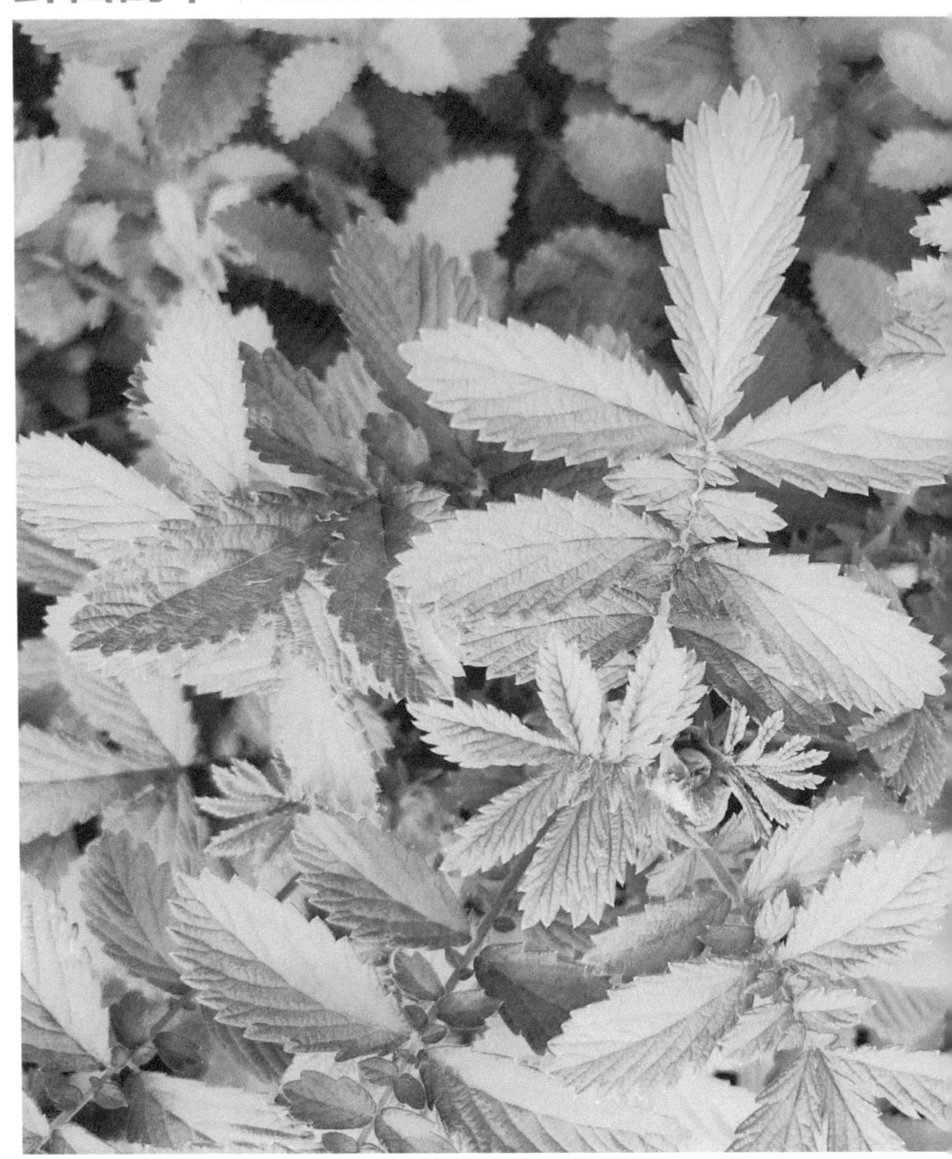

【来源】为蔷薇科植物龙芽草 *Agrimonia pilosa* Ledeb. 的地上部分。主产于广西乐业、靖西、马山、南宁、宾阳、贵港、平南、玉林、博白、陆川、北流、岑溪、苍梧、富川、平乐、恭城、灌阳、三江等地。栽种当年或第 2 年开花前枝叶茂盛时采收，割取地上部分切段，鲜用。

【别名】龙芽草、狼牙草、金顶龙牙、黄龙尾。

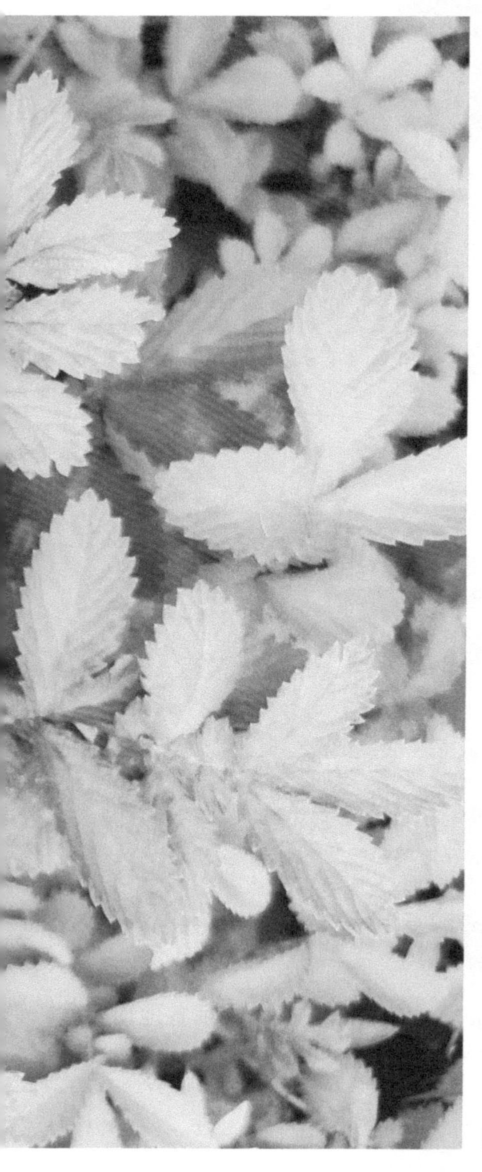

【性味】苦、涩，平。

【功效】收敛止血，截疟，止痢，解毒，补虚。

【主治】咯血，吐血，崩漏下血，疟疾，血痢，痈肿疮毒，阴痒带下，脱力劳伤。

【用法用量】内服：煎汤，25～50g，或捣汁。外用：适量，捣敷或熬膏涂敷。

【使用注意】外感初起，泄泻发热忌用。忌食酸、辣、蛋类食物。

【临证参考】

1. 治痈疽结毒：鲜仙鹤草120g，地瓜酒半斤，冲开水，炖，饭后服。初起者服三、四剂能化解，若已成脓，连服十余剂，能消炎止痛。

2. 治功能性子宫出血：鲜墨旱莲、鲜仙鹤草各30g，血余炭、槟榔炭各9g（研粉）。将前两味煎水，冲后两味药粉，待冷服。

3. 治蛇咬伤：鲜仙鹤草叶，洗净，捣烂贴伤处。

鲜荷叶 | Xiān Héyèé

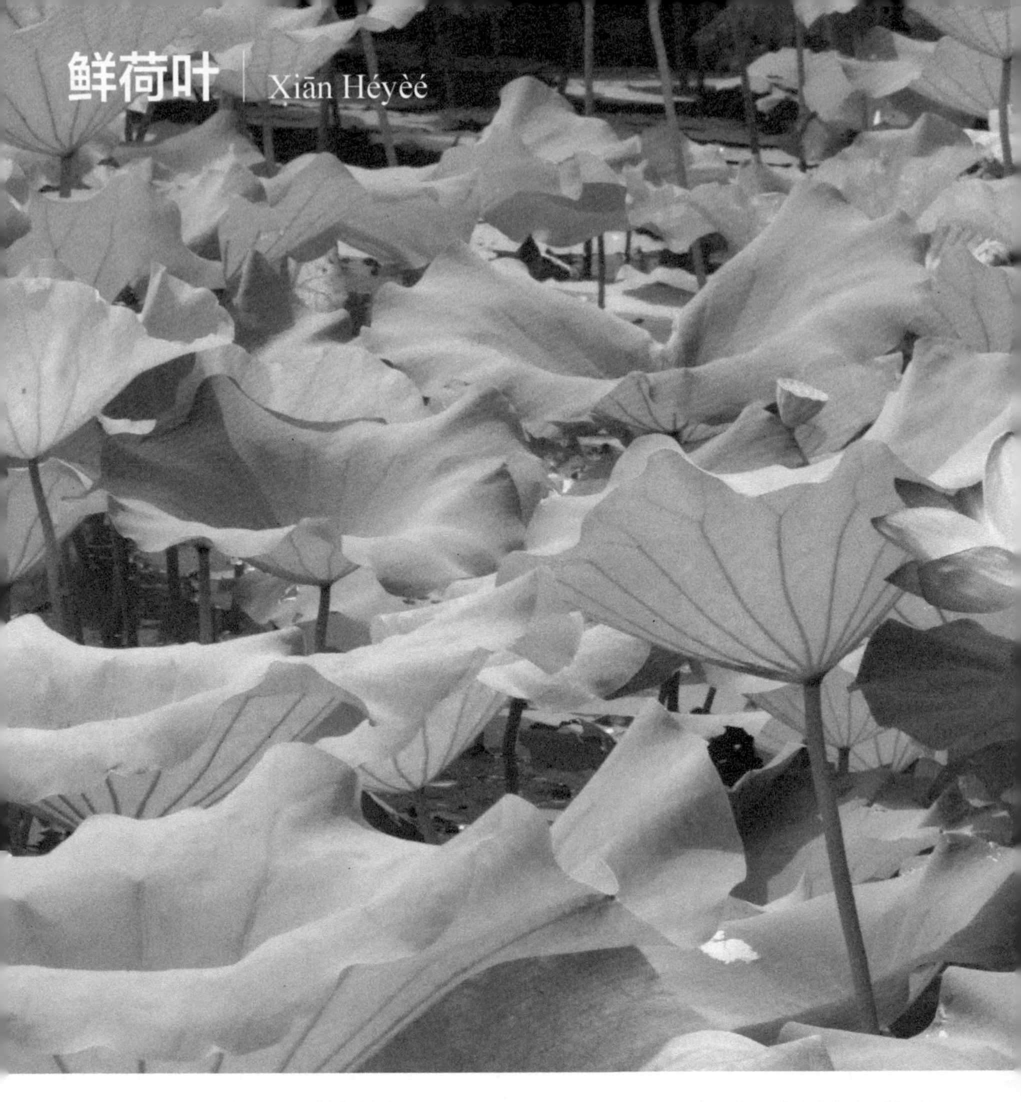

【来源】为睡莲科植物莲 *Nelumbo nucifera* Gaertn. 的叶。广西各地均有分布。夏、秋二季采收，鲜用。

【别名】蕸。

【性味】苦，平。

【功效】清暑化湿，升发清阳，凉血止血。

【主治】暑热烦渴，暑湿泄泻，脾虚泄泻，血热吐衄，便血崩漏。

【用法用量】内服：煎汤，15 ～ 30g。外用：适量，捣敷或煎水洗。

【使用注意】体虚及上焦邪盛者忌用。

1.《本草从新》：升散消耗，虚者禁之。

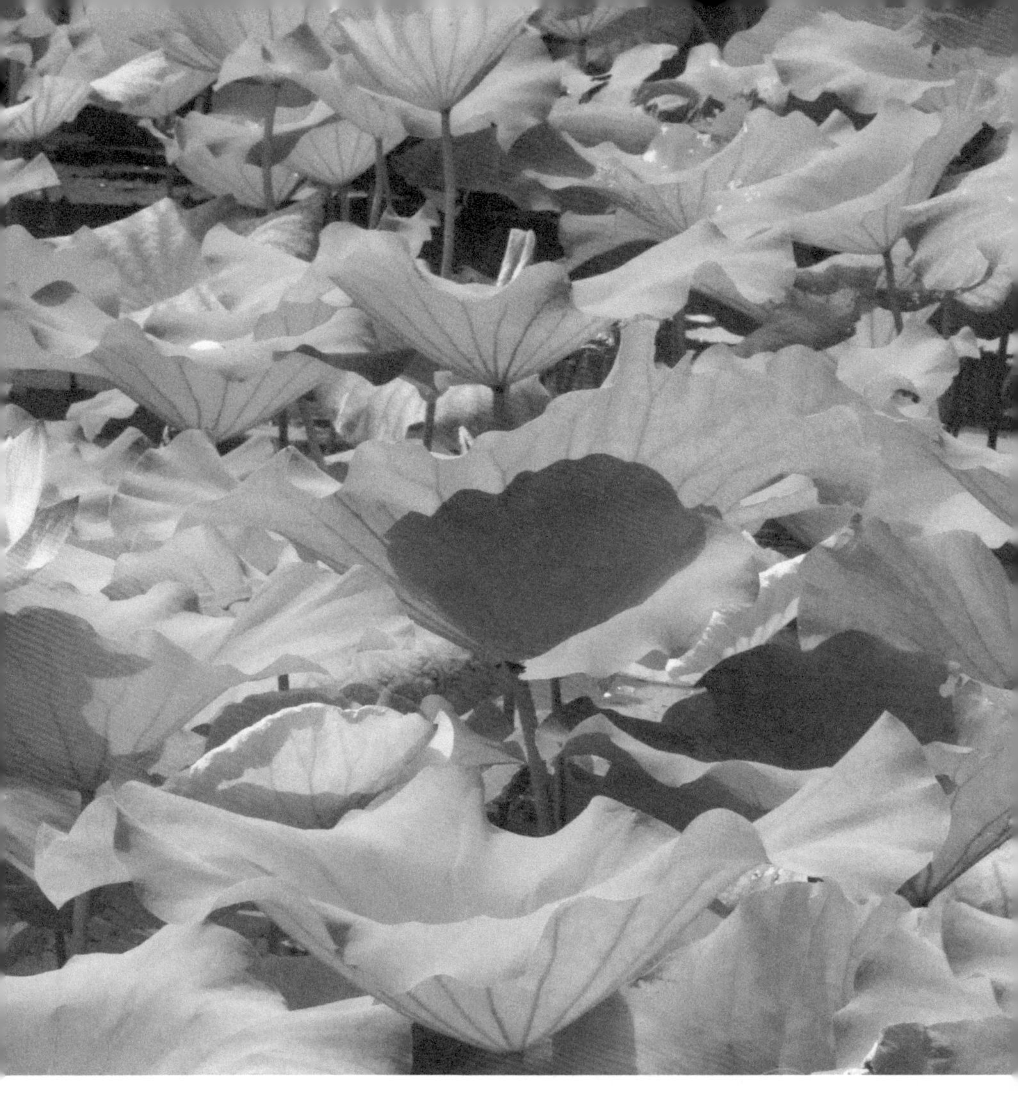

2.《随息居饮食谱》：凡上焦邪盛，治宜清降者，切不可用。

【临证参考】

1. 治阳乘于阴，以致吐血衄血：生荷叶、生艾叶、生侧柏叶、生地黄各等分。上研，丸鸡子大。每服一丸，水煎服。(《校注妇人良方》)

2. 治吐血不止：嫩荷叶七个，擂水服。(《本草纲目》)

3. 治产后血晕，烦闷不识人，或狂言乱语，气喘欲绝：荷叶三片，蒲黄100g，牡丹皮100g，延胡索100g，甘草100g（炙微赤，锉）。上药捣筛为散。每服25g，以水一中盏，煎至五分，次入蜜一匙、生地黄汁一盏，更煎、五七沸，去滓，不计时候温服。(《太平圣惠方》)

鲜白茅根 Xiān Baímáogēn

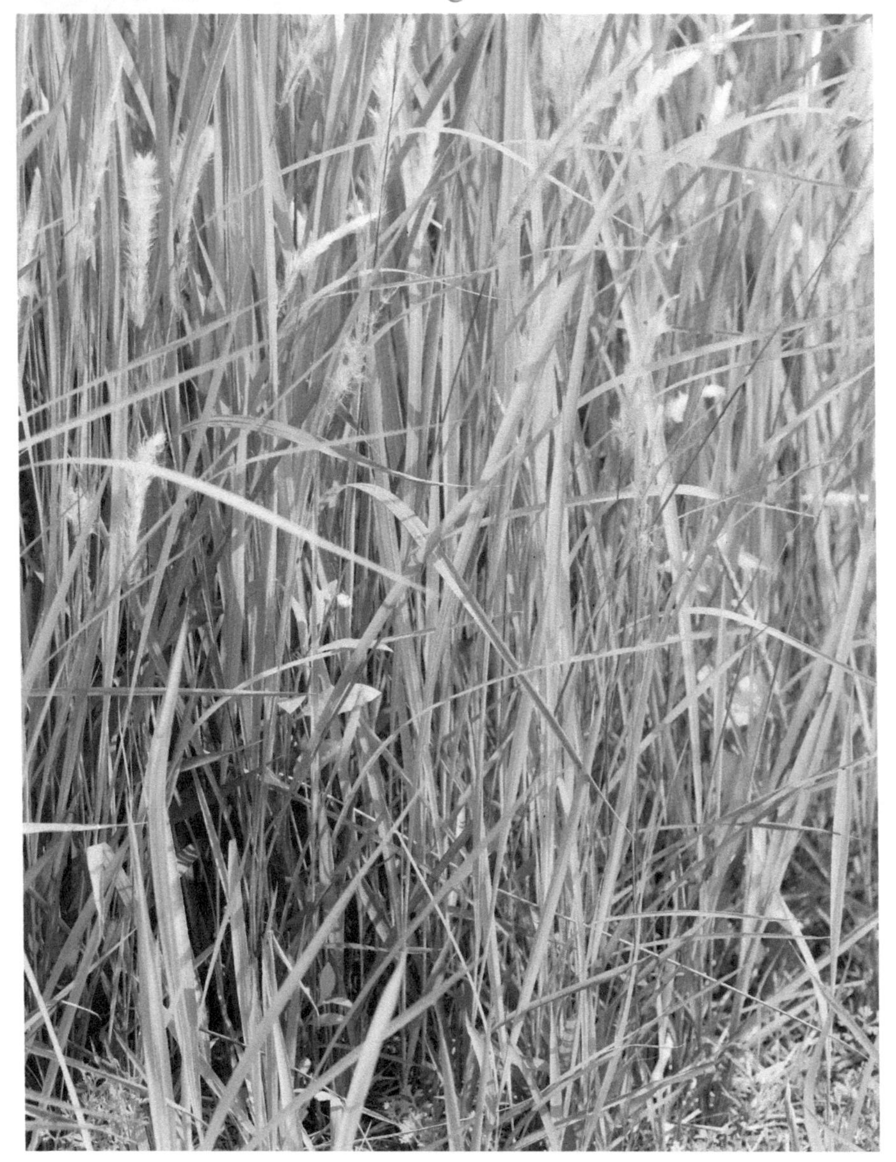

【来源】为禾本科植物白茅 *Imperata cylindrica* Beauv. var. *major*（Nees）C. E. Hubb. 的根茎。广西各地均有分布。春、秋二季采挖，鲜用。

【别名】丝茅草、茅草、白茅草、茅草根。

【性味】甘，寒。

【功效】凉血止血，清热利尿。

【主治】血热吐血，衄血，尿血，热病烦渴，湿热黄疸，水肿尿少，热淋涩痛。

【用法用量】内服：煎汤，30 ～ 60g；或捣汁。外用：适量，捣汁涂。

【使用注意】脾胃虚寒、溲多不渴者忌服。

1.《神农本草经疏》：因寒发哕，中寒呕吐，湿痰停饮发热，并不得服。

2.《本草从新》：吐血因于虚寒者，非所宜也。

【临证参考】

1. 治黄疸、谷疸、酒疸、女疸、劳疸、黄汗：生白茅根一把。细切，以猪肉一斤，合作羹，尽啜食之。(《补辑肘后方》)

2. 治血热鼻衄：白茅根汁一合。饮之即止。(《校注妇人良方》)

3. 治阳虚不能化阴，小便不利，或有湿热壅滞，以致小便不利，积成水肿：白茅根一斤。掘取鲜者，去净皮与节间小根，细切，将白茅根用水四大碗，煮一沸，移其锅置炉旁，候十数分钟，视其白茅根若不沉水底，再煮一沸，移其锅置炉旁，须臾视其根皆沉水底，其汤即成，去渣温服，多半杯，日服五六次，夜服两三次，使药力相继，周十二时，小便自利。(《医学衷中参西录》)

4. 治乳糜尿：鲜白茅根半斤。加水 2000mL 煎成约 1200mL，加糖适量。每日分三次内服，或代茶饮，连服 5 ～ 15 天为一疗程。(《江苏省中草药新医疗法展览资料选编》)

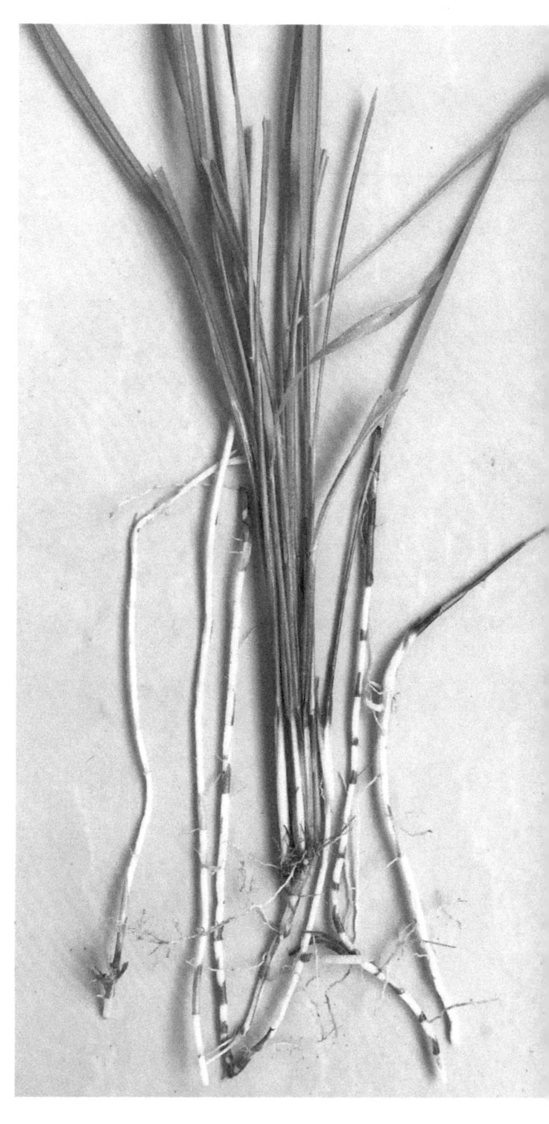

鲜紫珠叶 Xiān Zǐzhūyè

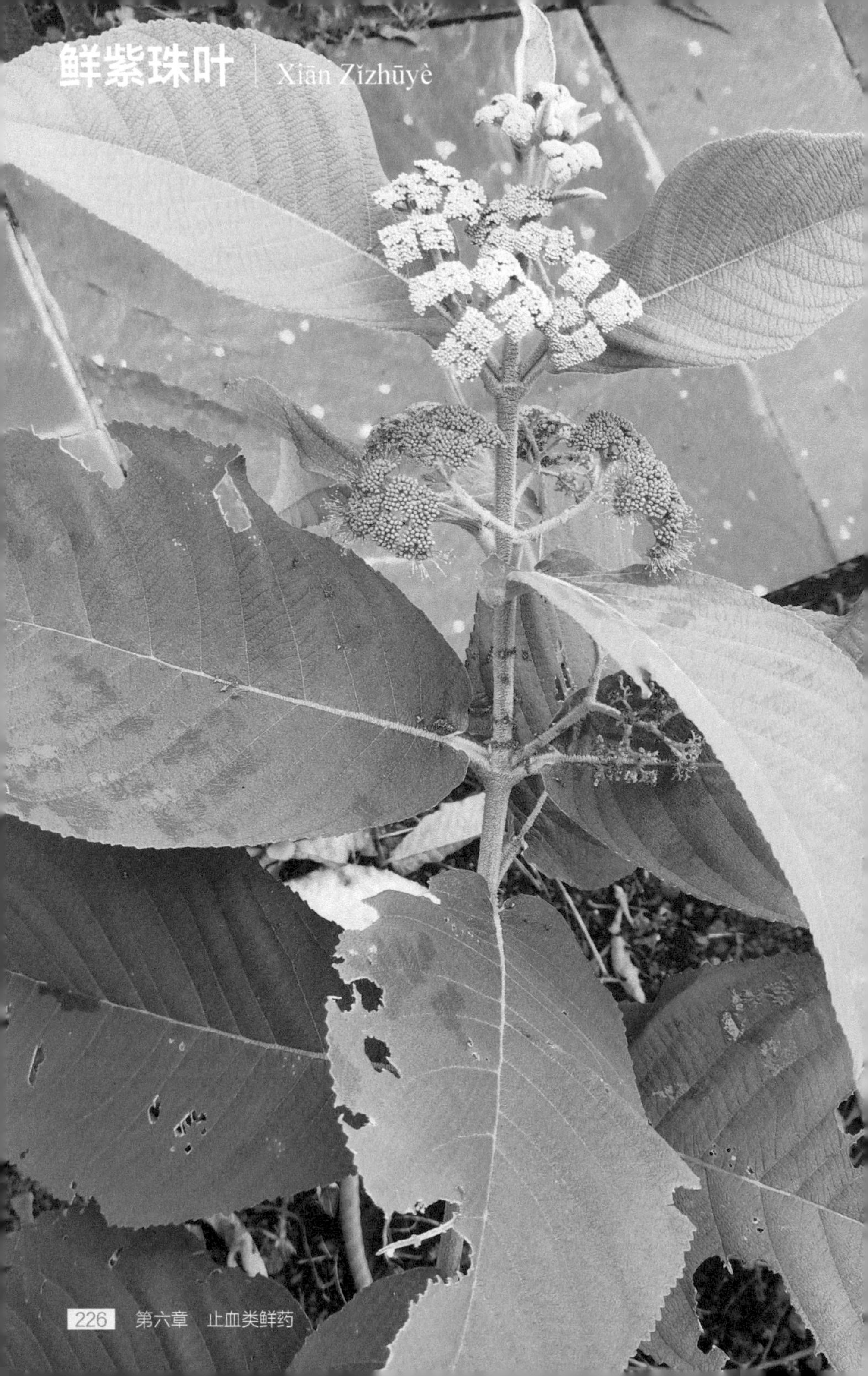

【来源】为马鞭草科植物杜虹花 *Callicarpa formosana* Rolfe 的叶。主产于广西天峨、南丹、罗城、全兴、兴安、灵川、桂林、灌阳、富川、岑溪等地。夏、秋季采叶，鲜用。

【别名】大风叶、白狗肠、大叶紫珠。

【性味】苦、涩，凉。

【功效】凉血收敛止血，散瘀解毒消肿。

【主治】衄血，咯血，吐血，便血，崩漏，外伤出血，热毒疮疡，水火烫伤。

【用法用量】内服：煎汤，10 ～ 30g。外用：适量，捣敷。

【使用注意】脾胃虚寒者慎用。

【临证参考】

1. 治创伤出血：鲜紫珠叶，用冷开水洗净，捣匀后敷创口；或用干紫珠叶研末敷渗，外用消毒纱布包扎之。

2. 治跌打损伤出血：鲜紫珠叶和实 60g，冰糖 30g。开水炖，分两次服。

3. 治一切咽喉痛：取鲜紫珠叶 30g。洗净，水两碗，煎一碗服，或煎做茶常服。

鲜棕榈皮 Xiān Zōnglǘpí

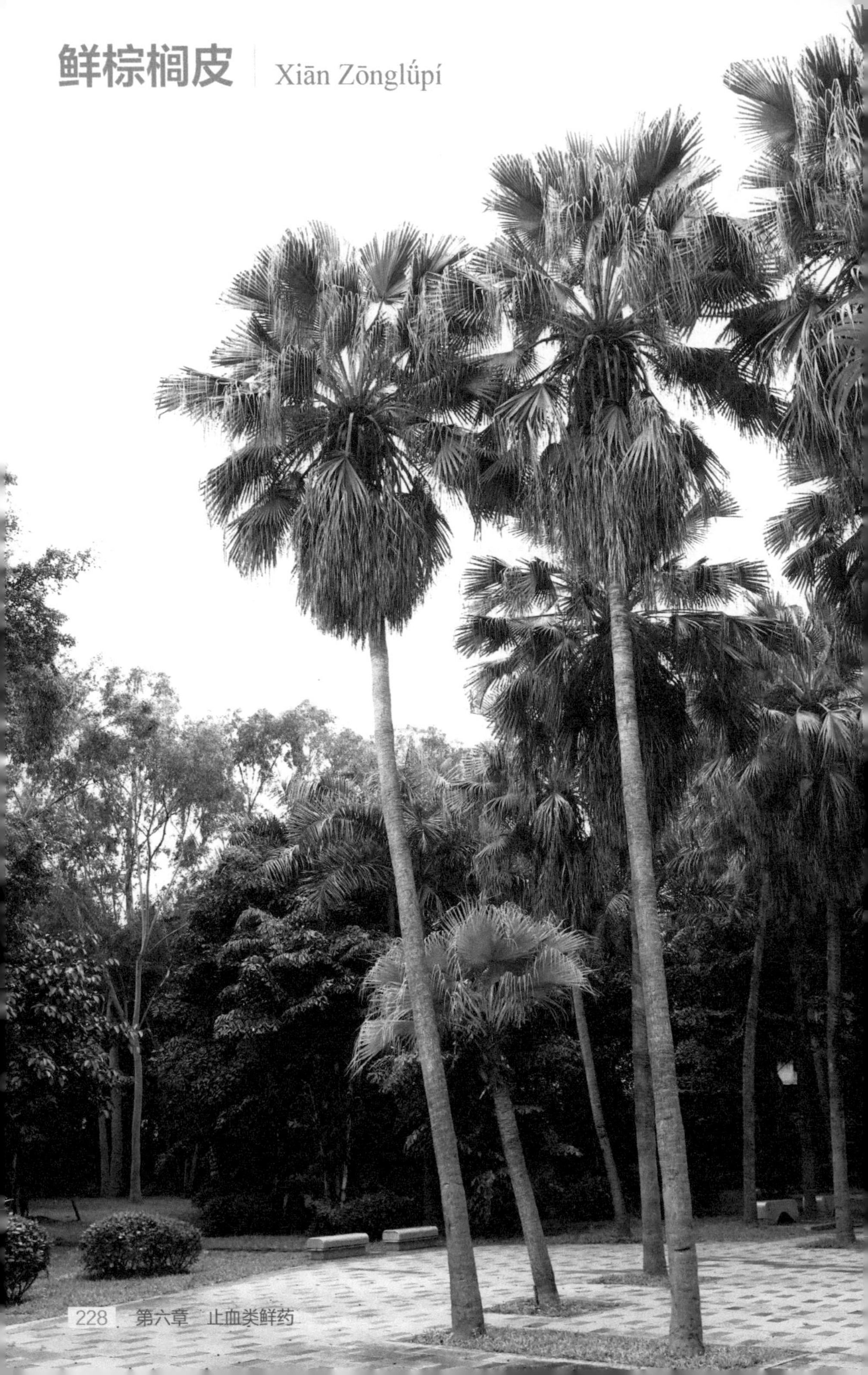

【来源】为棕榈科植物棕榈 *Trachycarpus fortunei*（Hook.）H. Wendl. 的叶鞘纤维。主产于广西百色、南宁、柳州、桂林等地。全年均可采，一般多于 9 ～ 10 月间采收其剥下的纤维状鞘片，除去残皮，鲜用。

【别名】拼榈木皮，棕毛，棕皮。

【性味】苦、涩，平。

【功效】收敛止血。

【主治】吐血，衄血，便血，血淋，尿血，下痢，血崩，带下，金疮，疥癣。

【用法用量】内服：煎汤，20 ～ 30g。外用：适量，捣敷。

【使用注意】出血诸证瘀滞未尽者不宜独用，出血夹瘀者慎服。

《神农本草经疏》：暴得吐血，瘀滞方动；暴得崩中，恶霉未竭；湿热下痢初发；肠风带下方炽，悉不宜遽用。即用亦无效。

【临证参考】

治高血压病：鲜棕榈皮六钱，鲜向日葵花盘二两。水煎服，每日一剂。

鲜五月艾 Xiān Wǔyuèài

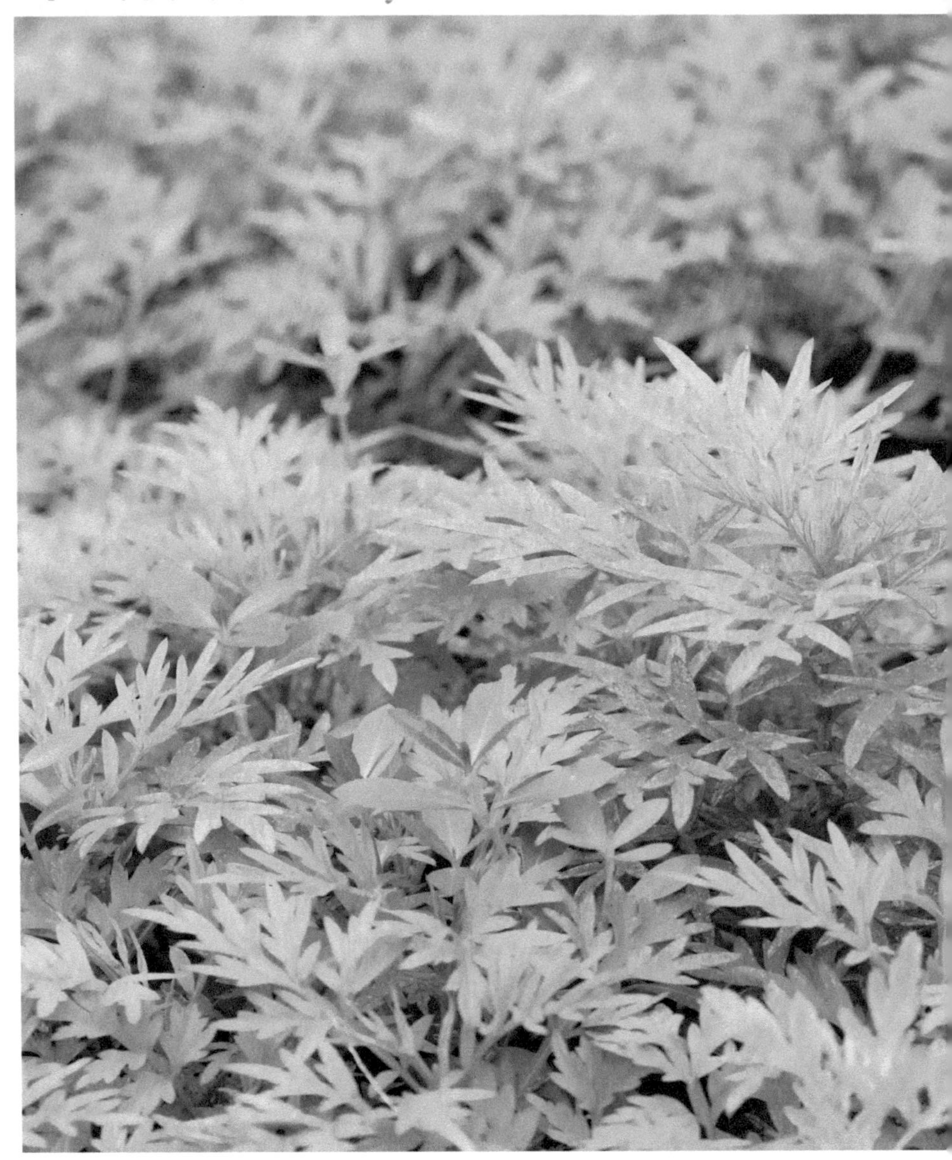

【来源】为菊科植物五月艾 *Artemisia indica* Willd. 的叶。主产于广西龙州、隆林、全州、富川等地。5～6月采，鲜用。

【别名】野艾蒿、生艾、鸡脚艾、草蓬、白蒿、白艾、黑蒿。

【性味】苦、辛，温。

【功效】温经止血，调经安胎。

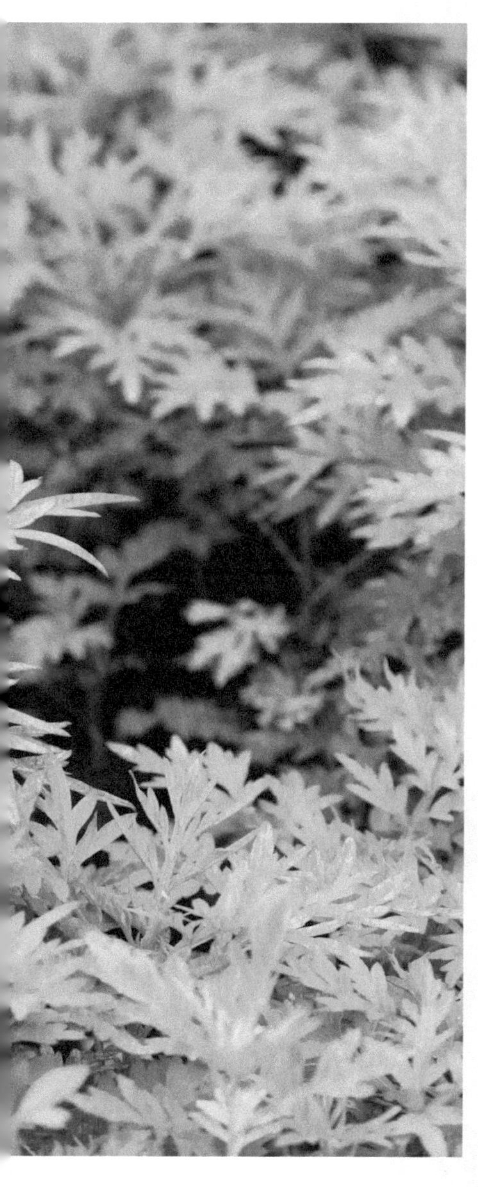

【主治】心腹冷痛，泄泻转筋，久痢，吐衄，下血，月经不调，崩漏，带下病，胎动不安。

【用法用量】内服：煎汤，10～20g，或捣汁。外用：适量，或捣敷，或煎水熏洗，或炒热温熨。

【使用注意】阴虚血热者及宿有失血病者慎用。

1.《本草备要》：血热为病者禁用。

2.《本经逢原》：阴虚火旺，血燥生热，及宿有失血病者为禁。

【临证参考】

1. 治慢性气管炎：取鲜艾1000g，洗净、切碎，放入4000mL水中浸泡4～6h，煎煮过滤，约得滤液3000mL，加适量调味剂及防腐剂。日服3次，每次30～60mL。(《中药大辞典》)

2. 治寻常疣：采鲜艾叶擦拭局部，每日数次，至疣自行脱落为止。治疗12例，最短3天、最长10天即行脱落。(《中药大辞典》)

鲜小蓟 Xiān Xiǎojì

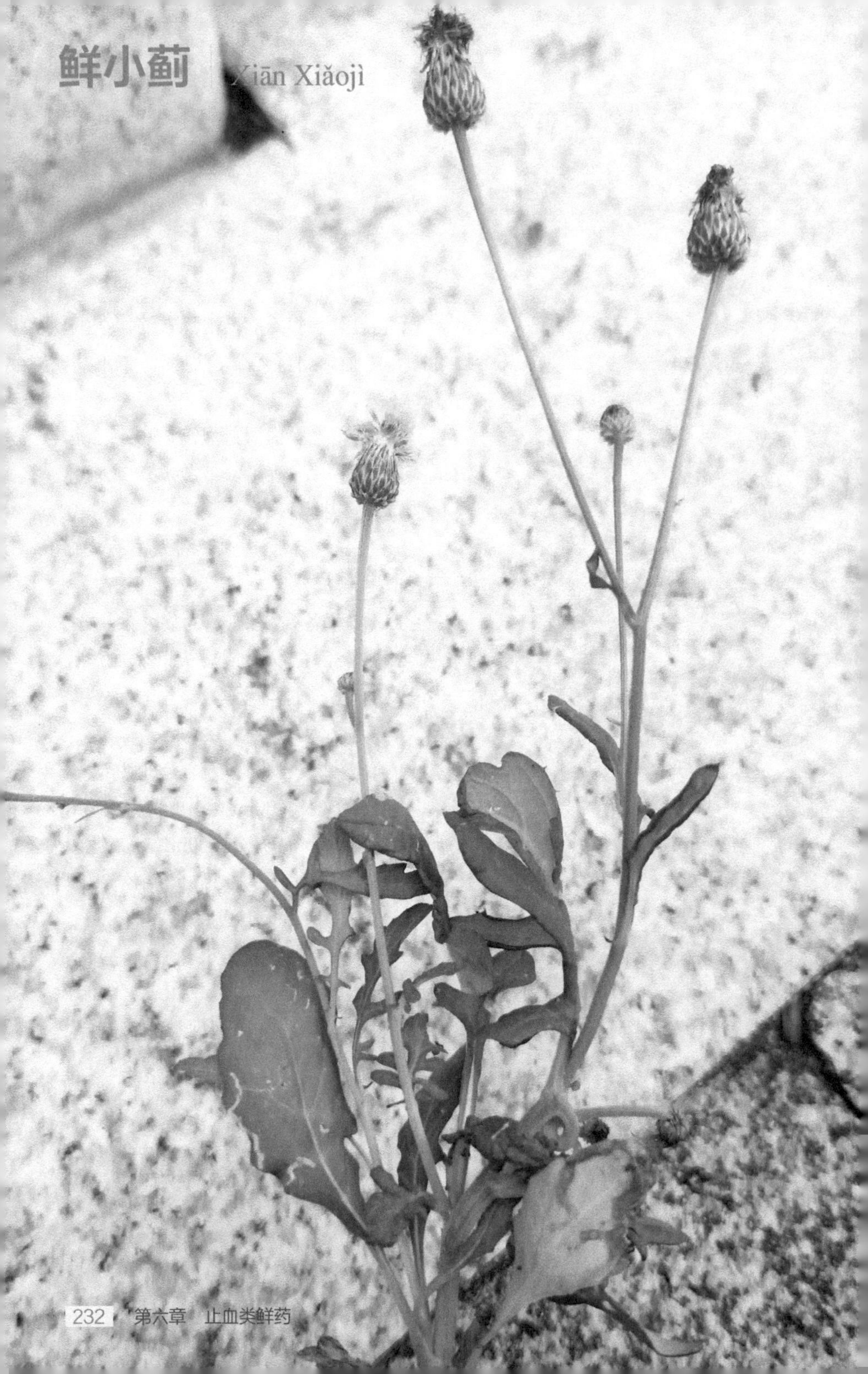

【来源】为菊科植物刺儿菜 *Cirsium setosum*（Willd.）MB. 的地上部分，根状茎亦可入药。广西各地均有分布。夏季采收带花全草，去杂质，鲜用。

【别名】猫蓟、青刺蓟、千针草、刺蓟菜、刺儿菜、青青菜、萋萋菜、枪刀菜、野红花、刺角菜、木刺艾、刺杆菜、刺刺芽、刺杀草、荠荠毛、小恶鸡婆、刺萝卜、小蓟姆、刺儿草、牛戳刺、刺尖头草、小刺盖。

【性味】甘、苦，凉。

【功效】凉血止血，散瘀解毒消痈。

【主治】衄血，吐血，尿血，血淋，便血，崩漏，外伤出血，痈肿疮毒。

【用法用量】内服：煎汤，30 ～ 60g，或捣汁。外用：适量，捣敷。

【使用注意】脾胃虚寒而无瘀滞者忌服。

1.《本草品汇精要》：忌犯铁器。

2.《神农本草经疏》：不利于胃弱泄泻及血虚极、脾胃弱不思饮食之证。

3.《本草汇言》：不利于气虚。

【临证参考】

1. 治妇人阴痒：小蓟煎汤，日洗三次。（《广济方》）

2. 治舌上出血，兼治大衄（大衄指九窍一起出血）：刺蓟一握，研，取汁，以酒半盏调服。（《圣济总录》清心散）

3. 治呕血、咯血：大蓟、小蓟、荷叶、侧柏叶、白茅根、茜草、栀子、大黄、牡丹皮、棕榈皮各等分。烧灰存性，研极细末，用纸包，碗盖于地上一夕，出火毒。用时先将白藕捣碎绞汁或萝卜汁磨京墨半碗调服 25g，食后服下。（《十药神书》十灰散）

4. 治功能性子宫出血：鲜小蓟 60g，水煎，分 2 次服。（《全国中草药汇编》）

鲜野牡丹 | Xiān Yěmǔdān

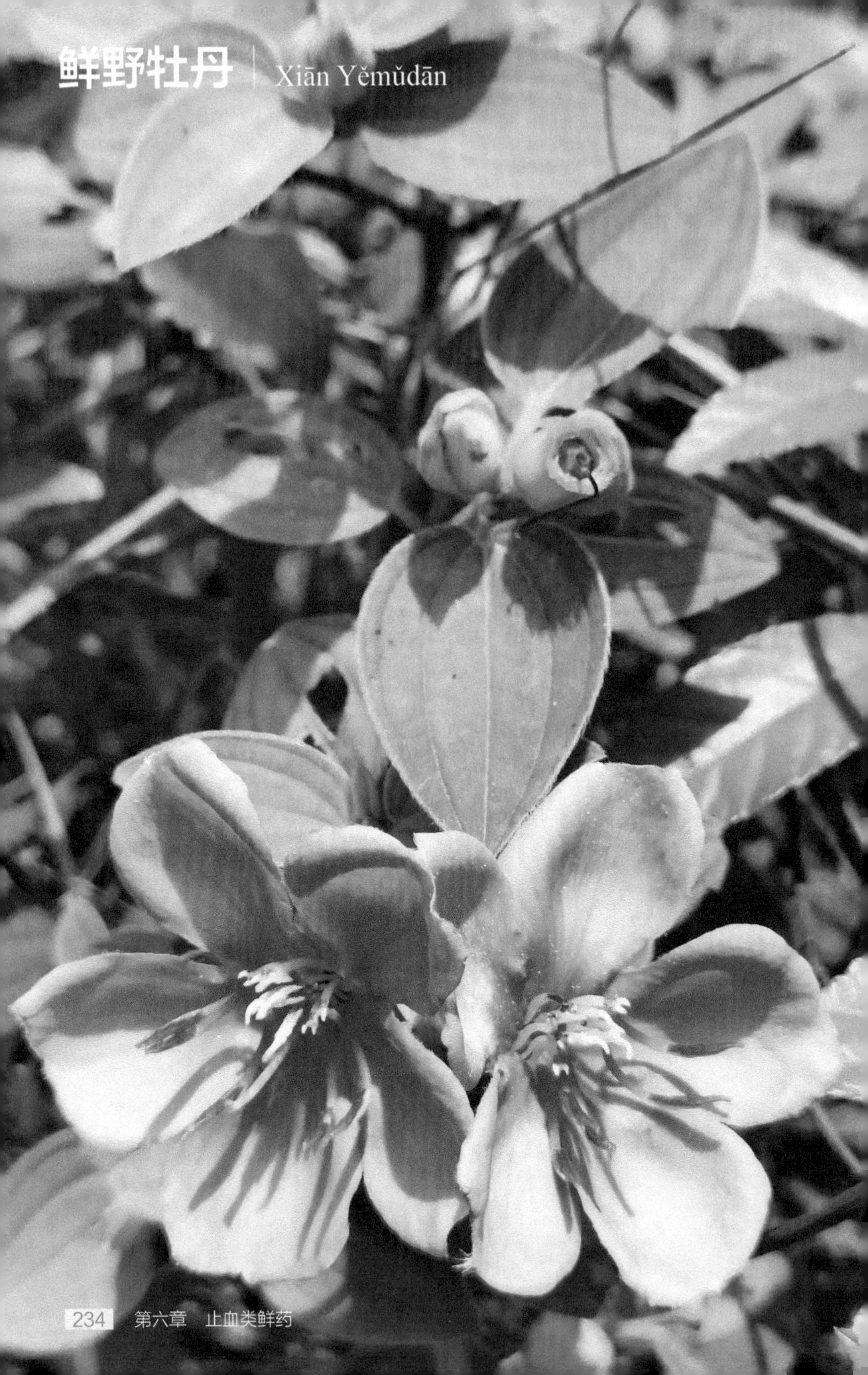

【来源】为野牡丹科植物野牡丹 *Melastoma candidum* D. Don. 的全草。主产于广西桂南、桂西等地。夏、秋季采收，鲜用。

【别名】猪母草、山石榴、地茄、豹牙郎木、活血丹、高脚山落苏、吞口巴、毡子杆、毛足杆、野石榴、金石榴、金鸡腿、红爆牙狼。

【性味】酸、涩，凉。

【功效】消积利湿，活血止血，清热解毒。

【主治】食积，泻痢，肝炎，跌打肿痛，外伤出血，衄血，咯血，吐血，便血，月经过多，崩漏，产后腹痛，带下病，乳汁不下，血栓性脉管炎，肠痈，疮肿，毒蛇咬伤。

【用法用量】内服：煎汤，20 ～ 30g。外用：适量，捣敷、绞汁涂或研末敷。

【使用注意】孕妇慎用。

【临证参考】

治痈肿：鲜野牡丹叶 30 ～ 60g，水煎服，渣捣烂外敷。

鲜水田七 Xiān Shuǐtiánqī

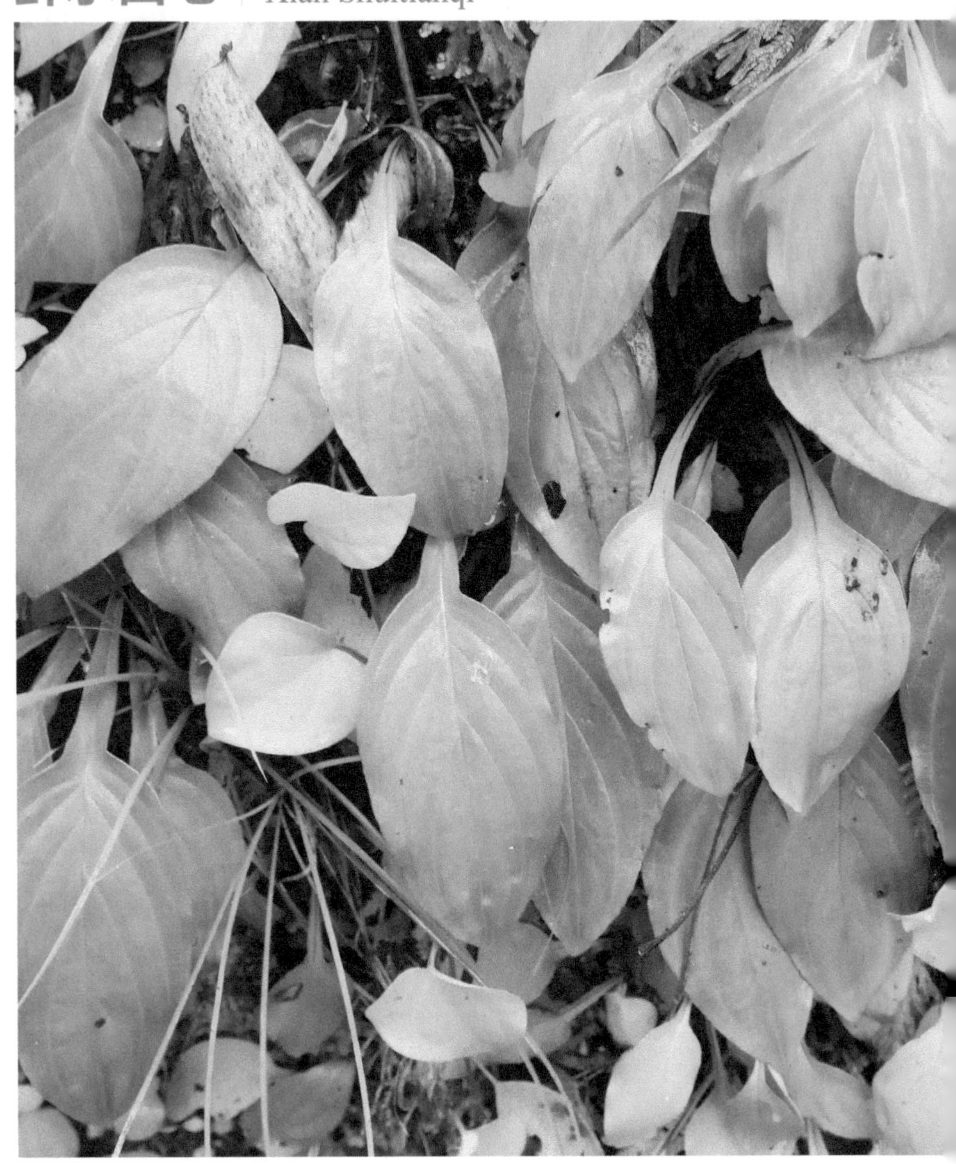

【来源】为薯蓣科植物裂果薯 *Schizocapsa plantaginea* Hance 的块茎。广西各地均有分布。春、夏季采，鲜用。

【别名】水狗仔、水虾公、屈头鸡、黑冬叶、冬叶七、米荷瓦、马老头、水鸡仔、水萝卜、水槟榔。

【性味】苦，寒。有毒。

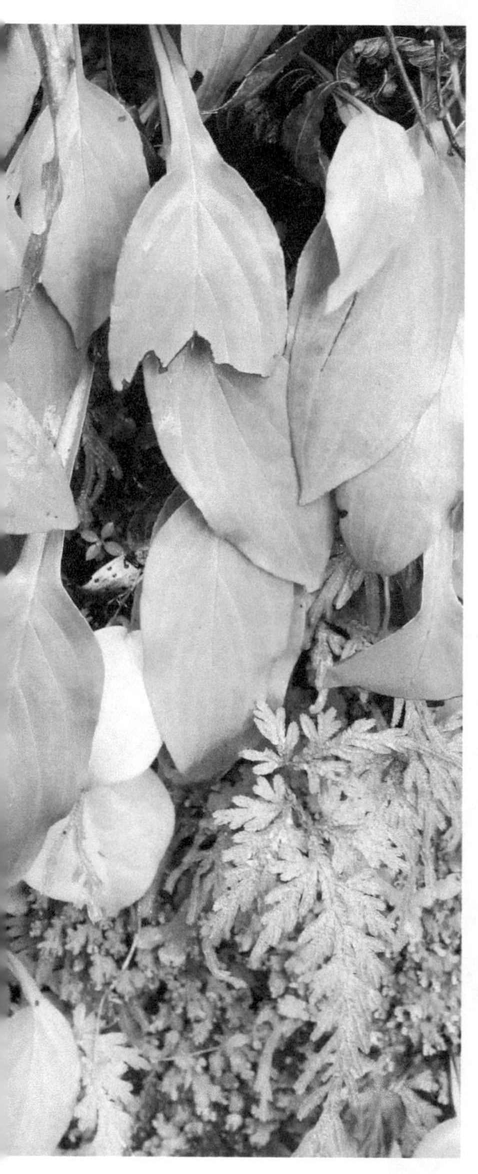

【功效】散瘀消肿，清热解毒，理气止痛，截疟。

【主治】内服治咽喉肿痛，急性胃肠炎，泌尿道感染，牙痛，慢性胃炎，胃、十二指肠溃疡，风湿性关节炎，月经不调，疟疾。外用治跌打损伤，疮疡肿毒，外伤出血。

【用法用量】内用：煎汤，10 ～ 30g。外用：适量，捣敷。

【使用注意】孕妇禁用。本品有毒，服用过量易致吐泻，严重者会引起大量出血。

【临证参考】

1. 治巴骨癀（编者注：即慢性骨髓炎）：水田七，捣烂，加酒少许和匀外敷，每日一次。

2. 治刀伤出血及伤口溃烂：水田七，磨水外搽，一日两次。

鲜侧柏叶 Xiān Cèbǎiyè

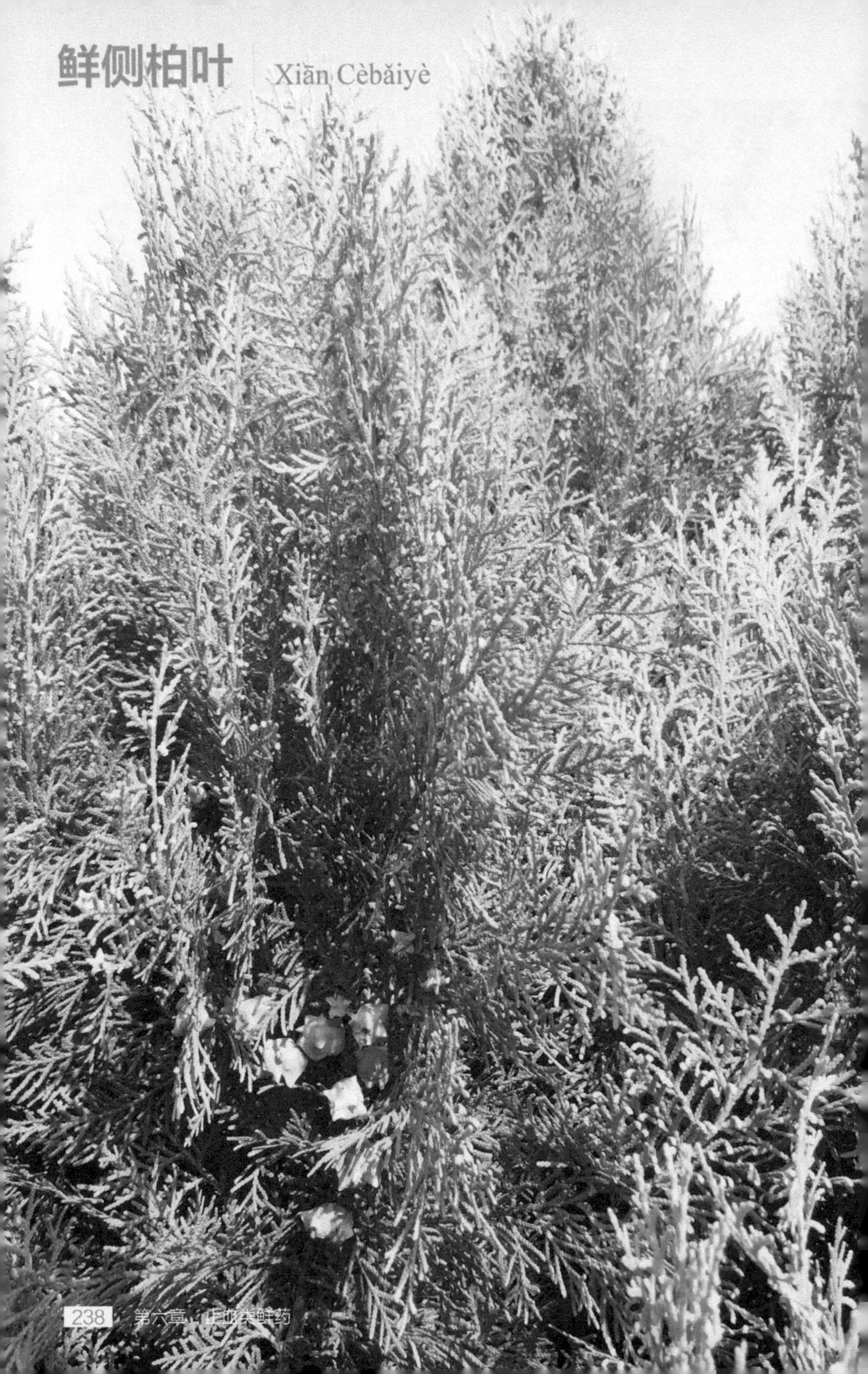

【来源】为柏科植物侧柏 *Platycladus orientalis*（L.）Franco 的枝梢及叶。主产于广西那坡、罗城、柳江、来宾、桂平、容县、博白等地。多在夏、秋二季采收，鲜用。

【别名】扁柏、香柏、柏树、柏子树。

【性味】苦、涩，寒。

【功效】凉血止血，化痰止咳，生发乌发。

【主治】吐血，衄血，咯血，便血，崩漏下血，肺热咳嗽，血热脱发，须发早白。

【用法用量】内服：煎汤，15～30g。外用：适量，捣敷。

【使用注意】多服、久服，易致胃脘不适及食欲减退。

《本草述》：多食亦能倒胃。

【临证参考】

1. 治大人及小儿汤火伤：侧柏叶入臼中，湿捣令极烂如泥，冷水调作膏，涂敷于伤处，用帛子系定，三两日疮当敛，仍灭瘢。(《本草图经》)

2. 治肠风、脏毒酒痢、下血不止：嫩侧柏叶（九蒸九晒）100g，陈槐花50g（炒半黑色）。上为末，炼蜜丸，梧桐子大。每服四五十丸，空心温酒下。(《普济方》)

3. 治风痹历节作痛：侧柏叶取汁，同曲、米酿酒饮。(《本草纲目》柏叶酒)

4. 治乳痈：侧柏叶同糖糟，捶烂敷乳痈，胜过蒲公英。

5. 治鹅掌风：鲜侧柏叶，放锅内水煮两三沸，先熏后洗，一日两三次。

6. 治流行性腮腺炎：侧柏叶适量，洗净捣烂，加鸡蛋白调成泥状外敷，每日换药2次。

鲜苎麻 Xiān Zhùmá

【来源】为荨麻科植物苎麻 *Boehmeria nivea*（L.）Gaudich. 的根和叶。广西各地均有分布。冬初挖根、秋季采叶，鲜用。

【别名】家苎麻、白麻、圆麻。

【性味】根：甘，寒。叶：甘，凉。

【功效】根：凉血止血，安胎，解毒。叶：止血，解毒。

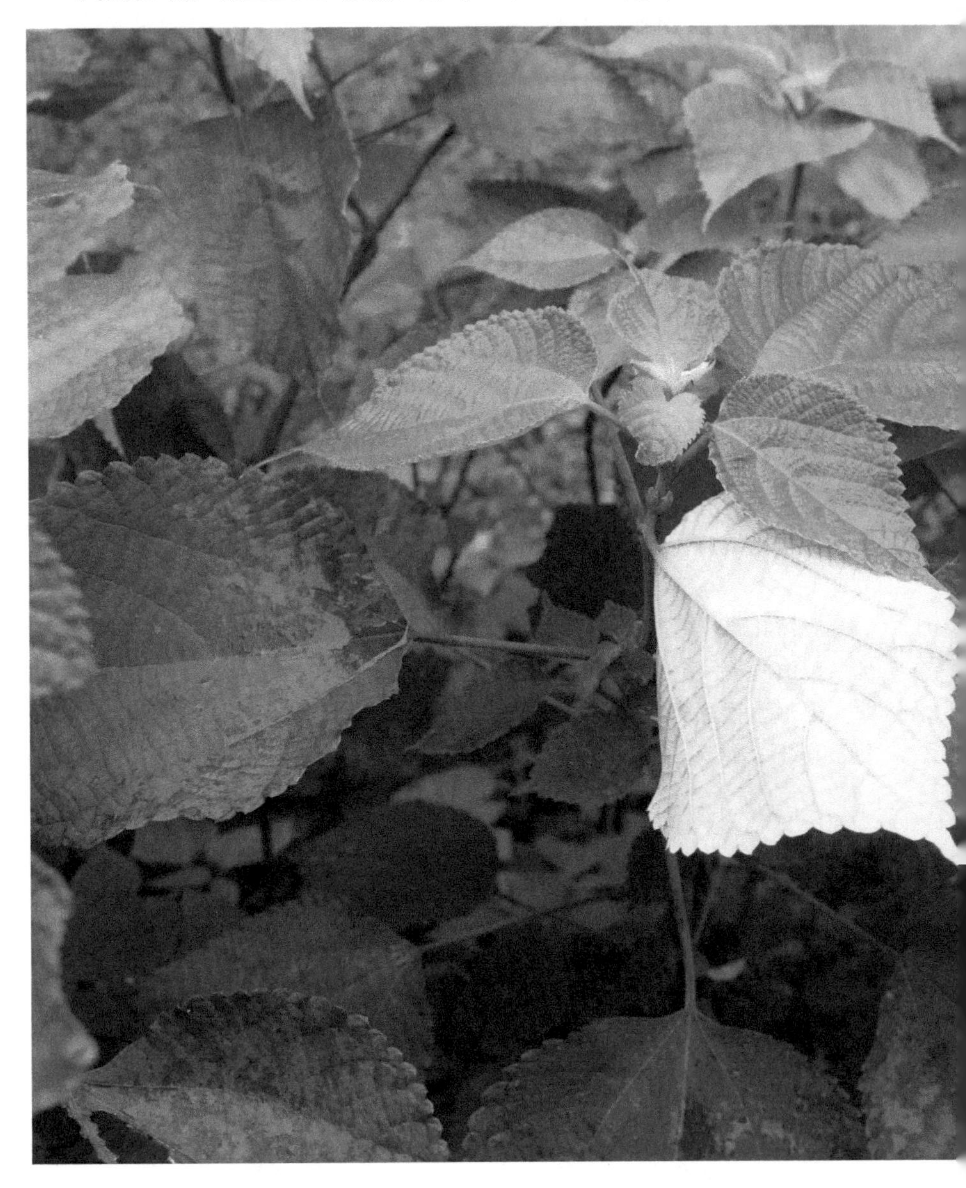

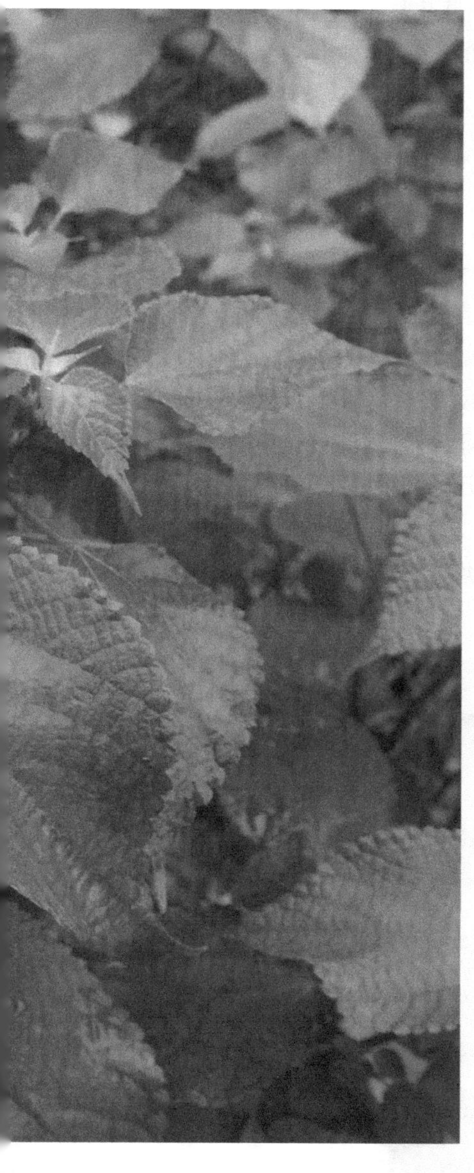

【主治】感冒发热，麻疹高热，尿路感染，肾炎水肿，孕妇腹痛，胎动不安，先兆流产。外用治跌打损伤，骨折，疮疡肿毒。

【用法用量】内服：根，煎汤，30～50g。外用：根、叶，适量，捣敷。

【使用注意】虚寒性出血慎用。

《神农本草经疏》：病人胃弱泄泻者勿服，诸病不由血热者亦不宜用。

【临证参考】

1. 治诸伤瘀血不散：野苎叶（五至六月收）、紫苏叶，擂烂敷金疮上。如瘀血在腹内，水绞汁服。秋冬用干叶亦可。（《永类钤方》）

2. 治乳痈初起：鲜苎麻叶、韭菜根、橘叶同酒糟捣烂，敷患处。

3. 治习惯性流产或早产：鲜苎麻根30g，莲子（去心）30g，糯米30g。清水煮成粥。去苎麻根服，每日3次，至足月。

4. 治痛风：苎麻根250g，雄黄15g。共捣烂，敷患处。如痛不止，以莲叶包药，煨热，敷患处。

5. 治毒蛇咬伤：苎麻根适量，加黑桐油捣烂。敷患处。

鲜九里香 Xiān Jiǔlǐxiāng

【来源】为芸香科植物九里香 *Murraya paniculata*（L.）Jack 的根和叶。广西各地均有分布，生长旺盛期采叶，成林植株每年采收枝叶 1～2 次，鲜用。

【别名】石辣椒、九秋香、九树香、七里香、千里香。

【性味】辛、微苦，温。

【功效】行气止痛，活血散瘀。

【主治】胃痛，风湿痹痛；外治牙痛，跌扑肿痛，虫蛇咬伤。

【用法用量】内服：根、叶，煎汤，30～60g。外用：叶，适量，捣敷。

【使用注意】阴虚火亢者忌用。

【临证参考】

1. 治跌打肿痛：鲜九里香叶、鲜地耳草、鲜水茴香、鲜山栀叶各等量，共捣烂，酒炒敷患处。

2. 治流行性乙型脑炎：鲜九里香叶 15～30g，鲜刺针草 30～90g，水煎，分 2～3 次服（或用鼻饲）。如高热加大青叶 30g，同上药煎服；抽搐频繁痰多者，另取九里香叶 15～30g，捣烂用冷开水冲服。

3. 手术麻醉：取鲜九里香 500g，洗净，捣烂，加三花酒（或 50% 乙醇）1L，浸泡 24h，取滤液备用。用时直接涂于咽喉部黏膜表面，用于扁桃体挤切术，效果良好。涂后数分钟出现麻醉作用，药效持续 10min 左右。

4. 治湿疹：鲜九里香枝叶，水煎，擦洗患处。

5. 治骨折、痈肿：鲜九里香叶或根捣烂，加鸡蛋清调敷患处。

6. 治蛇伤：九里香叶捣烂外敷。

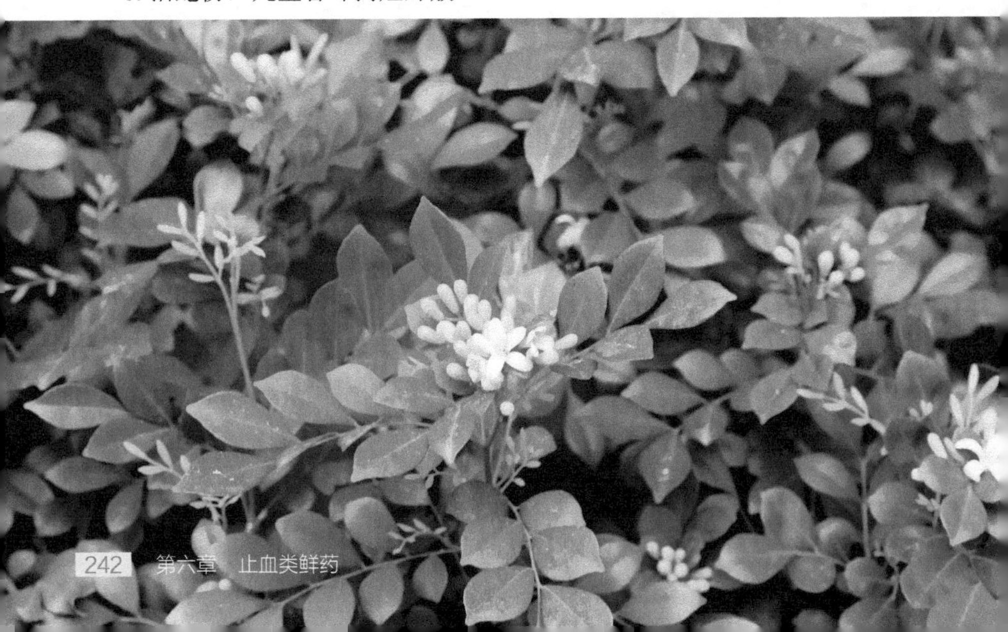

第七章

活血化瘀类鲜药

鲜红接骨草 Xiān Hóngjiēgǔcǎo

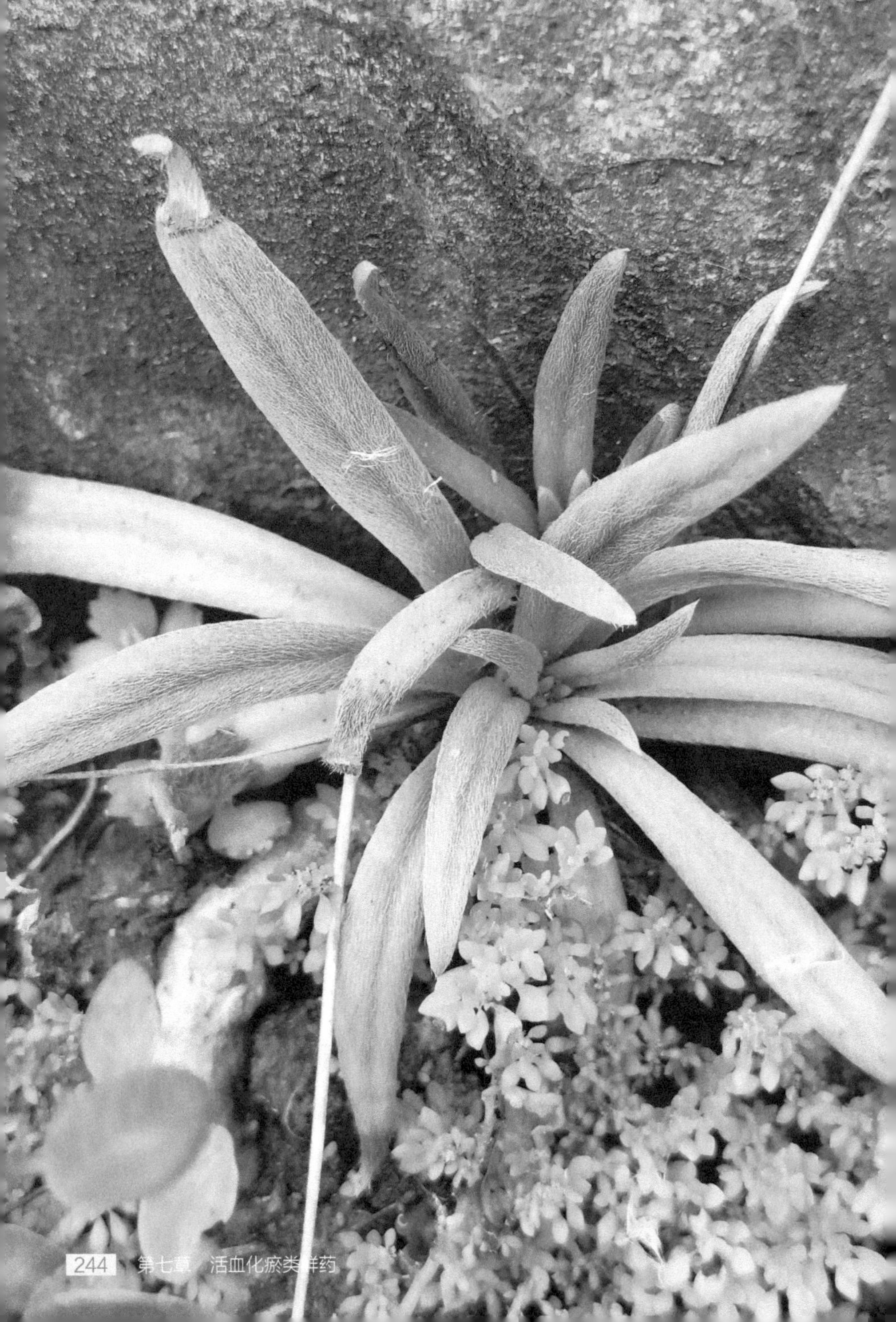

【来源】为苦苣苔科植物红接骨草 *Didymocarpus hedyotideus* Chun 的全草。主产于广西宁明、龙州、邕宁、武鸣等地。夏、秋季采收，鲜用。

【别名】耳草长蒴苣苔、矮脚甘松、石上莲。

【性味】微苦、涩，凉。

【功效】散瘀，消肿，止痛。

【主治】跌打损伤，痈疮疖肿。

【用法用量】内服：煎汤，20～30g，或浸酒服。外用：适量，捣敷或浸酒擦。

【使用注意】过量服用会引起呕吐。

《品汇精要》：多服令人吐。

【临证参考】

1. 治跌打损伤、骨折：鲜红接骨草捣烂用酒炒外敷，或用全草浸酒内服外搽。(《全国中草药汇编》)

2. 治痈疮疖肿：鲜红接骨草捣烂调红糖外敷。(《全国中草药汇编》)

3. 治湿热型痢疾及泄泻：鲜红接骨草 600g。每日 1 剂，日服 2 次。每次均加水 2 小碗，煎取 1 小碗，顿服，小儿用量减半，5 天为 1 个疗程。[广西中医药，1991（05）：207]

鲜益母草 Xiān Yìmǔcǎo

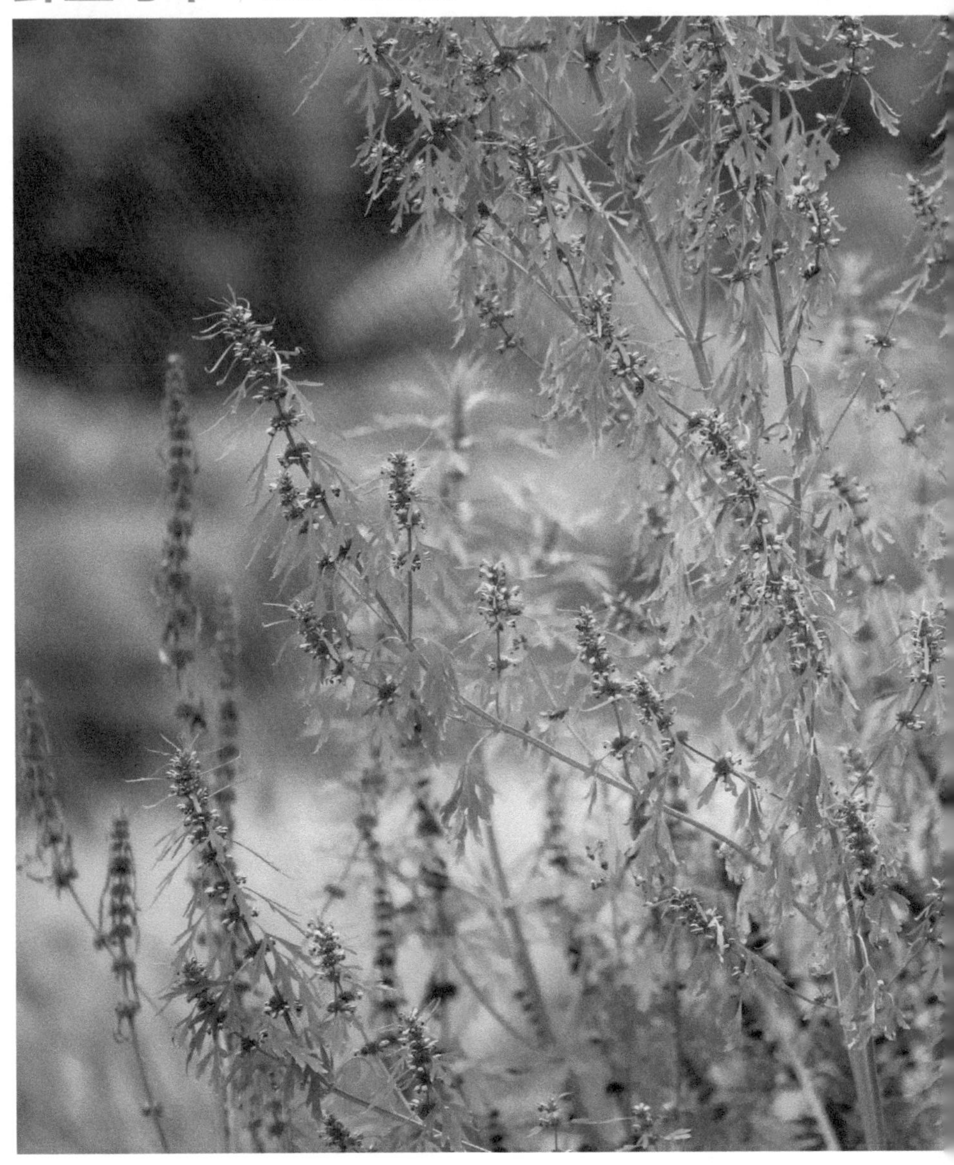

【来源】为唇形科植物益母草 *Leonurus japonicus* Houtt. 的地上部分。广西各地均有分布。春季幼苗期至初夏花前期采割，鲜用。

【别名】益母蒿、益母艾、红花艾、坤草、茺蔚、三角胡麻。

【性味】苦、辛，微寒。

【功效】活血调经，利尿消肿，清热解毒。

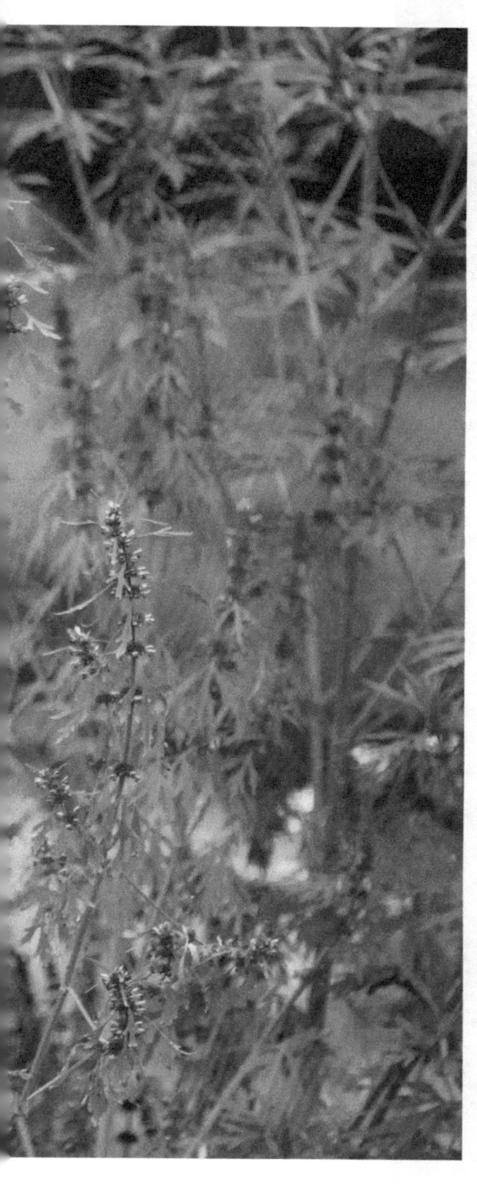

【主治】月经不调，痛经经闭，恶露不尽，水肿尿少，疮疡肿毒。

【用法用量】内服：煎汤，12～40g，或熬膏。外用：适量，煎水洗；或捣敷。

【使用注意】阴虚血少、月经过多者及孕妇忌用。

《本草正》：血热、血滞及胎产艰涩者宜之；若血气素虚兼寒，及滑陷不固者，皆非所宜。

【临证参考】

1. 治产后血不下：益母草，捣，绞汁，每服一小盏，入酒一合，温搅匀服。(《证类本草》)

2. 治产后血晕，心气绝：益母草，研，绞汁，服一盏。(《子母秘录》)

3. 治尿血：益母草汁（服）一升。(《外台秘要》)

4. 治疔肿至甚：益母草茎叶，烂捣敷疮上，又绞取汁五合服之，即疔肿内消。(《太平圣惠方》)

5. 治喉闭：益母草不拘多少捣烂，以新汲水一碗，绞汁饮，随吐愈。冬月用根。(《卫生易简方》

6. 治耳聋：益母草一握（洗）。上研取汁，少灌耳中。(《圣济总录》)

7. 治小儿疳痢、痔疾：以益母草叶煮粥食之，取汁饮之亦妙。(《食医心鉴》)

8. 治人工流产后阴道出血症状：鲜益母草胶囊口服治疗，4 粒 / 次，3 次 / 天，持续治疗 3 周。[新中医，2020，52(04)：90-92]

鲜排钱草根 Xiān Páiqiáncǎogēn

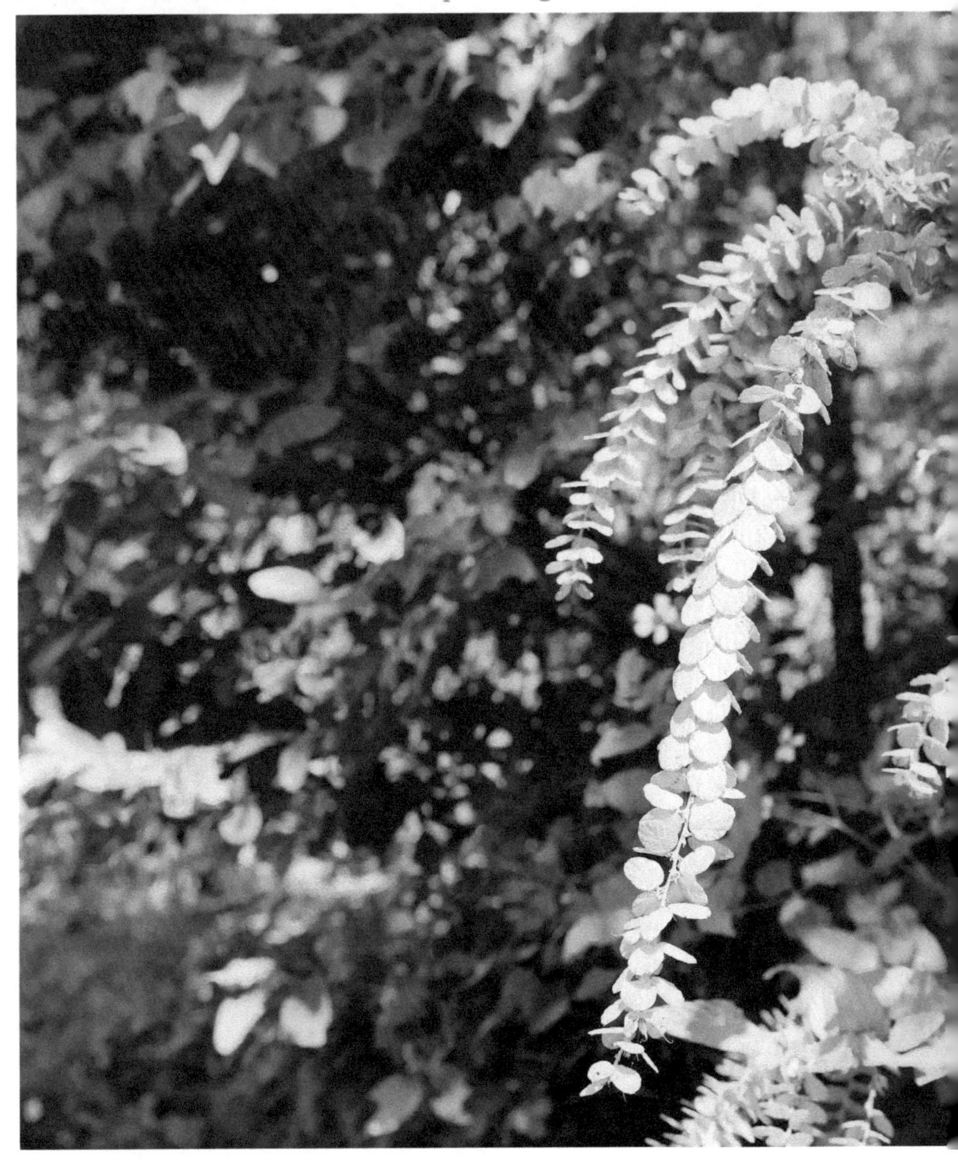

【来源】为豆科植物排钱树 *Phyllodium pulchellum*（L.）Desv. 的根。主产于广西靖西、南宁、贵港、北流、平南、苍梧、梧州、邵平、贺州、钟山、富川等地。夏、秋季采收，鲜用。

【别名】叠钱草、钱排草、龙鳞草、午时合。

【性味】淡、涩，凉。有小毒。

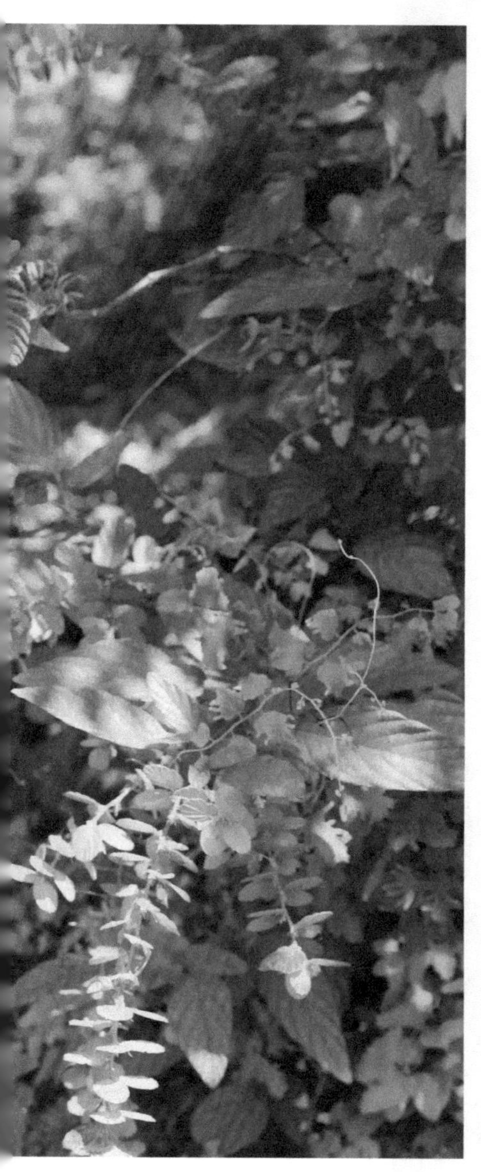

【功效】清热利水。

【主治】胁痛，黄疸，臌胀，湿热痹证，月经不调，闭经，痈疽疔疮，跌打肿痛。

【用法用量】内服：煎汤，60 ～ 90g。

【使用注意】孕妇及血虚者禁用，过量或长期服用可致呕吐。

【临证参考】

1. 治风湿性关节炎：排钱草根 100 ～ 150g。洗净、捣碎，和瘦猪肉 200g 同炖，饭前服，连服数次。

2. 治妇人月经不调、闭经：排钱草根 100 ～ 150g，老母鸡一只，酒少许。同炖，饭前服。

3. 治跌打损伤：排钱草根 60 ～ 90g。洗净，和酒适量炖服，日服两次。

鲜丁茄 Xiān Dīngqié

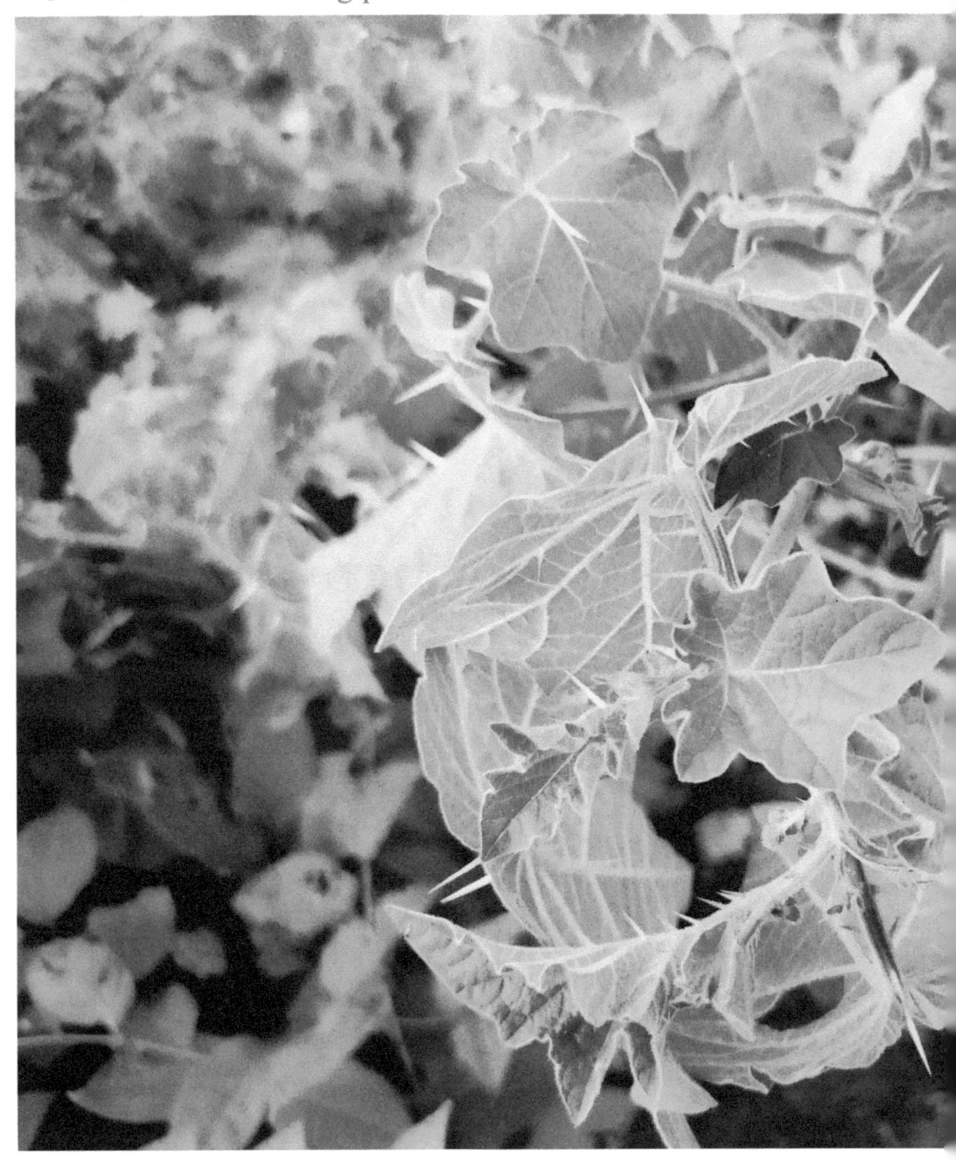

【来源】为茄科属植物丁茄 *Solanum surattense* Burm. f. 的根、果或全草。主产于广西金秀、岑溪、平南、玉林、南宁、宾阳、上林等地。夏、秋采全草，秋季采根、果，鲜用。

【别名】颠茄、大颠茄、野颠茄、野西红柿、钮茄根等。

【性味】苦、辛，微温。有毒。

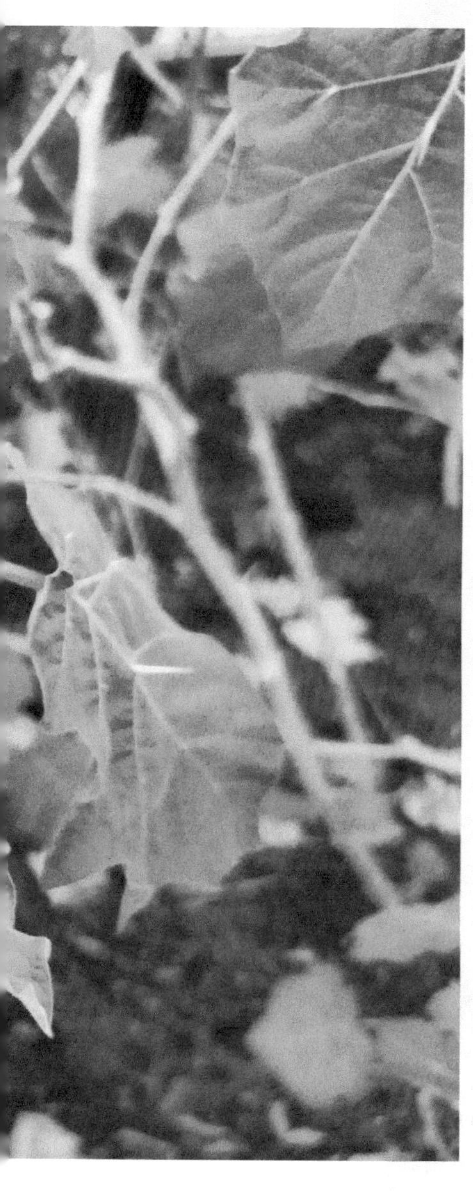

【功效】活血散瘀，镇痛麻醉。

【主治】跌打损伤，风湿腰腿痛，痈疮肿毒，冻疮。

【用法用量】内服：煎汤，3 ～ 6g；或研末，0.3 ～ 0.9g。外用：适量，鲜品捣烂敷患处，煎水洗或研末调敷。

【使用注意】全株有毒，以未成熟果实最毒，误食可出现口渴、咽喉灼热、吞咽困难、皮肤干热潮红、瞳孔散大、视物模糊、烦躁不安、幻觉、谵妄，甚至发生惊厥等症状。青光眼患者禁用，以免增加眼压而使病情恶化。因有毒，用量不宜过大；孕妇禁用。

【临证参考】

1. 治跌打肿痛、痈疮肿毒：鲜丁茄根捣敷；或用丁茄茎叶晒干煅存性为末，调茶油敷患处。

2. 治小儿疳积：鲜丁茄果一至二枚，切开，加猪肝蒸熟，去丁茄取猪肝吃。

3. 治扭挫伤：丁茄、姜黄、韭菜根，共捣烂外敷。

鲜三月泡 Xiān Sānyuèpào

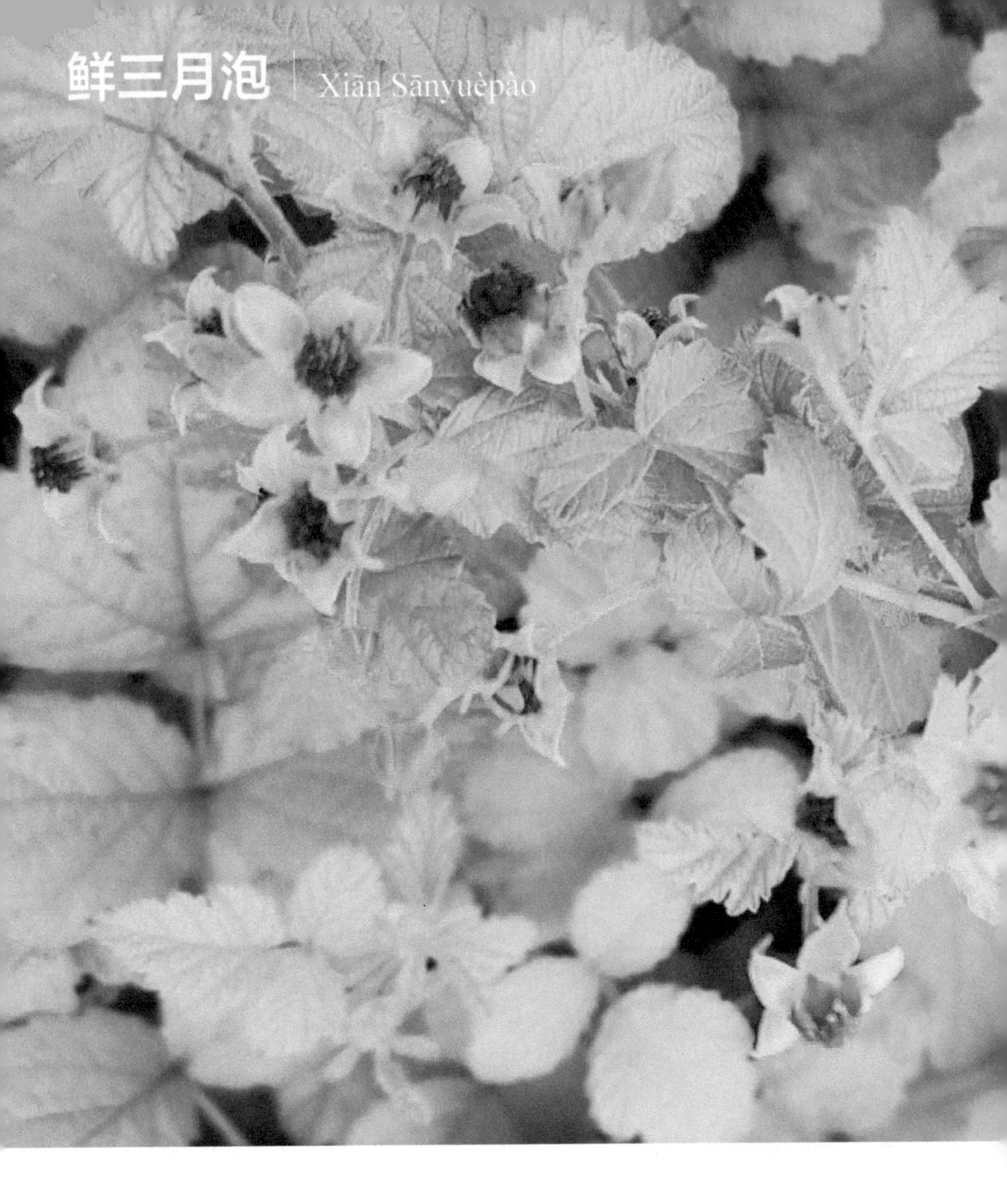

【来源】为蔷薇科植物茅莓 *Rubus parvifolius* L. 的茎叶和根。广西各地均有分布。茎叶夏、秋季采，根全年可采，鲜用。

【别名】企晃刺、野杜利、竖藤火梅刺、饭消扭、割田藨。

【性味】甘、微苦，平。

【功效】茎叶：消炎，接骨。根：祛风活络，清热镇惊。

【主治】茎叶：用于断指。根：用于小儿惊风，风湿筋骨痛。

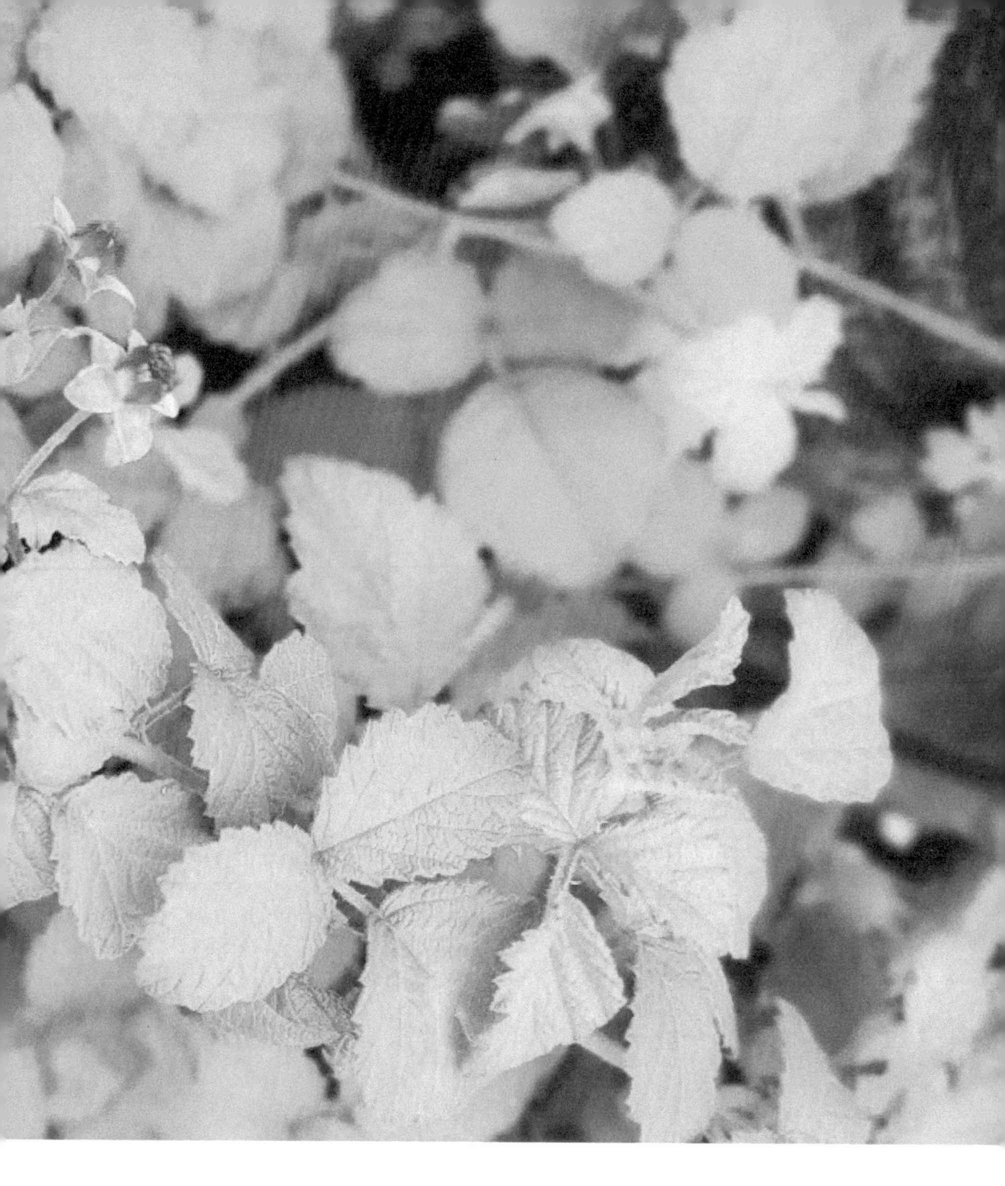

【用法用量】内服：根，煎汤，25～50g。外用：茎叶，适量，捣敷。

【临证参考】

治尖锐湿疣：鲜三月泡根150g，水煎药两大碗约2000mL，分3次服用，睡前追加1次，放醪糟1匙，一日4次。［中国社区医师（综合版），2006（09）：54］

鲜小罗伞 Xiān Xiǎoluósǎn

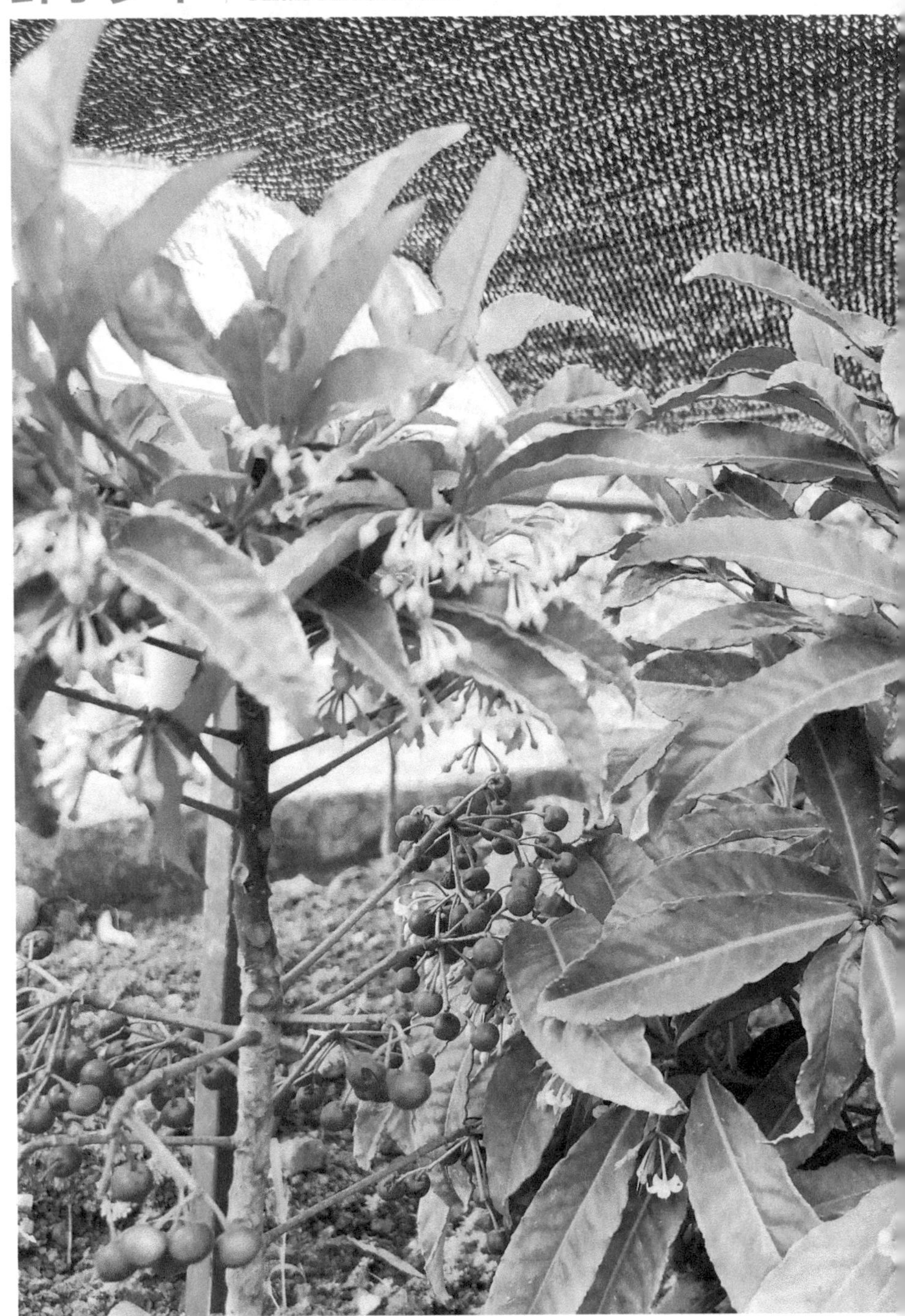

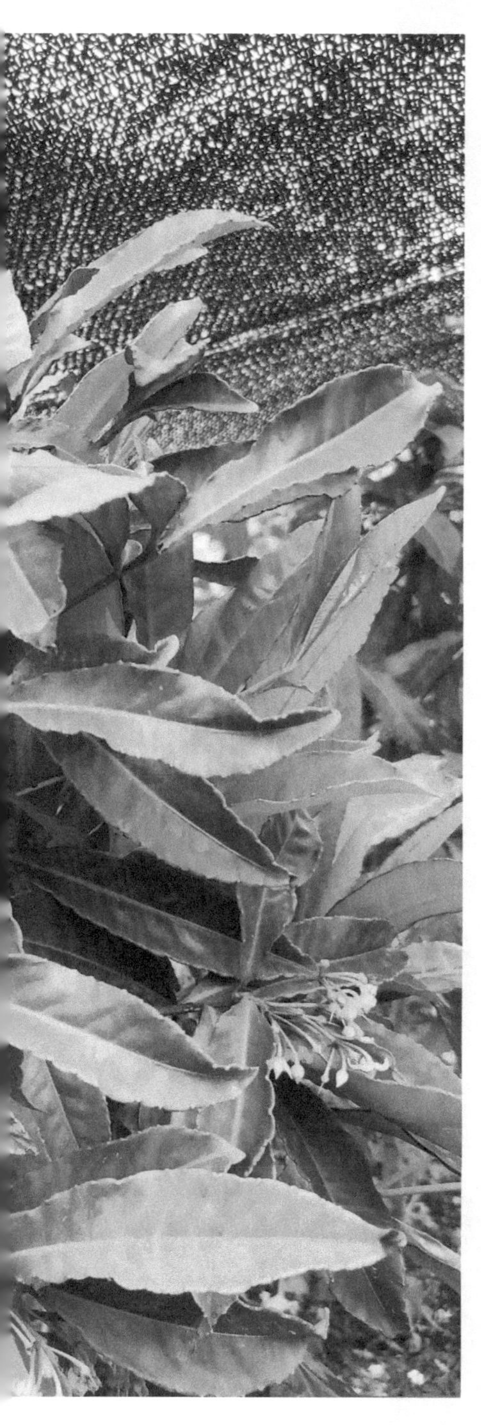

【来源】为紫金牛科植物小罗伞 *Ardisia punctata* Lindl. 的根或全株。主产于广西融水、阳朔、临桂、全州、兴安、龙胜、恭城、平南、贺州、昭平、金秀等地。全年均可采收，鲜用。

【别名】血党、活血胎、腺点紫金牛、斑叶朱砂根。

【性味】苦、甘、辛，温。

【功效】活血调经，祛风除湿。

【主治】闭经，痛经，风湿痹痛，跌打损伤。

【用法用量】内服：煎汤，25 ～ 50g。

【临证参考】

治跌打损伤：15 ～ 21g 鲜小罗伞根、叶捣烂敷患处。(《全国中草药汇编》)

鲜罗裙带 Xiān Luóqúndài

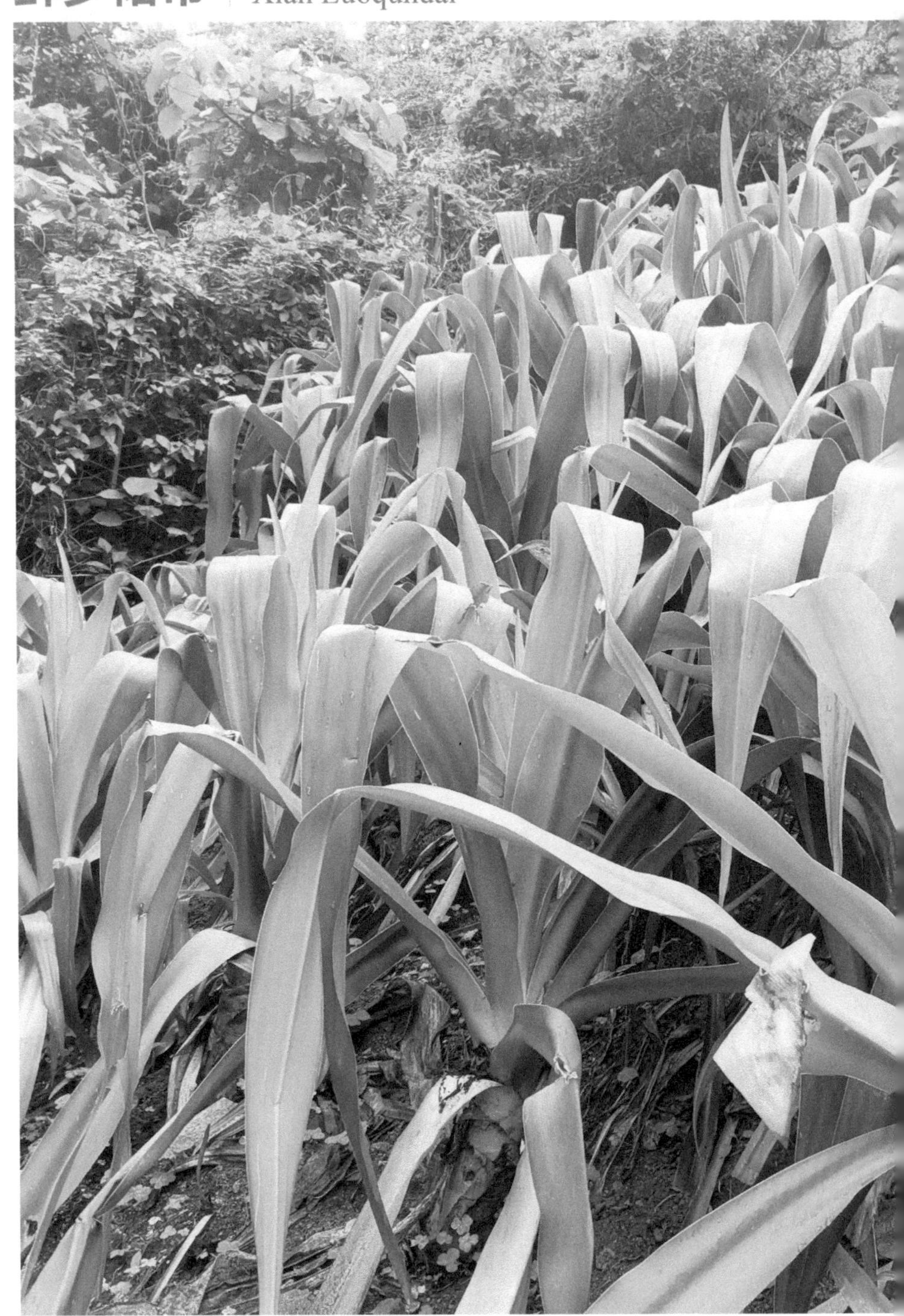

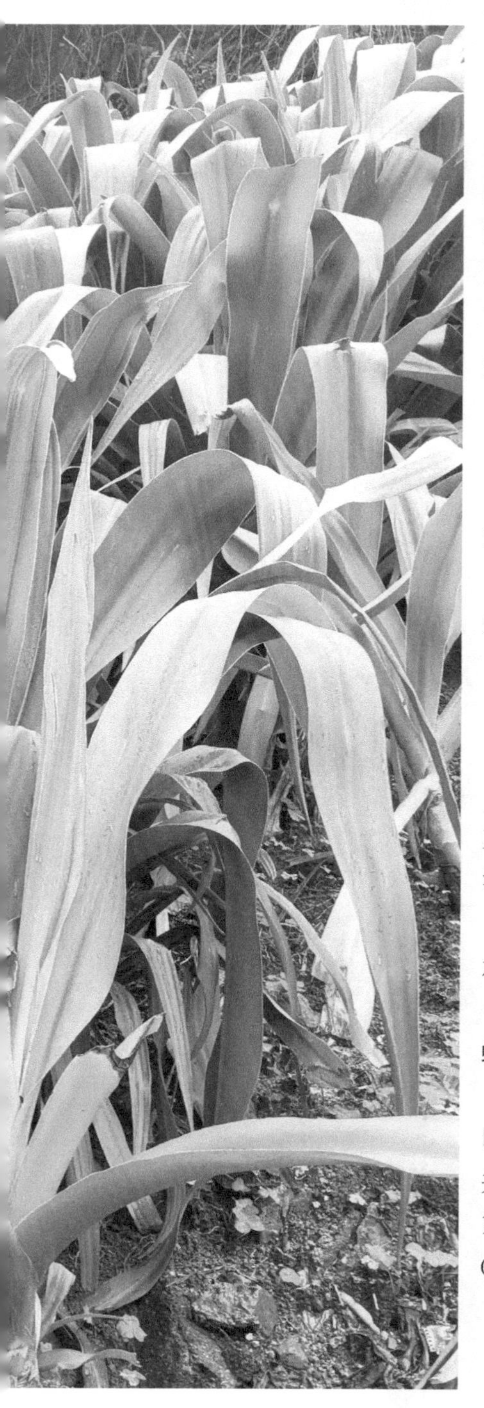

【来源】为石蒜科植物文殊兰 *Crinum asiaticum* L.var.*sinicum*（Roxb. ex Herb.）Baker 的叶。广西各地均有分布。全年均可采收，鲜用。

【别名】万年青、扁担叶、郁蕉、水笑草、裙带草、水蕉。

【性味】辛，凉。

【功效】清火，解毒，散瘀，消肿。

【主治】痈肿疮毒，跌打骨折，头痛，关节痛。

【用法用量】内服：煎汤，10～15g。外用：适量，捣敷，或捣汁涂，或煎水洗。

【使用注意】内服宜慎，阴疽禁用。

【临证参考】

1. 治皮肤溃疡：文殊兰叶捣汁搽患处。

2. 治跌扭伤筋，瘀血凝肿作痛：鲜文殊兰叶放在铁锅内先炒软，然后红酒淬入，趁微热包扎在伤肿处，日换一次。

3. 治跌伤、骨折：鲜文殊兰 200g，水冬瓜、苎麻根各 60g。捣烂包患处。

4. 治痈疽：鲜文殊兰叶和鳞茎，加蜂糖少许，捣烂包患处。

5. 治无名肿毒：罗裙带叶捣成糊状，以 3∶1 比例加入芒硝混匀，外敷患处，并用干净纱布固定，一般每日外敷 10h，1 周为 1 个疗程。［中国民间疗法，2002（08）：22-23］

鲜大驳骨 Xiān Dàbógǔ

【来源】为爵床科植物大驳骨 *Adhatoda vasica* Nees 的全株。广西各地均有分布。全年均可采收，鲜用。

【别名】大还魂、龙头草、大驳骨消、大驳骨丹、大骨风。

【性味】辛、微酸，平。

【功效】活血止痛，接骨续伤，止血。

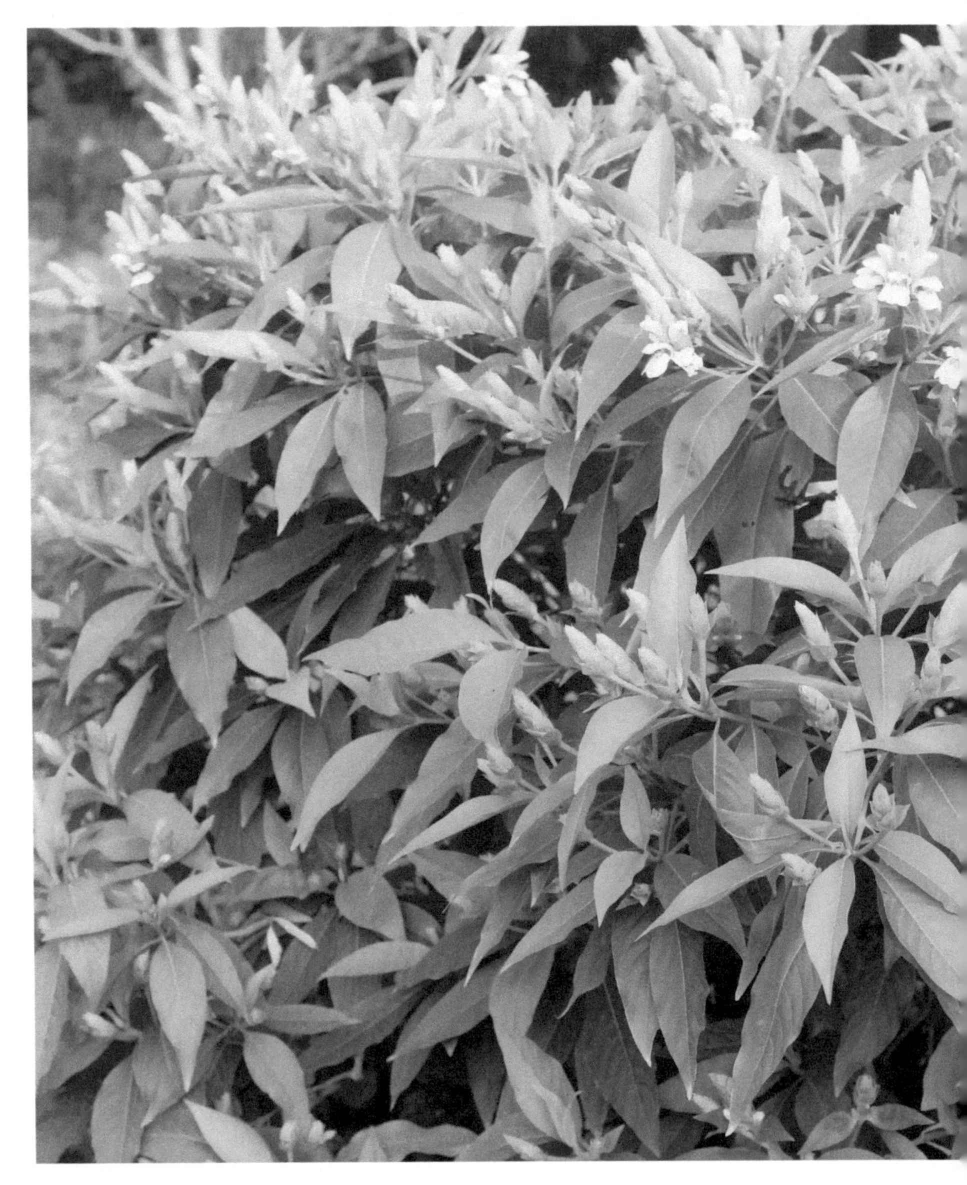

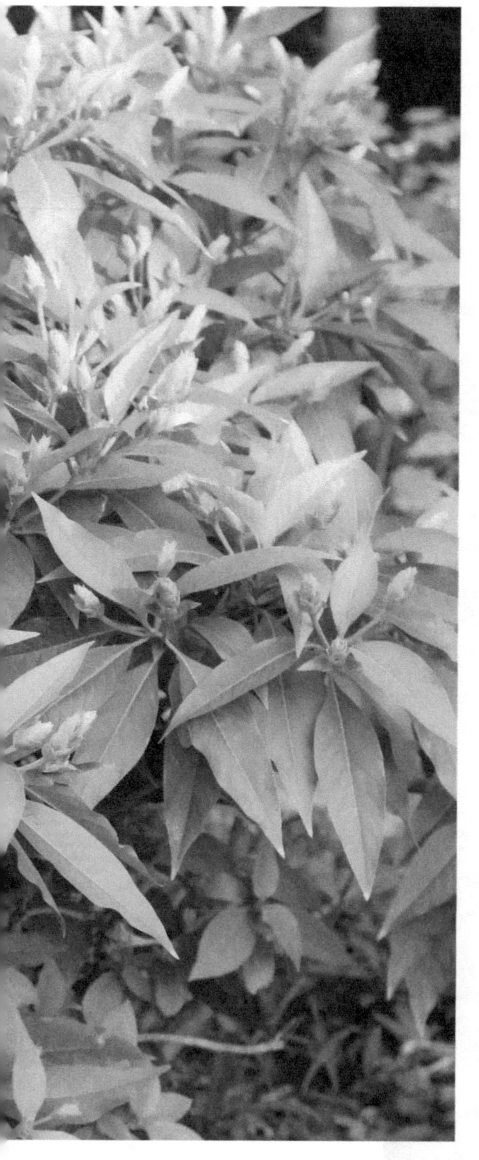

【主治】筋伤骨折，扭伤，瘀血肿痛，风湿痹痛，腰痛，月经过多，崩漏。

【用法用量】内服：煎汤，30～60g，或浸酒。外用：适量，捣敷或煎水洗。

【使用注意】孕妇慎服。

【临证参考】

1. 治骨折：大驳骨、小驳骨、酢浆草、两面针根（皆鲜品）各30g。捣烂，加黄酒少许，骨折复位后外敷患处，小夹板固定，每日换药1次。

2. 治跌打创伤红肿：大驳骨适量。捶烂用酒炒热，敷伤处。

3. 治腰椎间盘突出症：取新鲜伸筋藤、石楠藤、土牛膝、七叶莲、大驳骨等各100g，捣碎后加适量米酒和米醋拌匀炒热布包外敷患处，每次1h，每天2次，15次为1个疗程，2个疗程。[云南中医中药杂志，2011，32（01）：49]

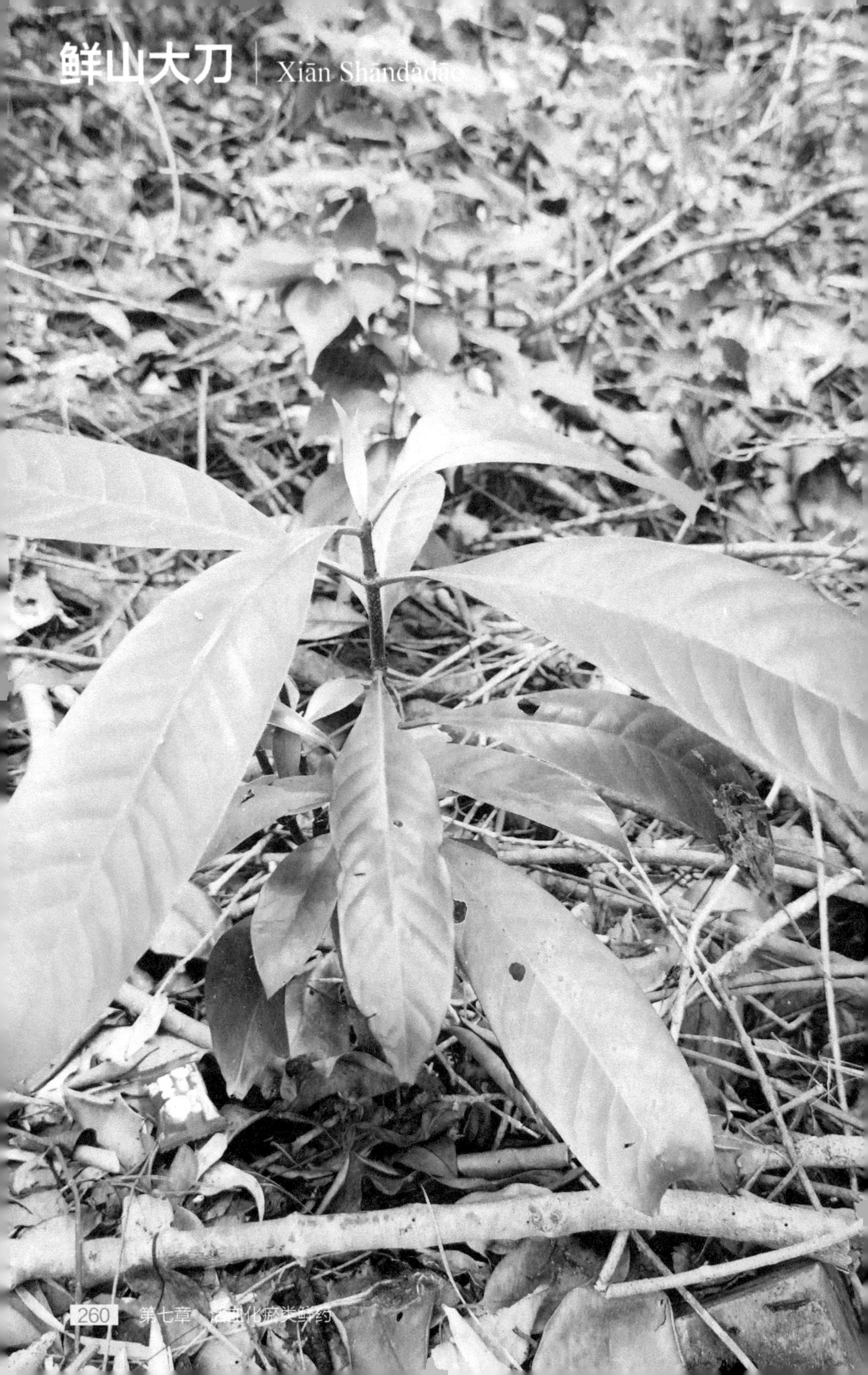

鲜山大刀 | Xiān Shāndàdāo

【来源】为茜草科植物九节 *Psychotria rubra*（Lour.）Poir. 的嫩枝及叶。主产于广西钦州、南宁、河池、柳州、玉林、梧州等地。夏、秋季采收，鲜用。

【别名】九节木、大罗伞、山大颜。

【性味】苦，凉。

【功效】清热解毒，祛风除湿，活血止痛。

【主治】感冒发热，咽喉肿痛，白喉，痢疾，肠伤寒，疮疡肿毒，风湿痹痛，跌打损伤，毒蛇咬伤。

【用法用量】内服：20 ～ 60g；或研末。外用：适量，煎水熏洗；或研末调敷；或捣敷。

【临证参考】

1. 治肠伤寒：山大刀根、叶晒干研粉。成人每次服 2 ～ 3g（儿童 0.5g），每日 3 次。（《全国中草药汇编》）

2. 治下肢溃疡：山大刀嫩叶，沸水烫过使叶较软，如溃疡面腐肉多，用叶背向溃疡面贴；如溃疡面干净，用叶面向溃疡面贴。每日早晚各换药 1 次。（《全国中草药汇编》）

3. 治刀伤出血：山大刀叶捣烂或研末敷。（《陆川本草》）

4. 治疮疖：大罗伞叶、土牛膝叶各适量。共捣烂，用酒调，冷敷患处。

5. 治骨折：山大刀根、叶研粉，酒、醋调敷患处。

6. 治烫伤：山大刀全株煮水外洗，并用鲜山大刀嫩叶捣烂和适量新鲜洗米水外敷。[四川中医，1987（05）：45]

鲜薜荔叶 Xiān Bìlìyè

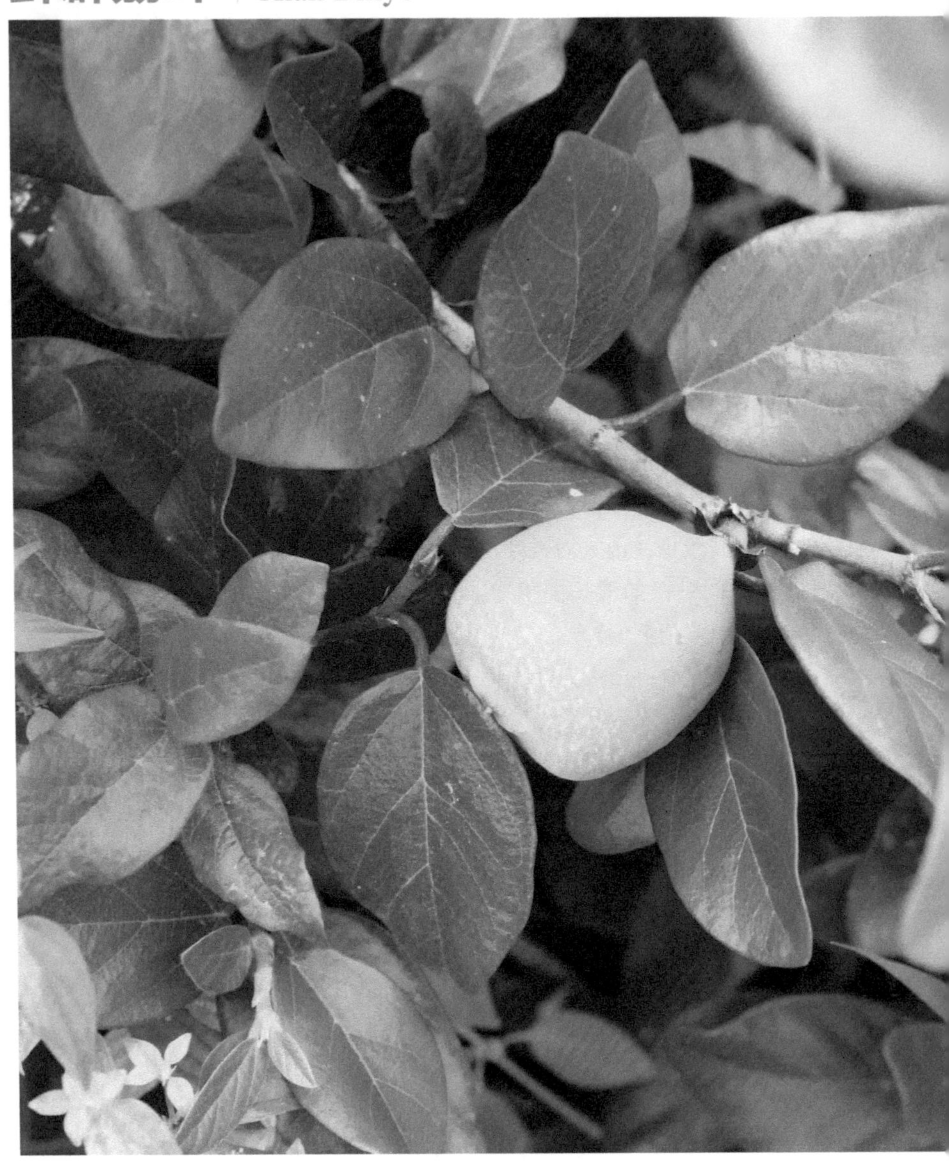

【来源】为桑科植物薜荔 *Ficus pumila* L. 的叶。广西各地均有分布。4～6月间采取带叶的茎枝，鲜用。

【别名】木莲藤叶、木瓜藤叶、常春藤。

【性味】淡，微凉。

【功效】祛风利湿，活血解毒。

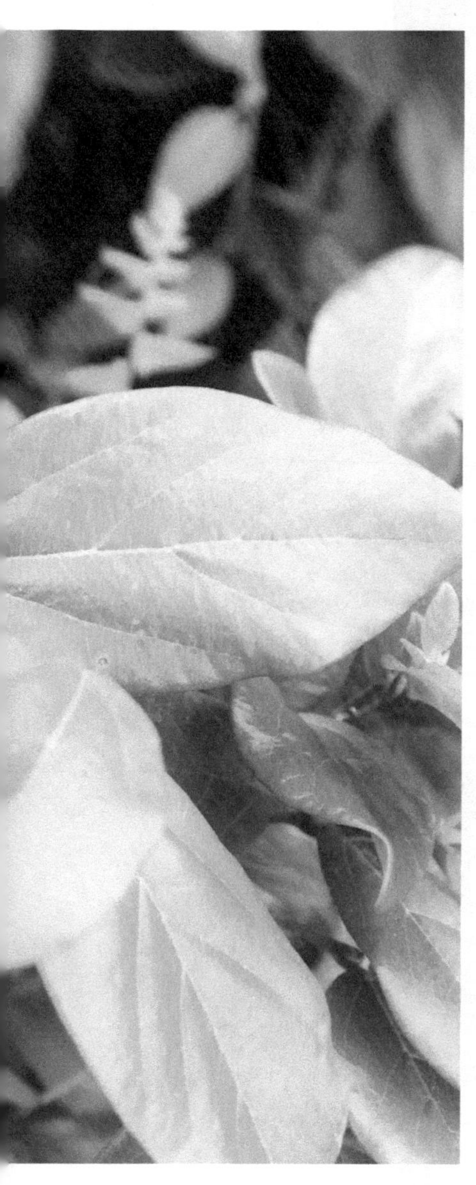

【主治】血淋涩痛，产后瘀血腹痛，婴儿湿疹，痈肿。

【用法用量】内服：煎汤，30 ～ 60g。外用：适量，捣敷。

【使用注意】孕妇慎用。

【临证参考】

1. 治婴儿湿疹：鲜薜荔叶 100g，黄连 15g。加米汤适量擂烂，以汁搽患处；或同时服汁两三匙，一日两次。

2. 治痈肿：鲜薜荔叶、鲜爵床各等量，酒水煎服；另用鲜叶捣烂敷患处。

3. 治风热咽喉肿痛：鲜薜荔叶 30g，水煎浓汁，频频含咽。

鲜鸭脚艾 | Xiān Yājiǎoài

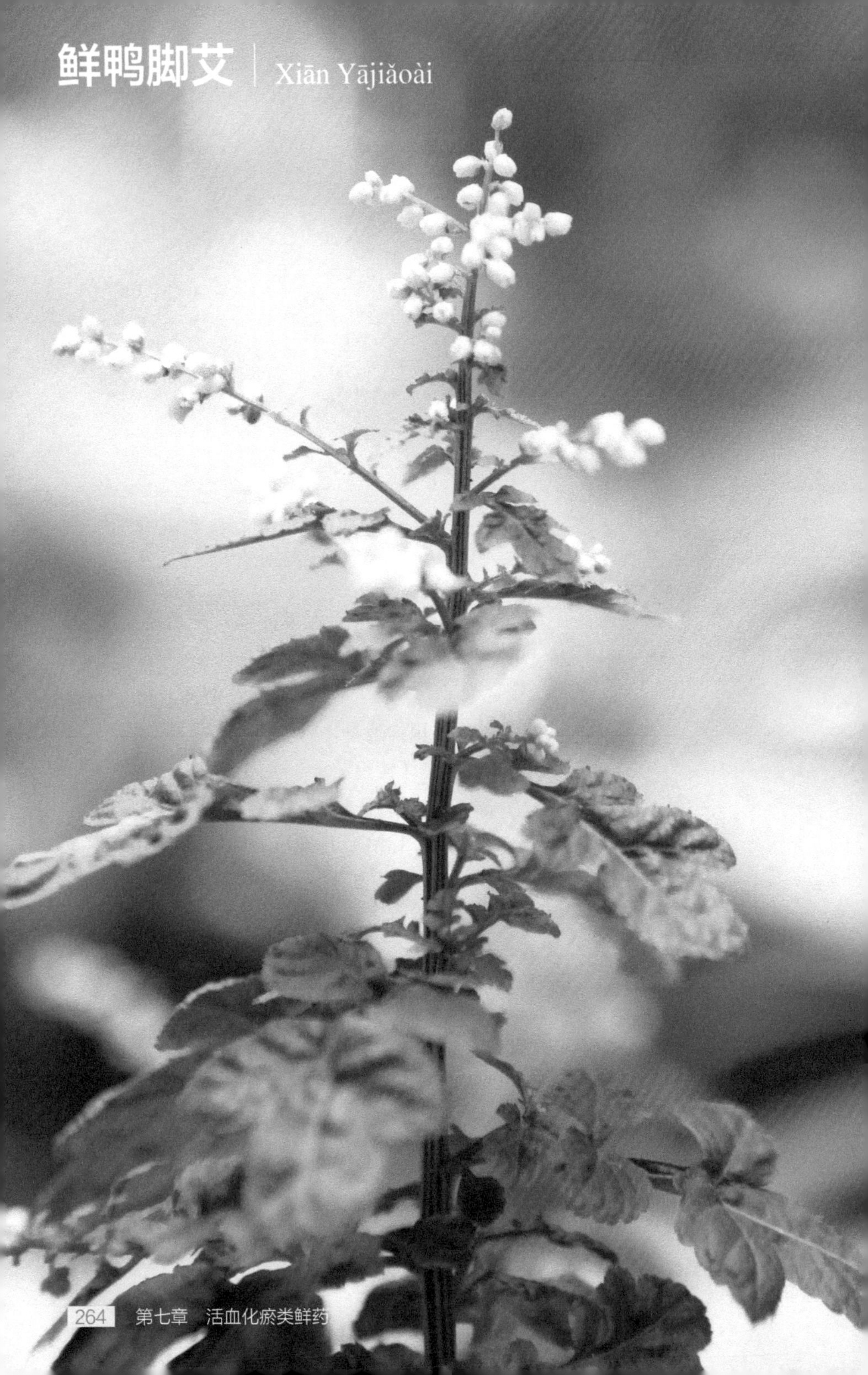

【来源】为菊科植物白苞蒿 *Artemisia lactiflora* Wall. 的全草。主产于广西富川、钟山、蒙山、苍梧、岑溪、平南、北流、陆川、博白、龙州等地。夏季采收，鲜用。

【别名】鸭脚菜、甜艾、刘寄奴。

【性味】甘、微苦，平。

【功效】活血祛瘀，祛风止咳。

【主治】头痛，咳嗽，闭经，带下病，产后腹痛，阴疽肿痛，跌打损伤。

【用法用量】内服：煎汤，10 ～ 20g，或捣汁饮。外用：适量，捣敷或捣汁涂。

【使用注意】孕妇忌服。

【临证参考】

1. 治跌打积瘀：鲜鸭脚艾 250g，鲜水泽兰 120g。共捣烂，用酒炒热，取汁 60g 服；渣敷患处。

2. 治跌打黑肿：生鸭脚艾 60g，生韭菜 30g。共捣烂，用酒炒热，敷患处。

3. 治大小便出血：鸭脚艾、墨旱莲、狗肝菜各 60g，车前草 30g。捣烂，加二流米水 150g 取汁，冲白糖服，每日服一次，连服两三日。

4. 治肺热咳嗽：生鸭脚艾 60g，薄荷 6g，水豆腐 120g，白糖 60g。炖服。(《陆川本草》)

5. 治阴疽肿痛：鲜鸭脚艾 60 ～ 90g。酒水煎服；渣打烂外敷。

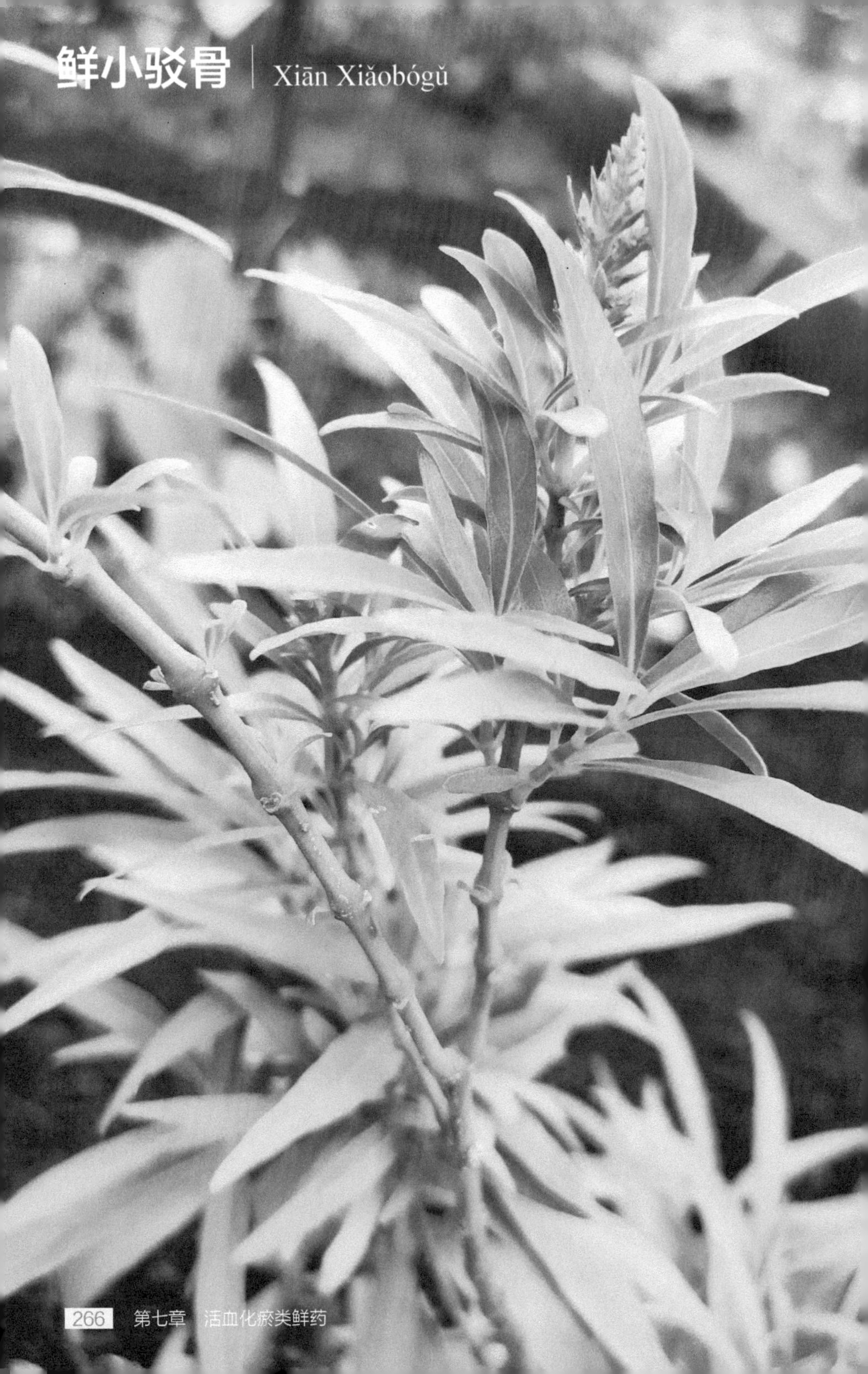

鲜小驳骨 Xiān Xiǎobógǔ

【来源】为爵床科植物小驳骨 *Gendarussa vulgaris* Nees 的全株。主产于广西藤县、贵港、来宾、林西、那坡、宁明等地。全年均可采收，鲜用。

【别名】小叶金不换、小接骨草、驳骨消、驳骨草、骨碎草、大力王、长生木。

【性味】辛，温。

【功效】祛瘀止痛，续筋接骨。

【主治】跌打损伤，筋伤骨折，风湿骨痛，血瘀经闭，产后腹痛。

【用法用量】内服：煎汤，30 ～ 60g，或泡酒。外用：适量，捣敷或煎汤熏洗。

【使用注意】孕妇慎服。

【临证参考】

1. 治骨折，无名肿毒：鲜小驳骨捣烂或干草研末，用酒、醋调敷患处。

2. 治跌打扭伤、风湿性关节炎：鲜小驳骨 30 ～ 60g，水煎服。

鲜穿破石 Xiān Chuānpòshí

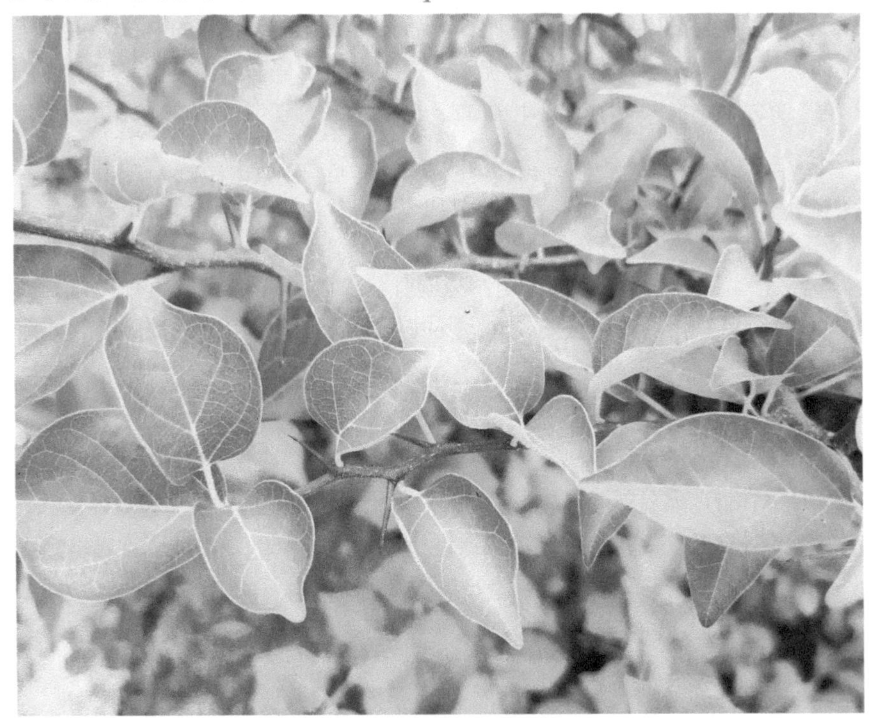

【来源】为桑科植物构棘 *Cudrania cochinchinensis*（Lour.）Kudo et Masam. 或柘树 *Maclura tricuspidata* Carr. 的根。广西各地均有分布。全年均可采，挖出根部，除去泥土、须根，鲜用。

【别名】山黄芪、野黄芪、九层皮、千层皮。

【性味】微苦，平。

【功效】散瘀止痛，祛风利湿，止咳化痰。

【主治】内服治肺结核，黄疸性肝炎，肝脾肿大，胃及十二指肠溃疡，风湿性腰腿痛；外用治骨折，跌打损伤。

【用法用量】内服：煎汤，30 ～ 60g，或浸酒。外用：适量，捣敷。

【使用注意】孕妇慎服或忌服。

《南宁市药物志》：孕妇忌用。

【临证参考】

1. 治肺痨、风湿：穿破石、铁包金、甘草。同煎服。
2. 治挫伤：穿破石（蕒芝根）和糯米捣敷。
3. 治疮痈肿痛：穿破石鲜根皮或鲜叶，捣烂外敷。

4. 治外痔出血：鲜穿破石120g，水煎服。另用红马蹄草捣烂外敷患处。连续3次。

5. 治胃、十二指肠溃疡疼痛：鲜穿破石60g。水煎，3次分服。(《全国中草药汇编》)

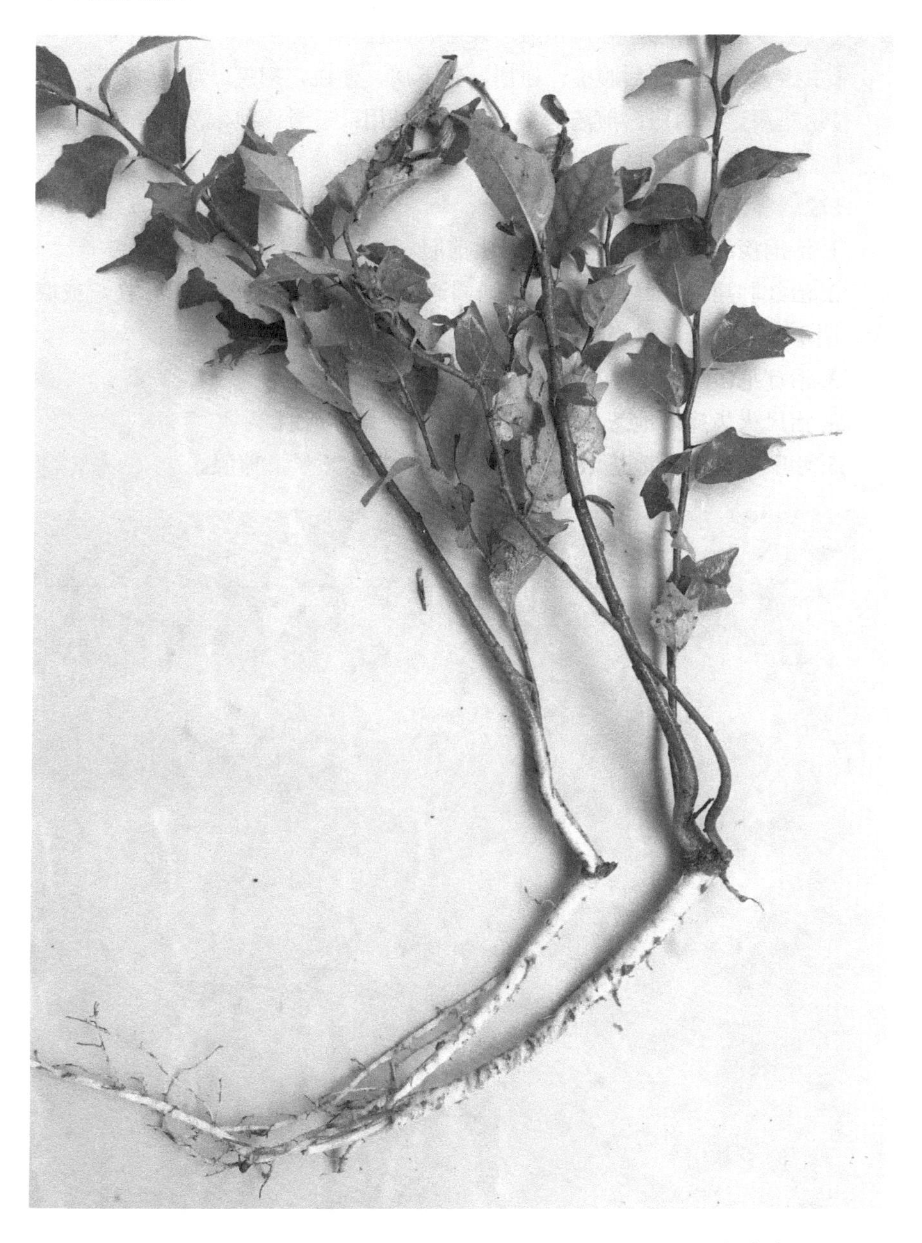

鲜地菍 Xiān Dìniè

【来源】为野牡丹科植物地菍 *Melastoma dodecandrum* Lour. 的全草或根。广西各地均有分布。夏、秋季采收全株或根，鲜用。

【别名】地茄子、地吉桃、地葡萄、地红花。

【性味】甘、涩，凉。

【功效】清热解毒，补血止血，燥湿，固涩。

【主治】痛经，产后腹痛，血崩，带下病，便血，痢疾，疔疮。

【用法用量】内服：煎汤，30 ～ 60g。外用：适量，煎水洗或捣敷。

【使用注意】孕妇忌用。

【临证参考】

1. 治痢疾：鲜地菍 60 ～ 90g。水煎服。

2. 治红肿痈毒：鲜地菍叶切碎，同酒酿糟杵烂敷患处。一日一换。或取茎叶阴干，碾细末，以蜂蜜或鸡蛋白调和敷患处，能消肿止痛。

3. 治疔疮：地菍全草捣烂敷。

4. 治风火齿痛：地菍 30g，洗净，加水适量，煎服。

5. 治咽喉肿痛：地菍 18 ～ 30g，洗净，加水适量，煎服。

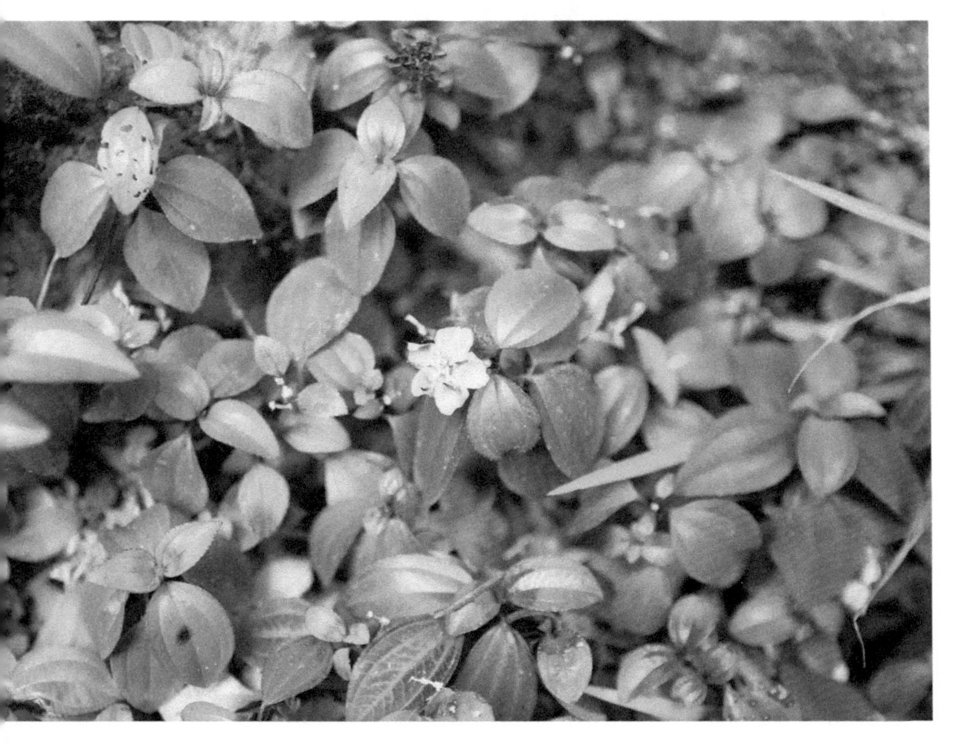

第八章

化痰止咳类鲜药

【来源】为豆科植物望江南 *Cassia occidentalis* L. 的茎叶。主产于广西天峨、南丹、凤山、田阳、德保、龙州、邕宁、南宁、武鸣、北流、岑溪等地。夏、秋季采，鲜用。

【别名】金豆子、羊角豆、野扁豆、飞天蜈蚣。

【性味】苦，寒。

【功效】肃肺止咳，清肝和胃，解毒消肿。

【主治】咳嗽气喘，头痛目赤，小便血淋，大便秘结，痈肿疮毒，蛇虫咬伤。

【用法用量】内服：煎汤，15 ～ 30g，或捣汁。外用：适量，捣敷。

【临证参考】

1. 治蛇头疔：鲜望江南一握，和白麻子捣烂敷贴患处。

2. 治蛇伤：鲜望江南一握，捣烂绞自然汁服，渣敷患处。

3. 治遗尿症：用知风草 6 份、八仙草 12 份、戴星草 10 份、盘龙七 9 份、绿包藤 15 份、望江南 9 份、咳嗽草 6 份、肺形草 15 份，按照相应比例称重煎煮服用。（专利《一种用于治疗遗尿症的中药》2016）

鲜紫背金牛 | Xiān Z[illegible]jīnniú

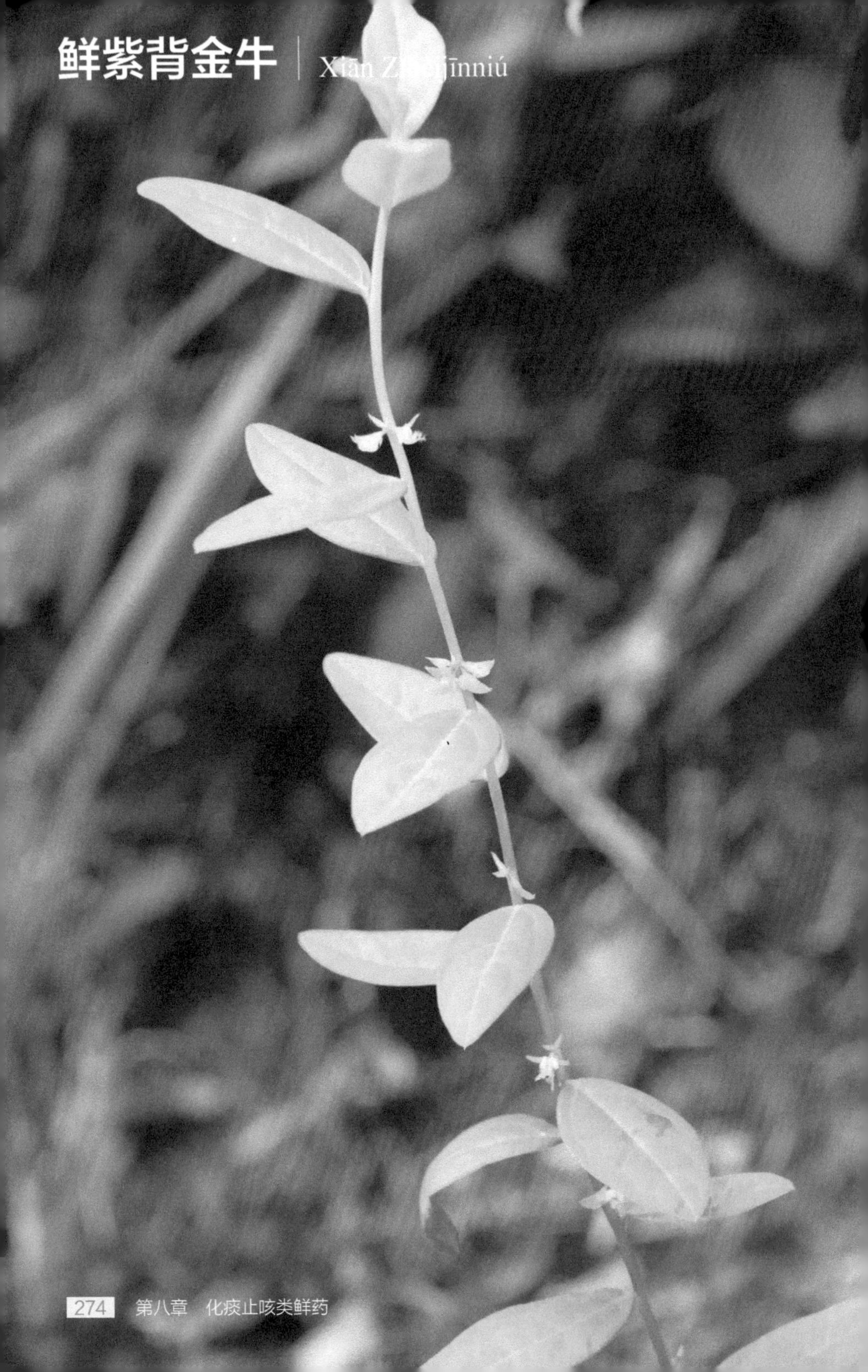

【来源】为远志科植物华南远志 *Polygala glomerata* Lour. 的带根全草。广西各地均有分布。春、夏、秋季采挖，鲜用。

【别名】大金牛草、金不换、疳积草、厚皮柑。

【性味】甘，平。

【功效】止咳，消积，消血散瘀。

【主治】痰咳痨嗽，痢疾，疳积，瘰疬，蛇伤，跌打损伤。

【用法用量】内服：煎汤，30 ～ 60g。外用：适量，捣敷。

【使用注意】孕妇慎服。

【临证参考】

1. 治风热咳嗽：紫背金牛（大金牛草）、牛蒡子、红苓根、白竻根。煎服。

2. 治痈疽疖肿、跌打损伤、毒蛇咬伤：鲜紫背金牛适量，捣烂敷患处。

鲜量天尺 Xiān Liàngtiānchǐ

【来源】为仙人掌科植物量天尺 *Hylocereus undatus*（Haw.）Britt. et Rose 的肉质茎及花。广西各地均有分布。5 ～ 8 月花开后采收，鲜用。

【别名】霸王鞭、霸王花、剑花、三角火旺、三棱柱、三棱箭。

【性味】甘、淡，微凉。

【功效】花：清热，润肺，止咳。茎：舒筋活络，解毒。

【主治】花：治疗燥热咳嗽，咯血，颈淋巴结核。茎：腮腺炎，疝气，痈疮肿毒，脑动脉硬化等心脑血管疾病。

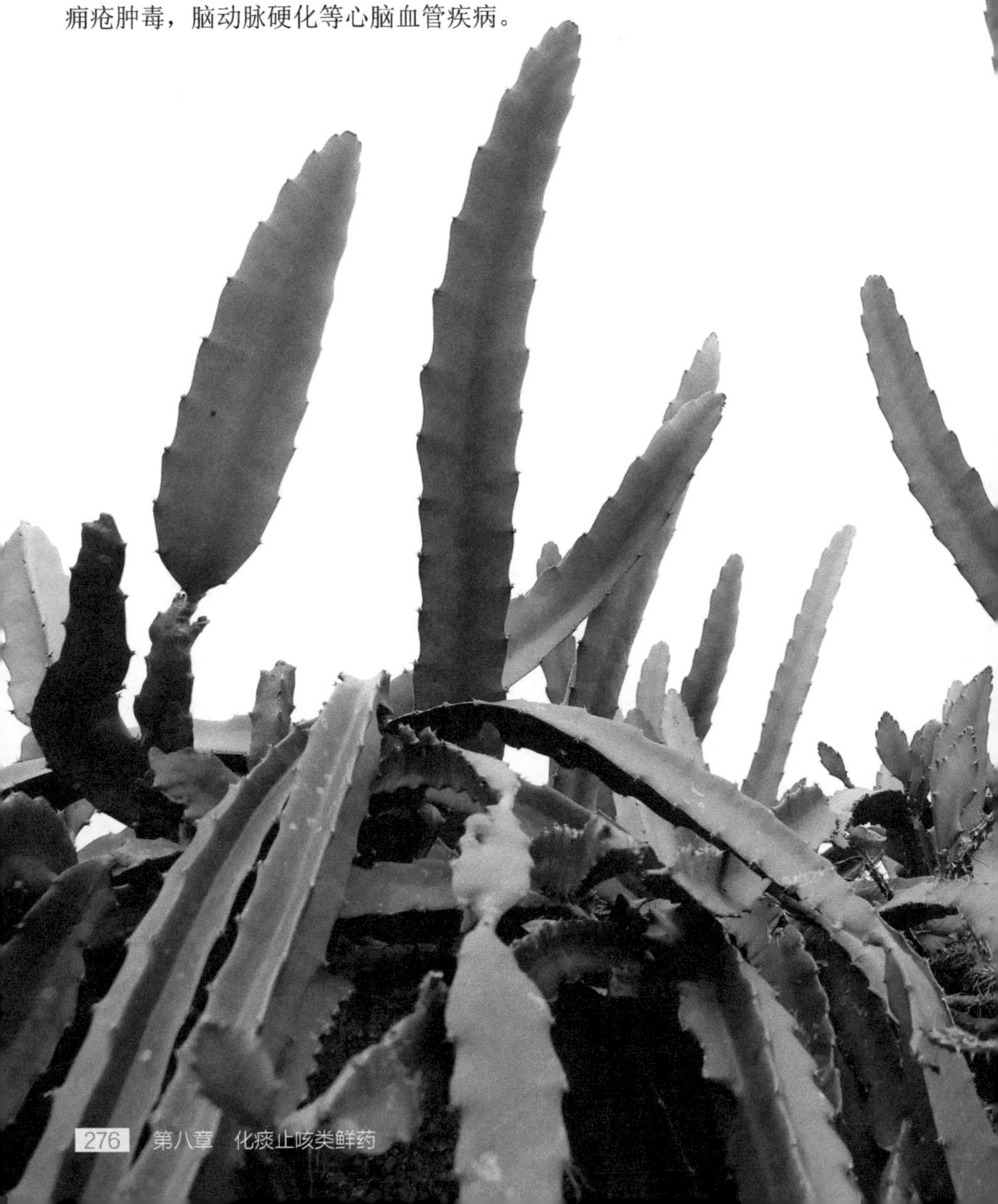

【用法用量】内服：花，煎汤，30～60g，或与猪瘦肉煮汤吃。外用：茎，适量，去皮刺，捣敷。

【使用注意】寒痰、湿痰咳嗽不宜用。

【临证参考】

1. 治骨折：鲜量天尺茎适量，去皮刺，捣烂，先整复骨折，后将药敷于伤处，再用小夹板固定。

2. 治腮腺炎、疮肿：鲜量天尺茎适量捣烂，敷患处。

3. 治肺燥咯血：鲜量天尺 50g，加水 250mL，煎至 100mL，一次服完。

4. 治慢性支气管炎：鲜量天尺花 50g，猪肺适量，共煲食。

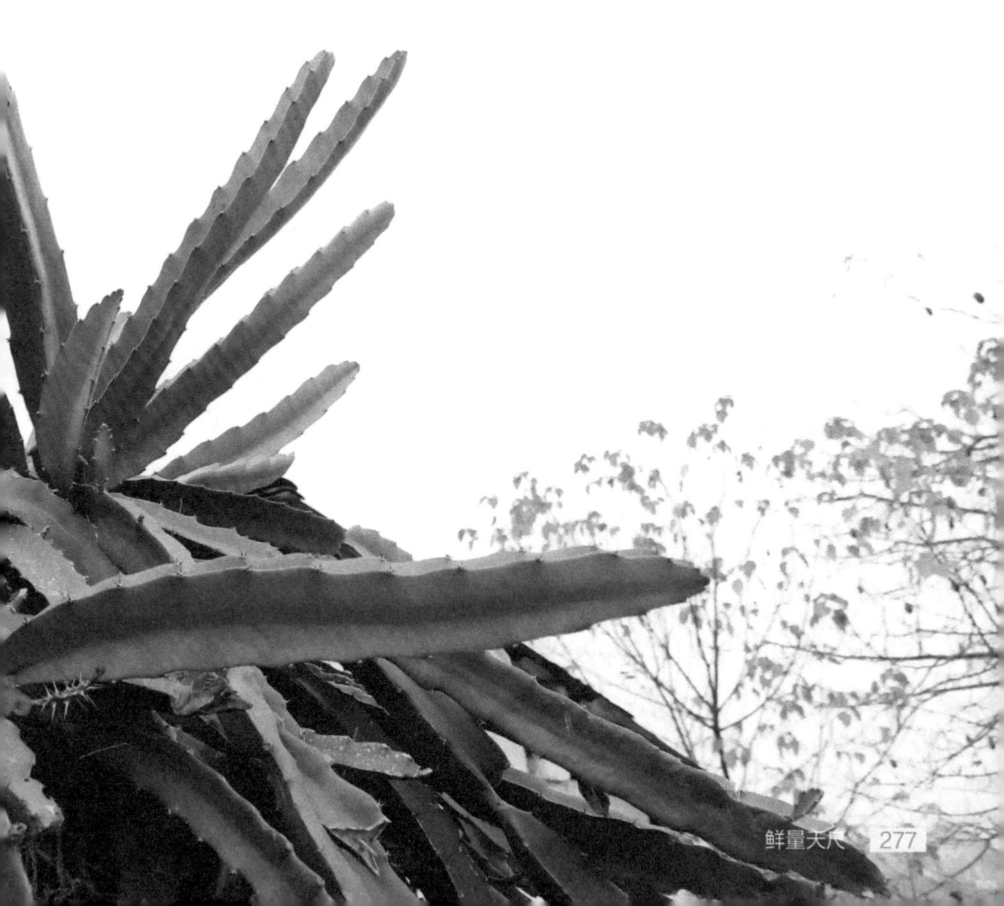

鲜枇杷叶 Xiān Pípáyè

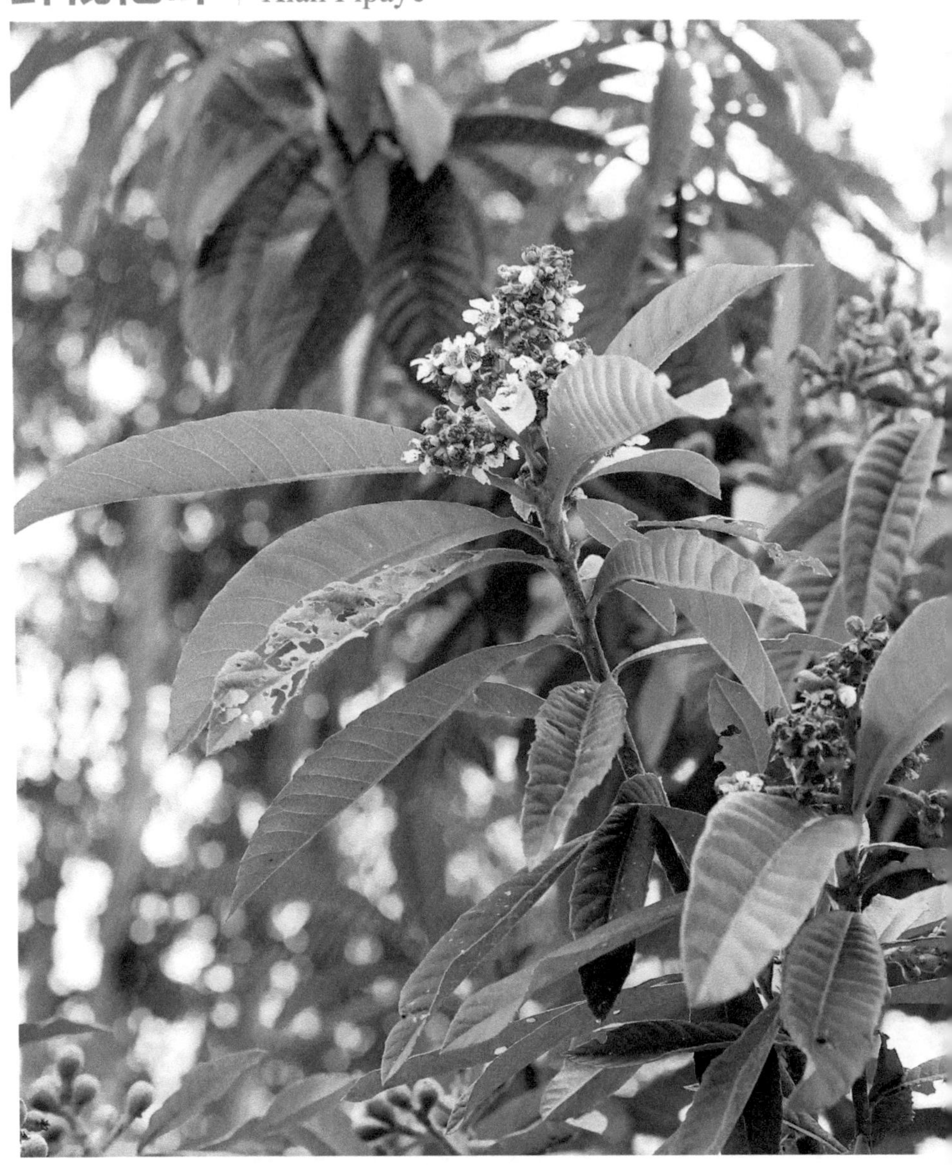

【来源】为蔷薇科植物枇杷 *Eriobotrya japonica*（Thunb.）Lindl. 的叶。广西各地均有分布。全年皆可采收，鲜用。

【别名】巴叶、芦橘叶。

【性味】苦，微寒。

【功效】清肺止咳，降逆止呕。

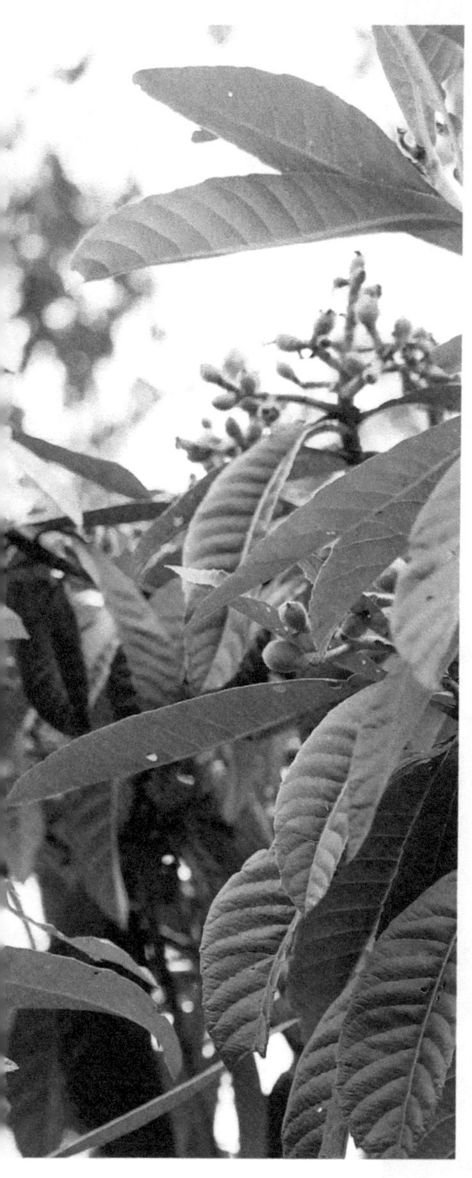

【主治】肺热咳嗽，气逆喘急，胃热呕逆，烦热口渴。

【用法用量】内服：煎汤，10～20g。

【使用注意】胃寒呕吐及风寒咳嗽者慎服。

《神农本草经疏》：胃寒呕吐及肺感风寒咳嗽者，法并忌之。

【临证参考】

1. 治声音嘶哑：鲜枇杷叶30g，淡竹叶15g。水煎服。

2. 治过敏性紫癜：鲜枇杷叶50g（刷去毛），水煎酌加单晶糖少许，分2次服，每日1剂，儿童剂量酌减。7日为1个疗程。若服用1个疗程未痊愈，可继服第2个疗程。[中国民间疗法，2005，13（01）：49]

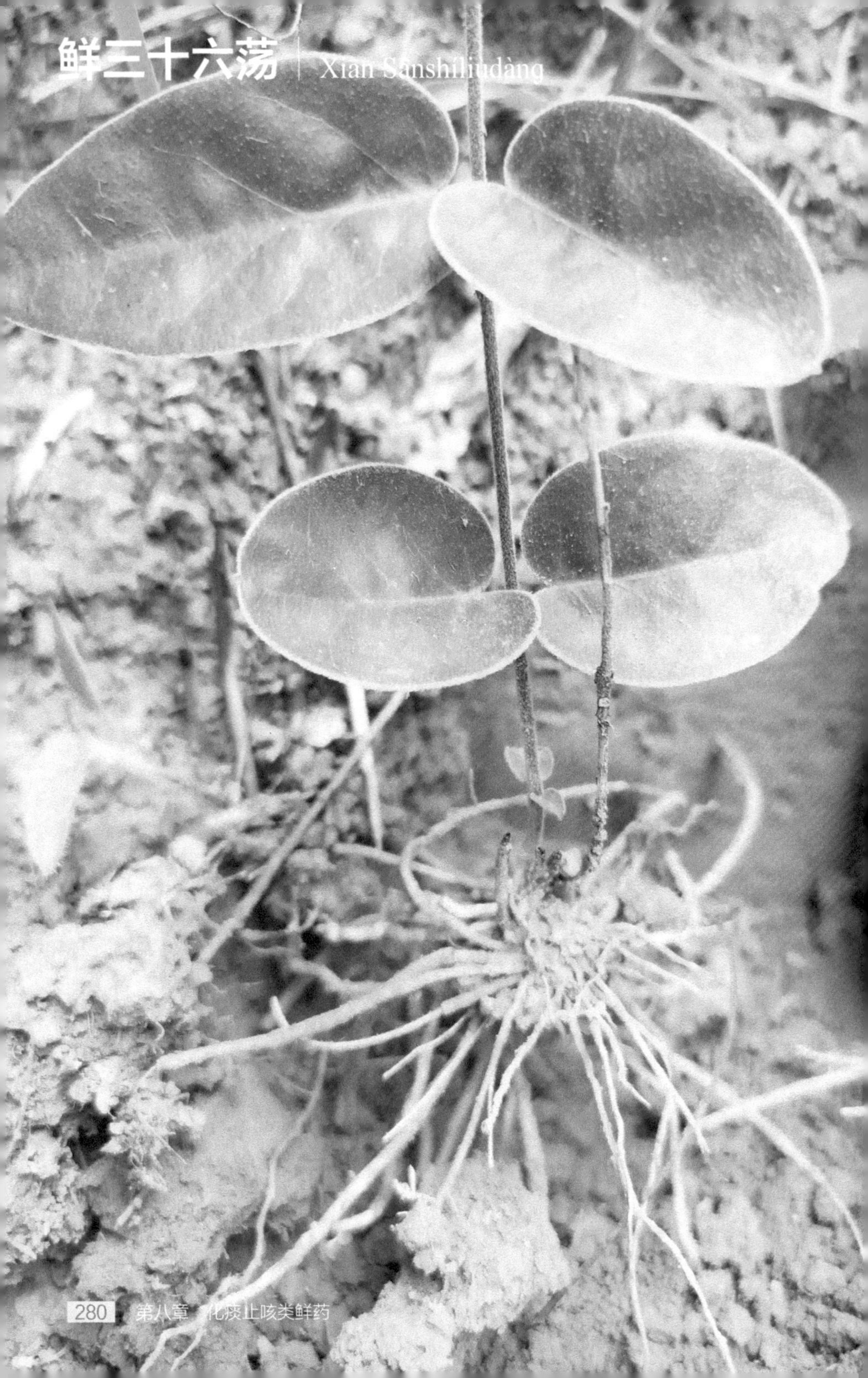

【来源】为萝藦科植物卵叶娃儿藤 *Tylophora ovata*（Lindl.）Hook. ex Steud. 的根或全株。主产于广西邕宁、容县、岑溪、苍梧、全州等地。冬季挖取根部，鲜用。

【别名】老君须、鸡骨香、双飞蝴蝶、土细辛、藤叶细辛、哮喘草、关腰草、芒尾蛇、毛管细辛、落地金瓜。

【性味】辛，温。有小毒。

【功效】化痰定喘，散瘀止痛，解毒。

【主治】跌打损伤，刀伤，喘咳。

【用法用量】内服：煎汤，30 ～ 60g。外用：适量，捣敷。

【使用注意】孕妇禁用，体弱者慎用。

【临证参考】

1. 治毒蛇咬伤：鲜三十六荡捣烂敷。

2. 治牙痛、喉咙痛：鲜三十六荡根 6 ～ 15g，水煎含咽或水煎服。

3. 治哮喘、支气管炎：鲜三十六荡根 30g，水煎，取浓汁 1 小杯，兑糯米甜酒或米酒适量，空腹服。

4. 治腰痛：鲜三十六荡茎叶适量，捣敷。

鲜山小橘 Xiān Shānxiǎojú

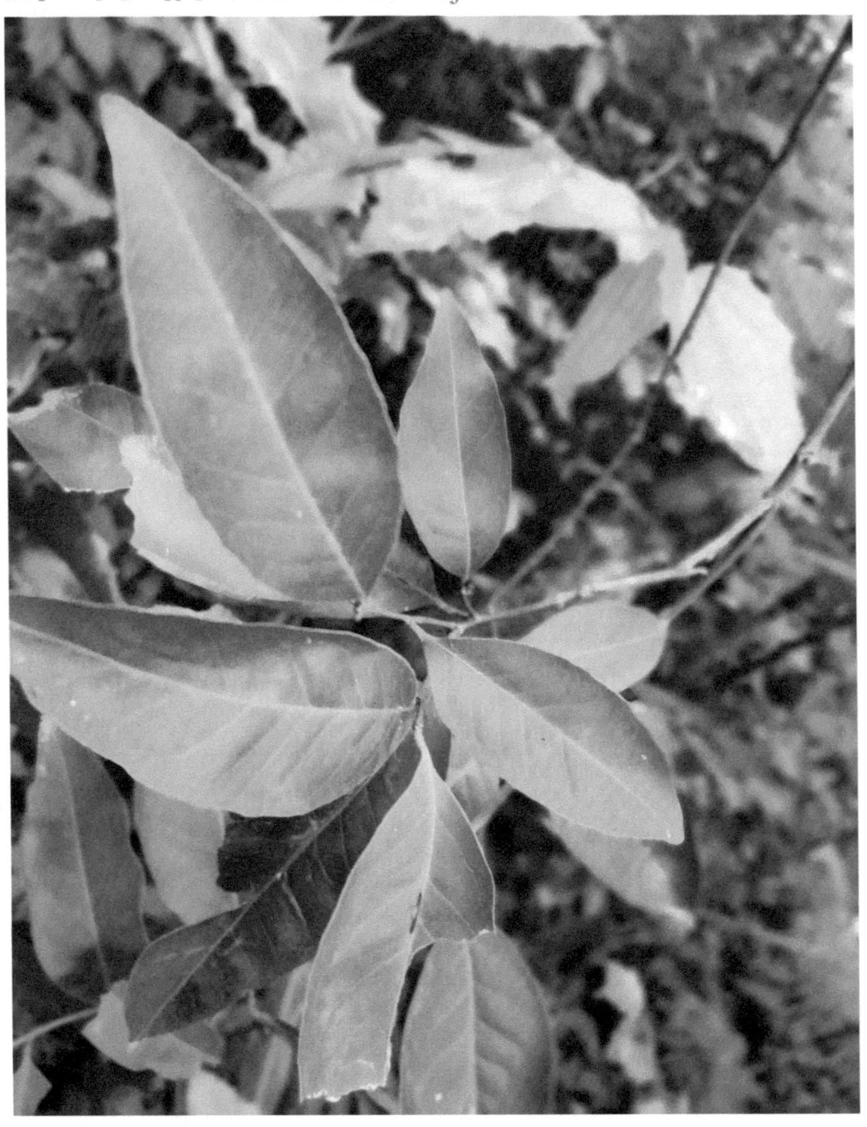

【来源】为芸香科植物山小橘 *Glycosmis citrifolia*（Willd.）Lindl. 的根、叶和果实。主产于广西乐业、靖西、马山、南宁、龙州、宁明、防城、北海、贵港、平南、北流、邵平、邕宁、岑溪等地。夏季采叶；根全年可挖，洗净切片；深秋摘果，鲜用。

【别名】山柑橘、野沙柑、酒饼木。

【性味】辛、甘，平。

【功效】祛痰止咳，理气消积，散瘀消肿。

【主治】感冒咳嗽，消化不良，食欲不振，食积腹痛，疝痛，跌打瘀血肿痛。

【用法用量】内服：煎汤，30 ～ 60g。外用：适量，捣敷。

【使用注意】孕妇忌服。

【临证参考】

1. 治跌打肿痛：鲜山小橘叶，捣烂酒调敷患处。

2. 治关节扭伤：采摘新鲜山小橘叶，每次用 6 ～ 8 片（重叠起来），外敷于关节肿胀部位，然后用绷带包扎，外露山小橘叶两端，每天换药 1 次，治疗 5 ～ 7 天。[中西医结合杂志，1987（07）：448]

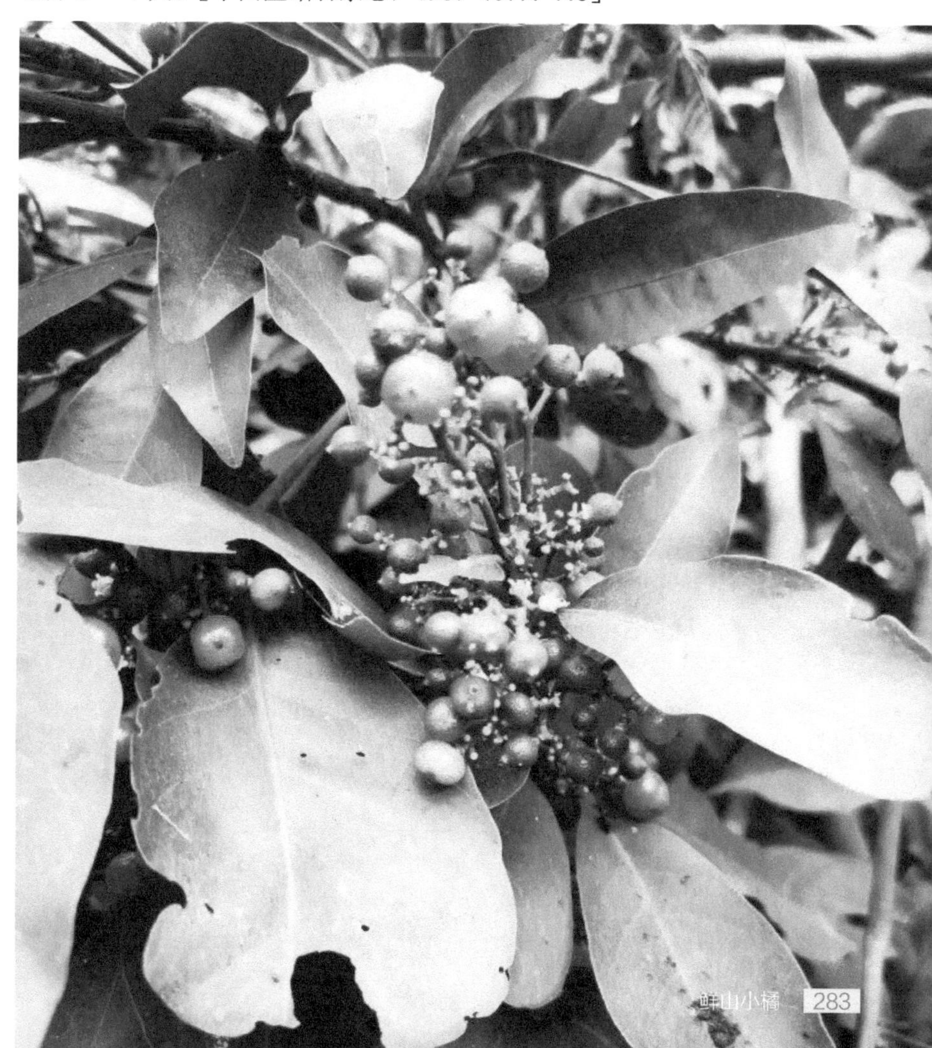

鲜吉祥草 Xiān Jíxiángcǎo

【来源】为天门冬科植物吉祥草 *Reineckea carnea*（Andr.）Kunth 的全草。主产于广西隆林、乐业、南丹、河池、资源、梧州等地。春、夏季采割，鲜用。

【别名】松寿兰、小叶万年青、竹根七、蛇尾七。

【性味】苦，平。

【功效】清肺止咳，凉血止血，解毒利咽。

【主治】急惊风，哮喘，肺结核，吐血，咯血。

【用法用量】内服：煎汤，30～60g。外用：适量，捣敷。

【使用注意】虚寒性出血证不宜使用。

【临证参考】

1. 治喘咳：吉祥草 50g。炖猪肺或肉吃。

2. 治跌打损伤或骨折：吉祥草、水冬瓜根皮、凤仙花秆各适量。捣绒，加酒炒热，包伤处。

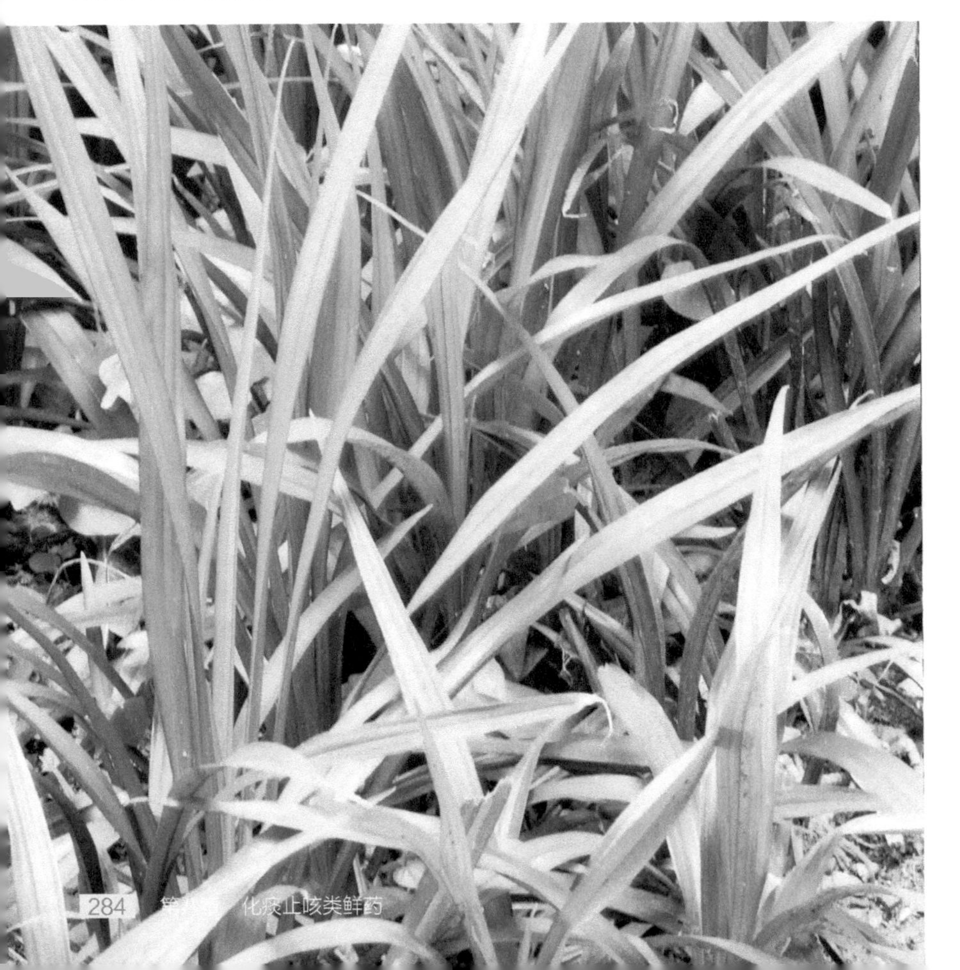

第九章

补益类鲜药

鲜墨旱莲 Xiān Mòhànlián

【来源】为菊科植物鳢肠 *Eclipta prostrata*（L.）L. 的全草。广西各地均有分布。花开时采割，鲜用。

【别名】旱莲草、水旱莲、莲子草、白花蟛蜞草、墨斗草、野向日葵、墨菜、黑墨草、墨汁草、墨水草、乌心草、鳢肠。

【性味】甘、酸，寒。

【功效】滋补肝肾，凉血止血。

【主治】牙齿松动，须发早白，眩晕耳鸣，腰膝酸软，阴虚血热，吐血、衄血、尿血，血痢，崩漏下血，外伤出血。

【用法用量】内服：煎汤，18～60g；或熬膏；或捣汁；或入丸、散。外用：适量，捣敷；或捣绒塞鼻；或研末敷。

【使用注意】脾肾虚寒者忌服。

《得配本草》：胃弱便溏。肾气虚寒者禁用。

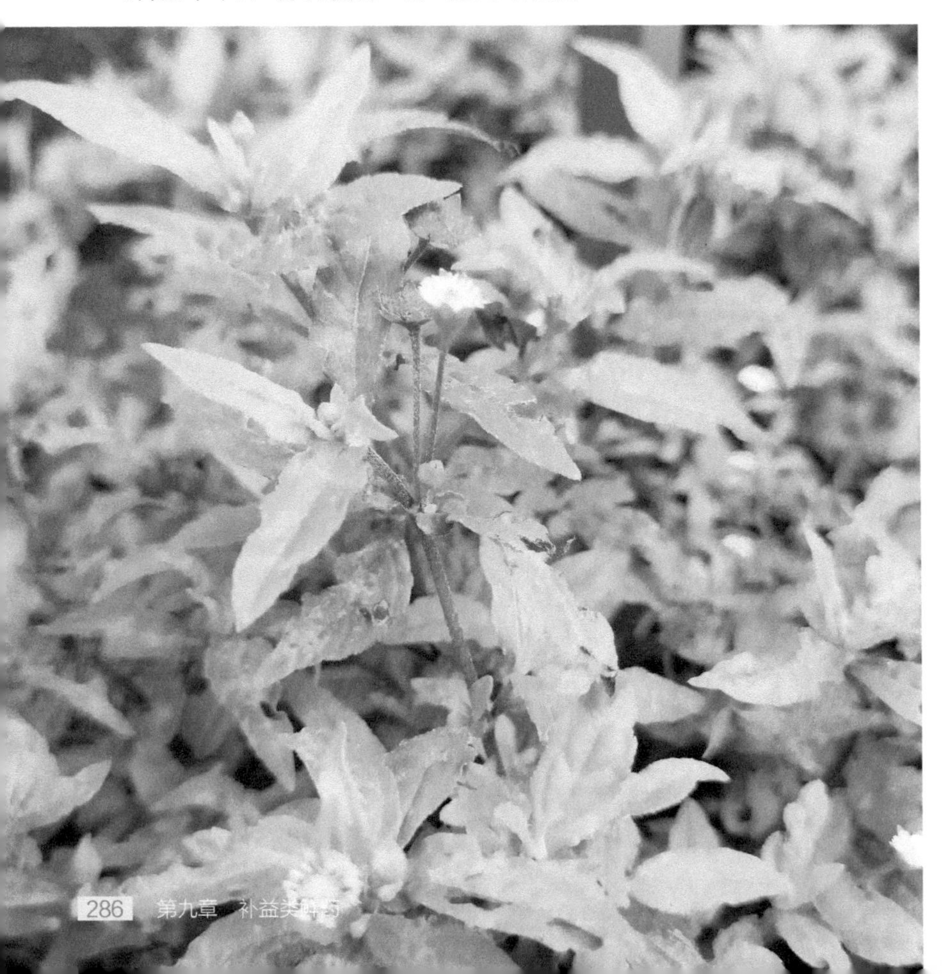

【临证参考】

1. 治胃、十二指肠出血：墨旱莲、灯心草各30g，水煎服。

2. 固齿：7月取墨旱莲（连根）500g，用无灰酒洗净，用青盐120g腌3宿。在无油锅内炒存性，把原汁渐倾入炒干为末，擦牙咽下亦妙。(《古今医统大全》)

3. 治吐血成盆：墨旱莲和童便、徽墨舂汁，藕节汤开服。

4. 治须发早白：冬青子（即女贞实，冬至日采）不拘多少，阴干，蜜、酒拌蒸，过一夜，粗袋擦去皮，晒干为末，瓦瓶收贮，墨旱莲（夏至日采）不拘多少，捣汁熬膏，和前药为丸。临卧酒服。(《医方集解》二至丸)

5. 治正偏头痛：墨旱莲（鳢肠）汁滴鼻中。(《本草从新》)

6. 治吐血：鲜墨旱莲200g。捣烂冲童便服；或加生侧柏叶共同用尤效。(《岭南采药录》)

7. 治咳嗽咯血：鲜墨旱莲100g。捣绞汁，开水冲服。

8. 治鼻衄：鲜墨旱莲一握。洗净后捣烂绞汁，每次取五酒杯炖热，饭后温服，日服两次。

9. 治肠风脏毒，下血不止：墨旱莲子，瓦上焙，研末。每服10g，米饮下。

10. 治热痢：墨旱莲50g。水煎服。

11. 治刀伤出血：鲜墨旱莲捣烂，敷伤处；干者研末，撒伤处。

12. 治赤白带下：墨旱莲50g。同鸡汤或肉汤煎服。

13. 治白浊：墨旱莲25g，车前子15g，金银花25g，土茯苓25。水煎服。(《陆川本草》)

14. 治妇女阴道痒：墨旱莲200g。煎水服；或另加钩藤根少许，并煎汁，加白矾少许外洗。

15. 治肾虚齿痛：墨旱莲，焙，为末，搽齿龈上。(《滇南本草》)

16. 治白喉：墨旱莲50～100g，捣烂，加盐少许，冲开水去渣服。服后吐出涎沫。(《岭南草药志》)

17. 治变应性鼻炎（过敏性鼻炎）：用单味墨旱莲30g，每日水煎取100mL，早晚分服。[中医杂志，2004（01）：10-11]

18. 治鼻衄：鲜墨旱莲洗净泥沙，搓揉塞鼻，每日换药3次，用药2天，鼻衄痊愈。[中医杂志，2004（02）：92]

19. 治扁平疣：采取新鲜墨旱莲顶上部分，用其头状花序或杨梅样果实反复擦疣面，后搓揉茎叶，反复擦疣体，擦至疣体发黑，一日数次，连用7～10天。[上海中医药杂志，1997（08）：35]

鲜千斤拔 Xiān Qiānjīnbá

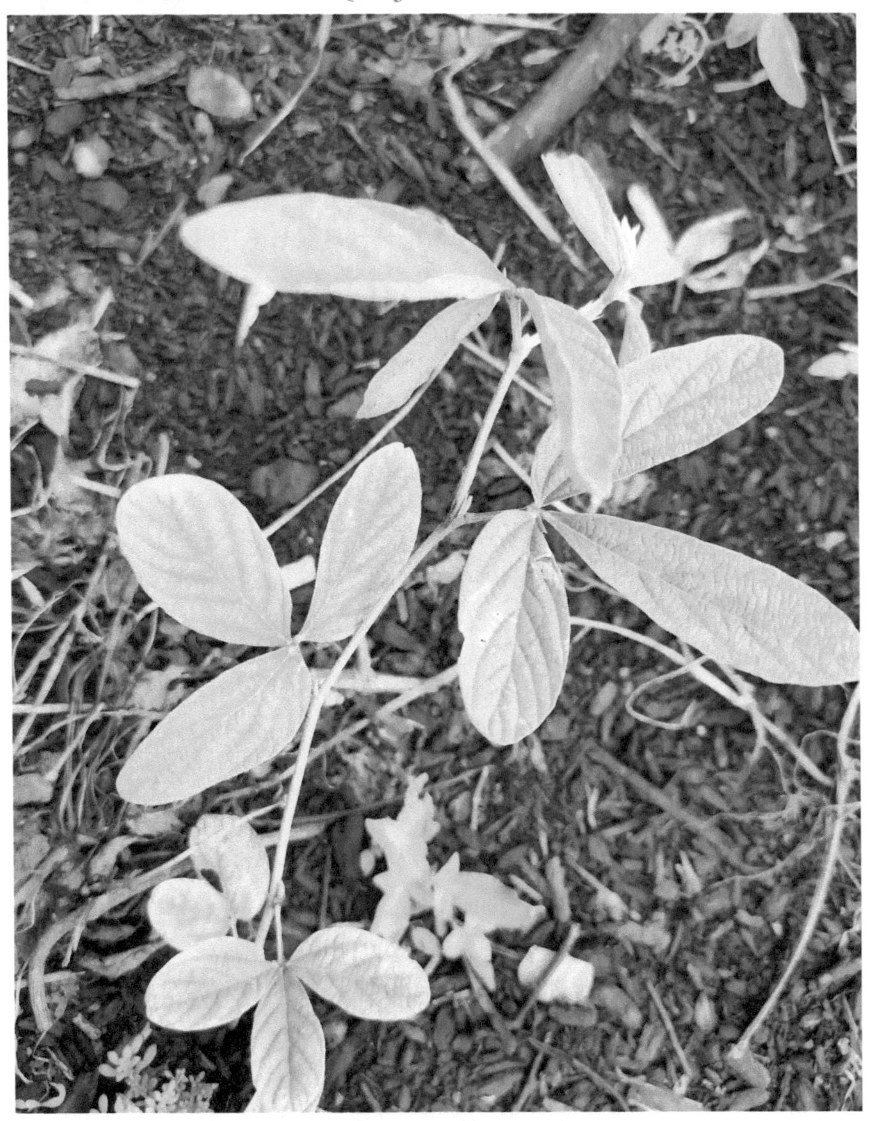

【来源】为豆科植物千斤拔 *Moghania philippinensis*（Merr. et Rolfe）H. L. Li的根。广西各地均有分布。春、秋采挖，鲜用。

【别名】一条根、老鼠尾、土黄芩、钻地风、大力黄、牛尾荡。

【性味】甘、涩，平。

【功效】祛风利湿，强筋壮骨，活血解毒。

【主治】风湿痹痛，腰肌劳损，四肢痿软，跌打损伤，咽喉肿痛，带下病。

【用法用量】内服：煎汤，30 ～ 60g。外用：适量，鲜根调红糖捣烂，冷开水调匀，以纱布浸药液湿敷。

【使用注意】素体阳热者慎服。

【临证参考】

1. 治咳嗽：鲜千斤拔根 30 ～ 60g，水煎服。

2. 治蛇咬：千斤拔，水磨搽患处。

3. 治黄肿病：千斤拔 30g，酒磨服。

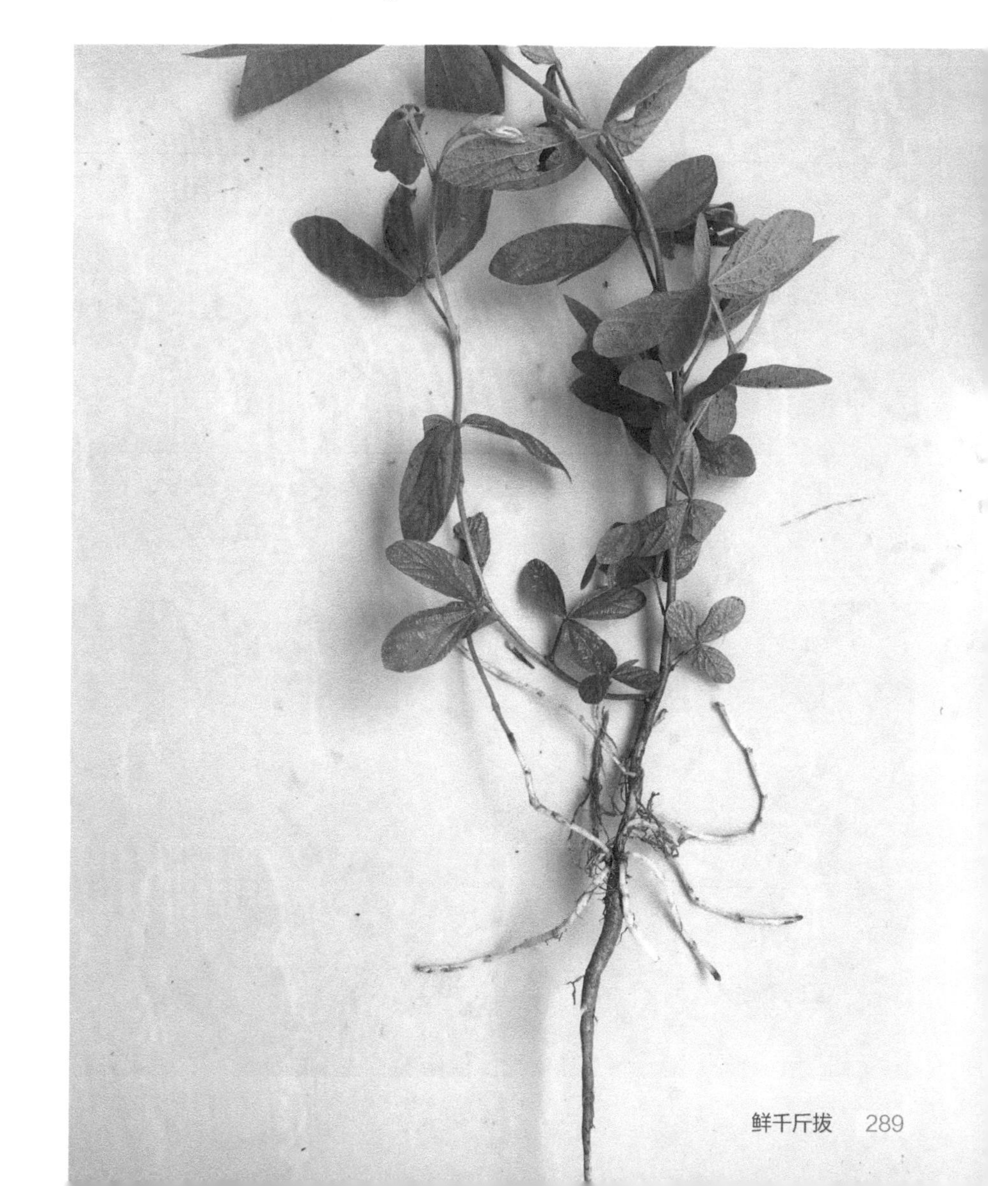

鲜千斤拔

鲜土人参叶 Xiān Tǔrénshēnyè

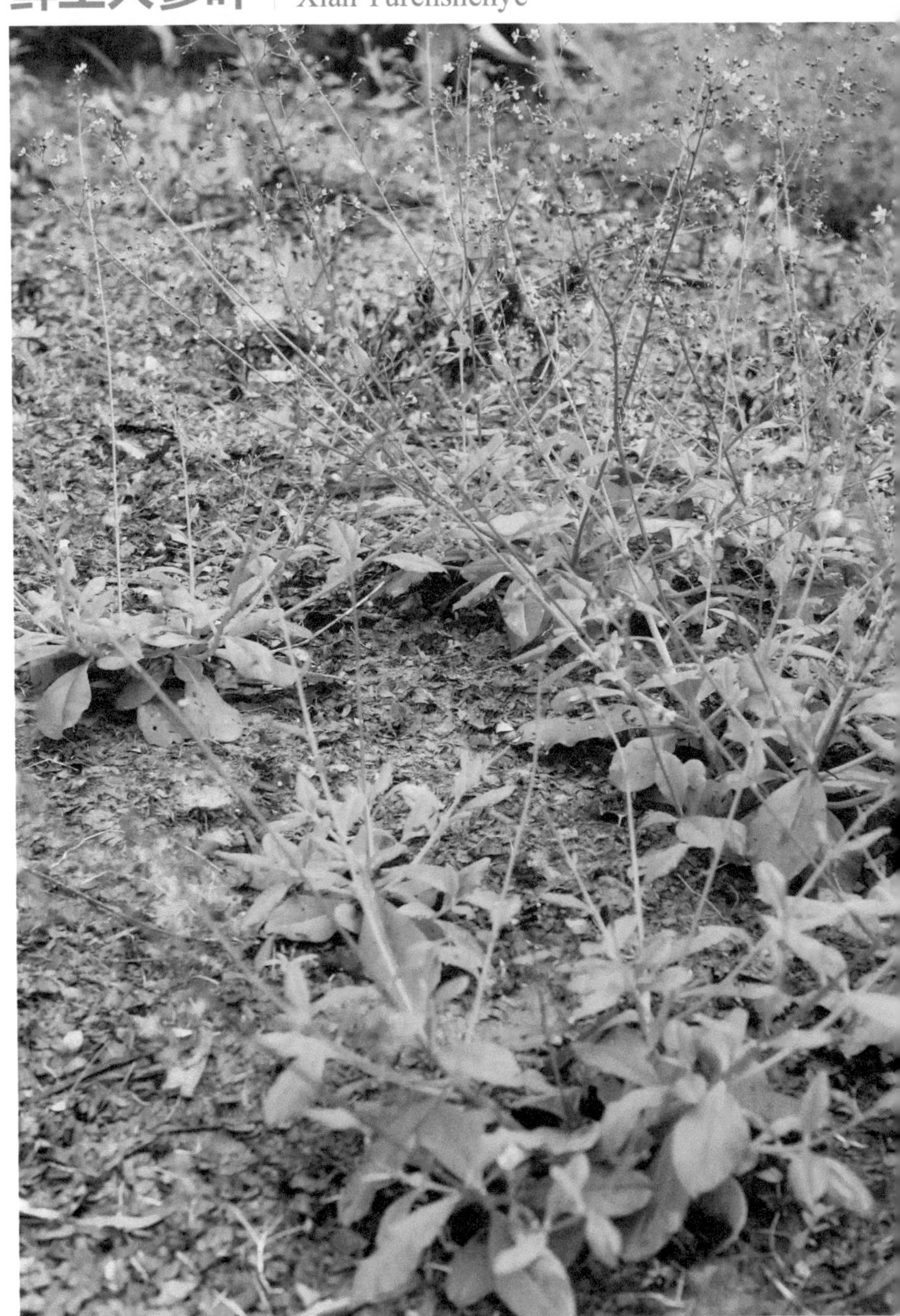

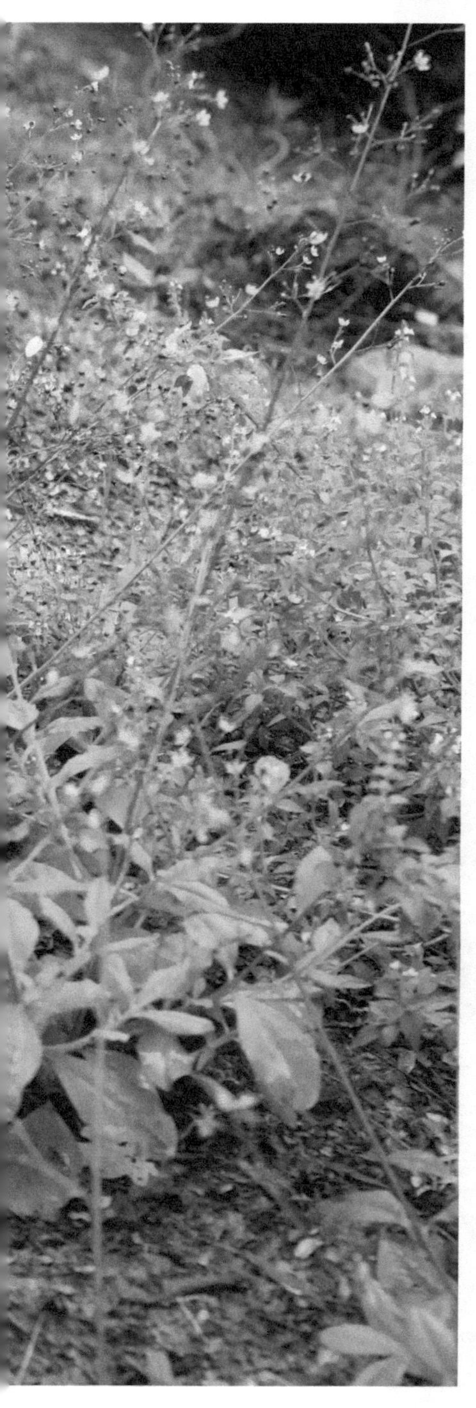

【来源】为马齿苋科植物锥花土人参 *Talinum paniculatum*（Jacq.）Gaertn. 的叶。主产于武鸣、马山、南丹、灌阳、贺州、博白等地。夏、秋二季采收，鲜用。

【别名】栌兰、飞来参、瓦参、桃参、申时花。

【性味】甘，平。

【功效】通乳汁，消肿毒。

【主治】乳汁不足，痈肿疔毒。

【用法用量】内服：煎汤，30～60g。外用：适量，捣敷。

【使用注意】孕妇慎用，脾胃虚弱者慎用。

【临证参考】

1. 治乳汁稀少：鲜土人参叶，用油炒当菜食。

2. 治痈疔：鲜土人参叶，和红糖捣烂敷患处。

鲜何首乌叶 Xiān Héshǒuwūyè

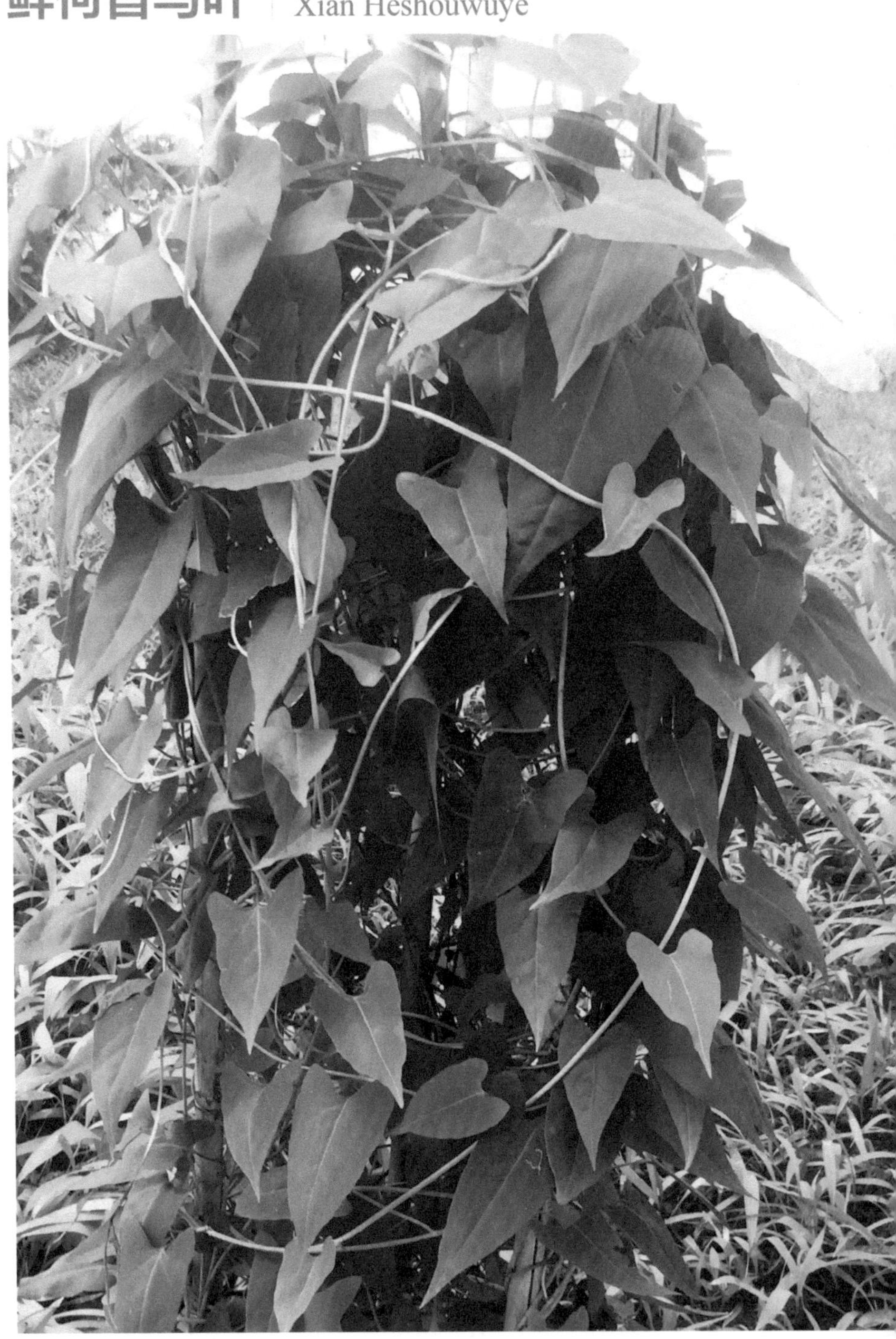

【来源】为蓼科植物何首乌 *Polygonum multiflorum* Thunb. 的叶片。主产于广西南宁、武鸣、崇左、那坡、百色、乐业、南丹、平乐、富川、钟山、贺州、邵平、藤县等地。夏、秋两季采收，鲜用。

【别名】首乌、赤首乌、铁秤砣、红内消。

【性味】微苦，平。

【功效】解毒散结，杀虫止痒。

【主治】疮肿，疥癣，瘰疬。

【用法用量】外用：适量，捣敷或煎水洗。

【使用注意】大便溏泄及有痰湿者慎服。

【临证参考】

1. 治风疮疥癣作痒：何首乌叶煎汤洗浴。(《本草纲目》)

2. 治瘰疬结核，或破或不破，下至胸前：何首乌叶捣涂之，并取何首乌根洗净，日日生嚼。

3. 治疖肿：取新鲜何首乌 1000g，切片，放锅内（勿用铁锅）加水浓煎成 250mL。外搽患处，每日 1 ～ 3 次。治疗 7 例，均在 3 天内痊愈。(《中药大辞典》)

鲜板栗 Xiān Bǎnlì

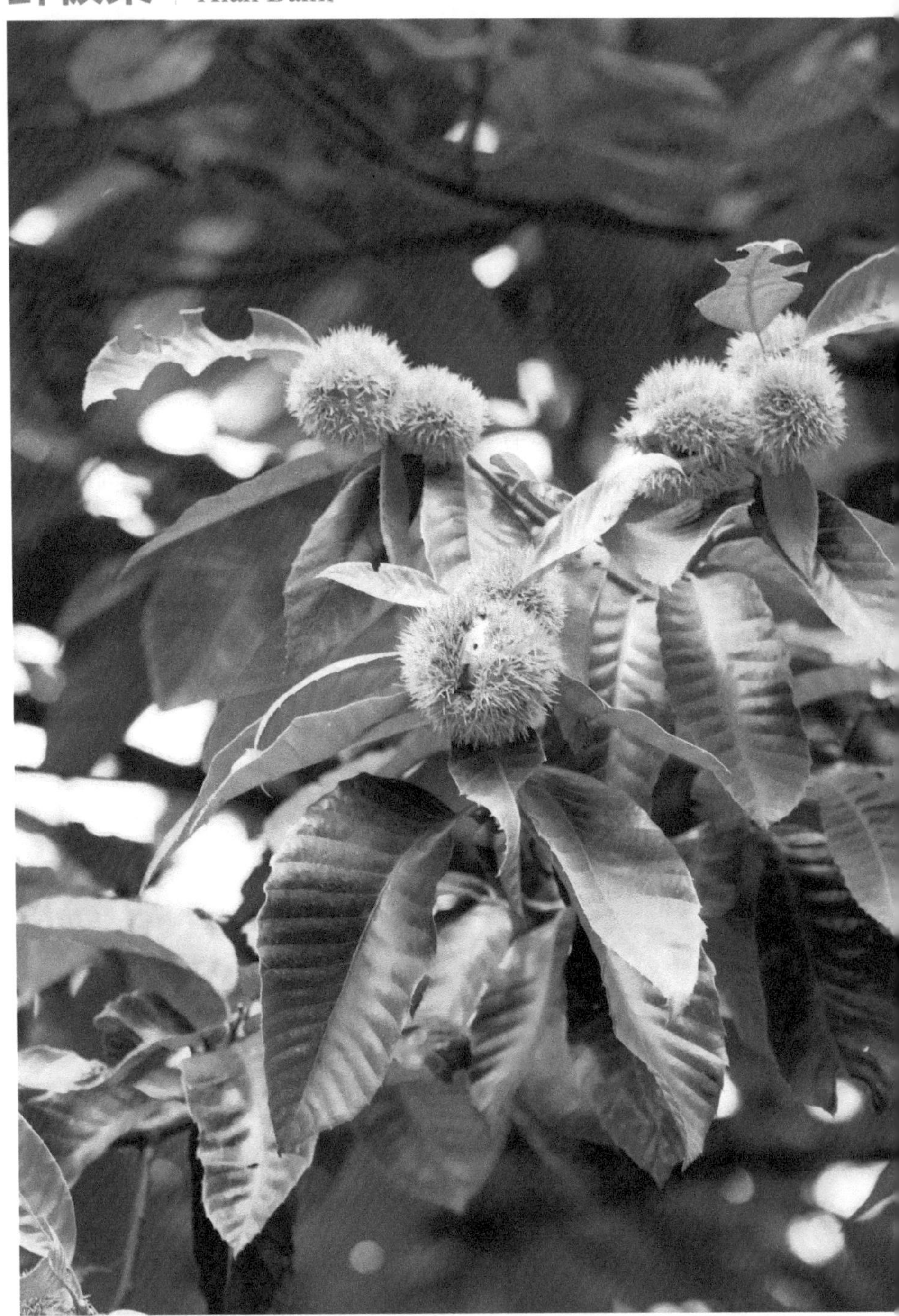

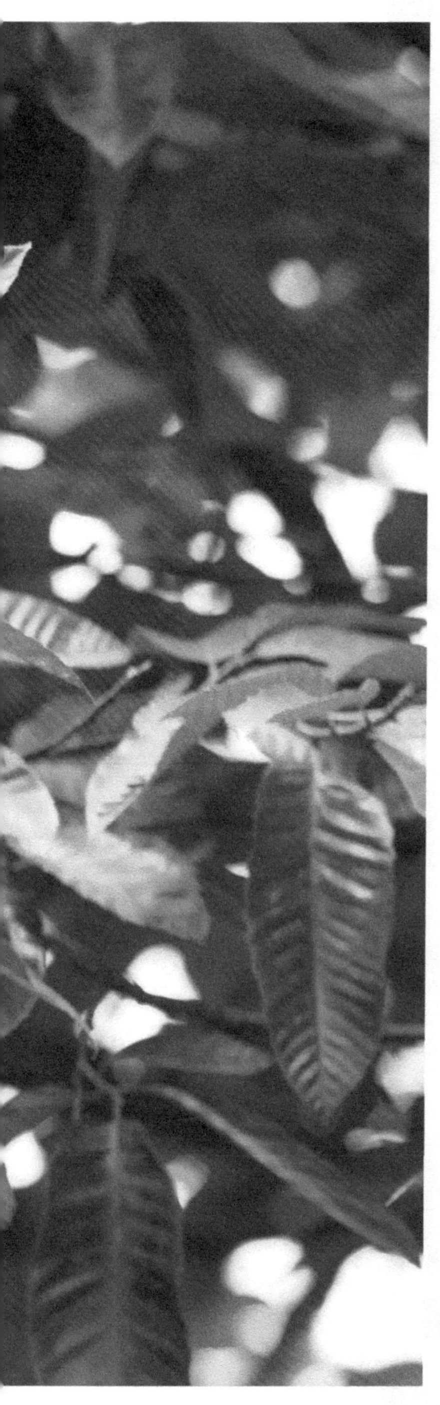

【来源】为壳斗科植物栗 *Castanea mollissima* Blume 的果实、花序、壳斗、树皮、根皮、叶。广西各地均有分布。总苞由青色转黄色，微裂时采收，鲜用。

【别名】板栗、毛栗壳、栗子树、大栗。

【性味】甘、微咸，平。

【功效】益气健脾，补肾强筋，活血消肿，止血。

【主治】脾虚泄泻，反胃呕吐，脚膝酸软，筋骨折伤肿痛，瘰疬，吐血，衄血，便血。

【用法用量】内服：适量，生食。外用：适量，捣敷。

【使用注意】风湿病者禁用，小儿不可多服。

1. 孟诜：栗子蒸炒食之令气拥，患风水气不宜食。

2.《本草衍义》：小儿不可多食，生者难化，熟即滞气、隔食生虫，往往致小儿病。

3.《得配本草》：多食滞脾恋膈，风湿病者禁用。

4.《随息居饮食谱》：外感来去，痞满，疳积，疟痢，产后，小儿，病人不饥、便秘者并忌之。

【临证参考】

1. 治筋骨肿痛：板栗果捣烂敷患处。(《浙江天目山药用植物志》)

2. 治气管炎：板栗肉 250g。煮瘦肉服。

鲜鸭血 Xiān Yāxuè

【来源】为鸭科动物家鸭 *Anas domestica* L. 的血液。广西各地均有分布。宰鸭时收集血液，鲜用。

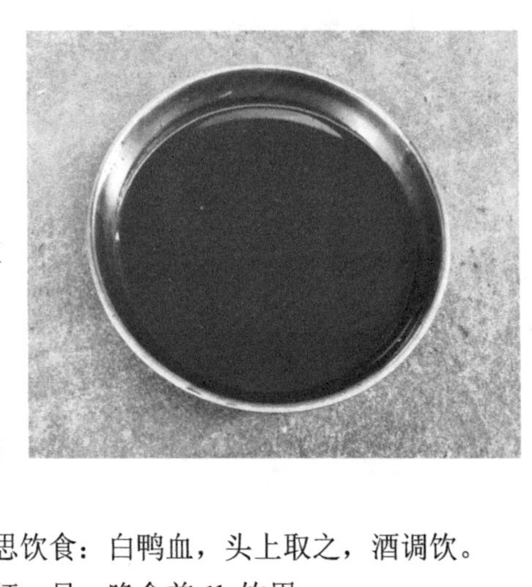

【性味】咸，凉。

【功效】补血，解毒。

【主治】劳伤吐血，贫血虚弱，药物中毒。

【用法用量】内服：趁热生饮或隔水蒸熟，100～200mL。外用：适量，涂敷。

【临证参考】

1. 治小儿白痢，似鱼冻者：白鸭杀取血，滚酒泡服。

2. 治经来潮热，胃气不开，不思饮食：白鸭血，头上取之，酒调饮。

3. 治中风：白鸭血，一日约两杯，早、晚食前 1h 饮用。

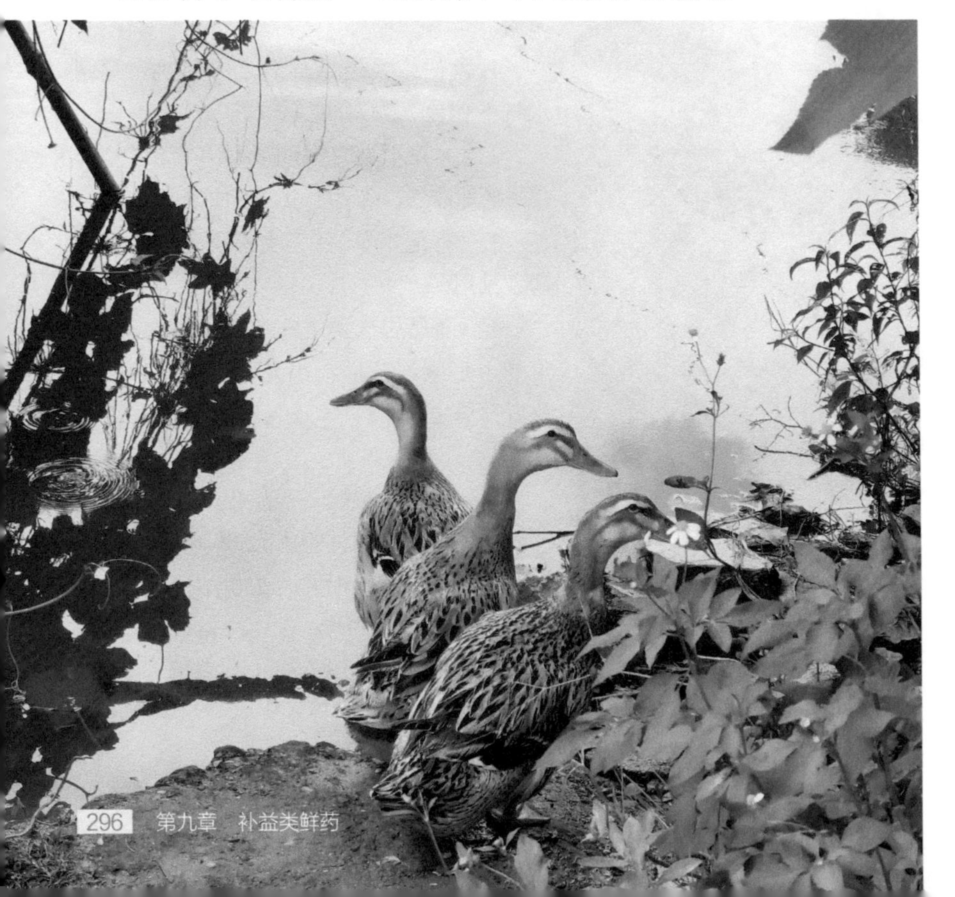

第十章

其他类鲜药

鲜萝芙木 Xiān Luófúmù

【来源】为夹竹桃科植物萝芙木 *Rauvolfia verticillata*（Lour.）Baill. 及云南萝芙木 *R. yunnanensis* Tsiang 的根和茎叶。广西各地均有分布。全年均可采挖，鲜用。

【别名】野辣椒、假辣椒、鱼胆木、假鱼胆、十八爪、红果木、麻三端。

【性味】苦，寒。有小毒。

【功效】镇静降压，活血止痛，清热解毒。

【主治】高血压病，头痛，眩晕，失眠，高热不退，跌打损伤，毒蛇咬伤。

【用法用量】内服：煎汤，10 ～ 30g。外用：适量，捣敷。

【使用注意】孕妇、有胃病及气血虚寒者忌用。

《广西药用植物图志》：有胃病及气血虚象者禁用。

【临证参考】

1. 治腰痛：萝芙木根 30g，泡酒服。
2. 治喉痛：萝芙木根适量，切细，含嚼。
3. 治跌打损伤、毒蛇咬伤：鲜萝芙木叶适量，捣烂敷患处。
4. 治外伤出血：鲜萝芙木叶适量，捣烂敷患处。

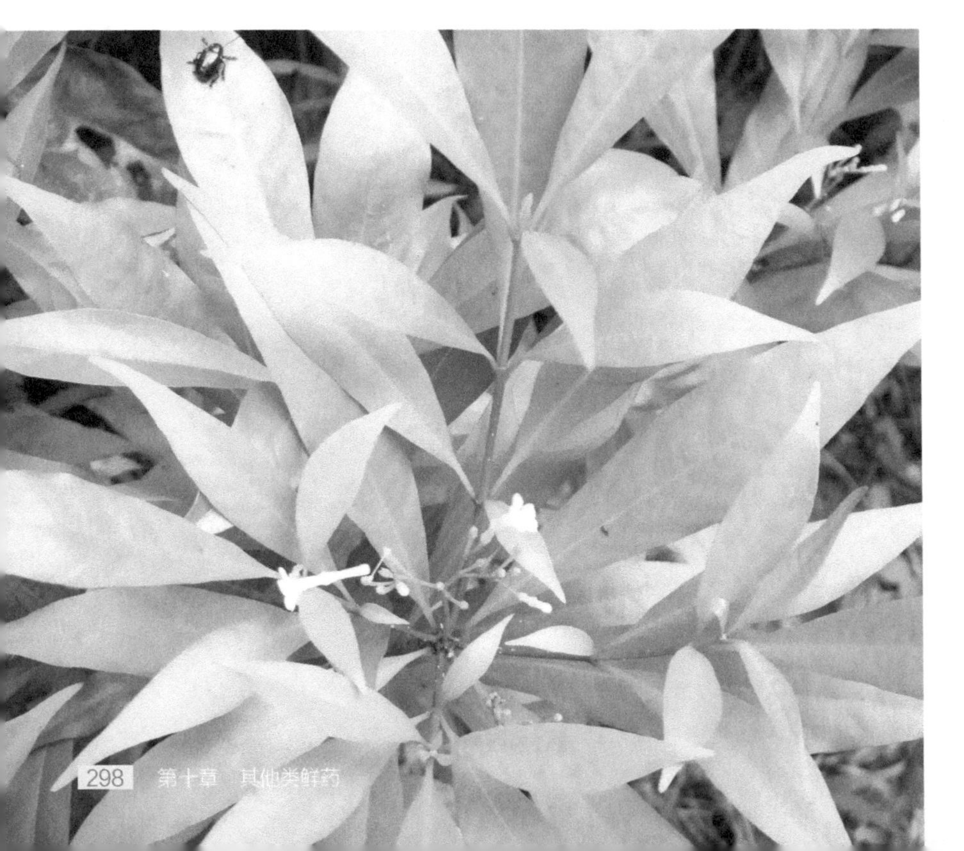

鲜番石榴叶 Xiān Fānshíliúyè

【来源】为桃金娘科植物番石榴 *Psidium guajava* L. 的叶。主产于桂南和桂西等地。春、夏季采收，鲜用。

【别名】鸡矢茶、番桃叶、麻里杆、吗桂香拉、那拔叶、那拔心、拔仔心、番石榴心。

【性味】苦、涩，平。

【功效】燥湿健脾，清热解毒。

【主治】泻痢腹痛，食积腹胀，齿龈肿痛，风湿痹痛，湿疹臁疮，疔疮肿毒，跌打肿痛，外伤出血，蛇虫咬伤。

【用法用量】内服：煎汤，30 ～ 60g。外用：适量，捣敷，或煎汤洗，或含漱。

【使用注意】大便秘结、泻痢积滞未清者忌服。

【临证参考】

1. 治肠炎，痢疾：鲜番石榴叶 30 ～ 60g，煎服。

2. 治跌打损伤、刀伤出血：鲜番石榴叶捣烂外敷患处。

3. 治湿热型急性腹泻：鲜凤尾草、番石榴叶各 20g，蜂蜜一茶匙（冲服），煎成 250mL。早晚各 1 次，每次 125mL，疗程为 3 天。［新中医，2014，46（06）：75-77］

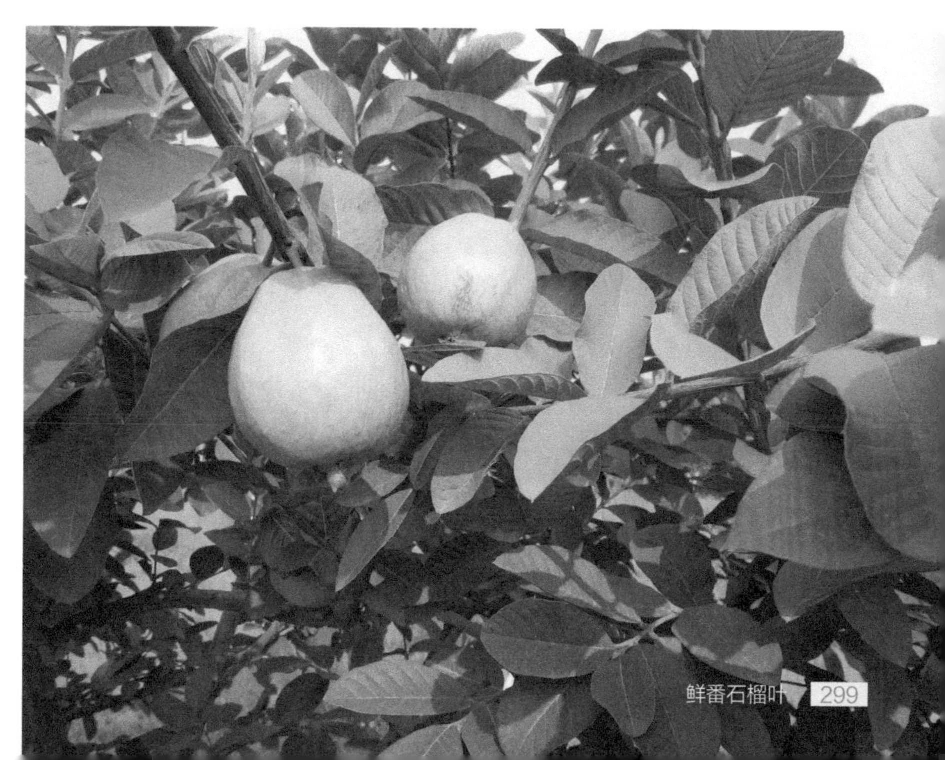

鲜芦荟 Xiān Lúhuì

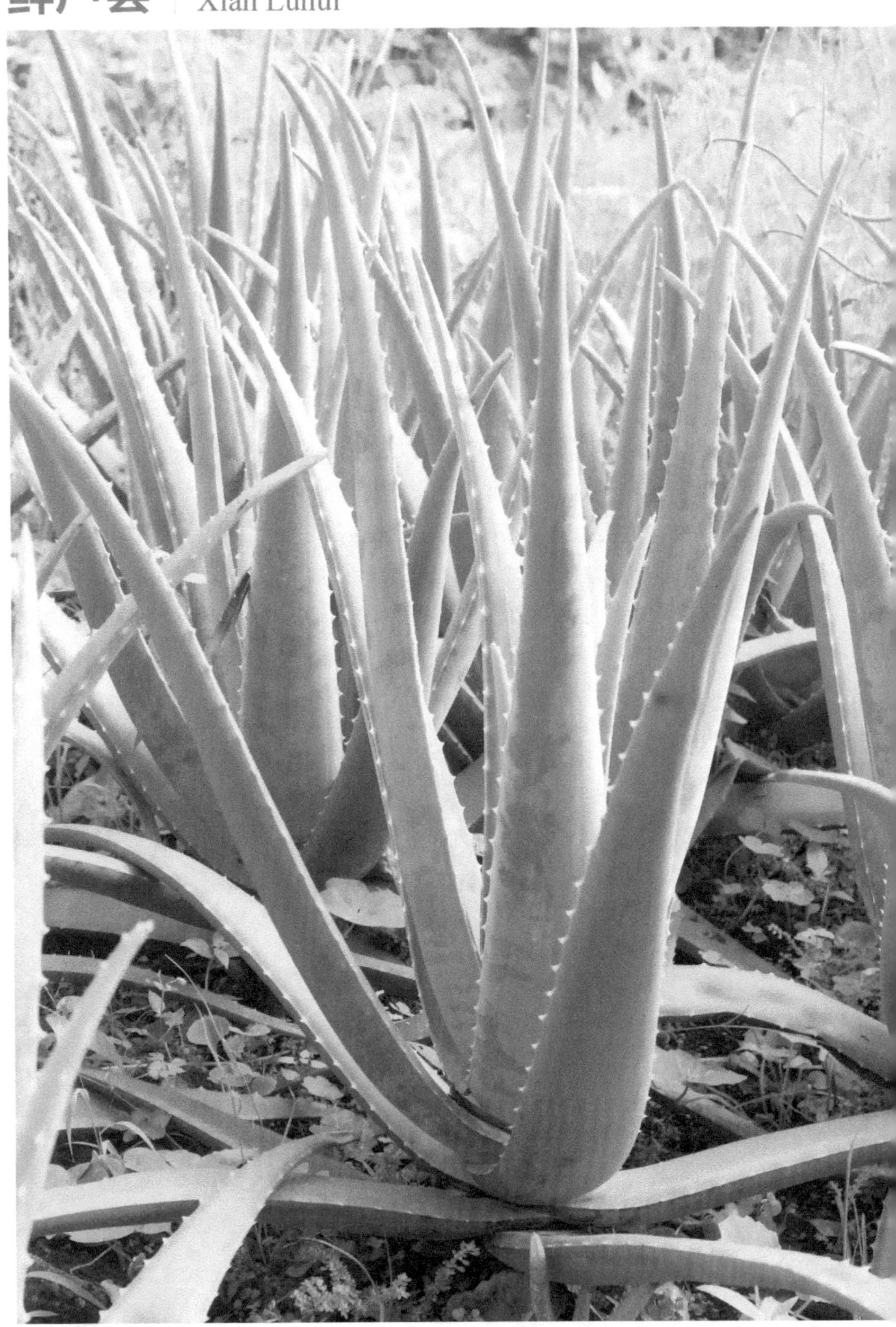

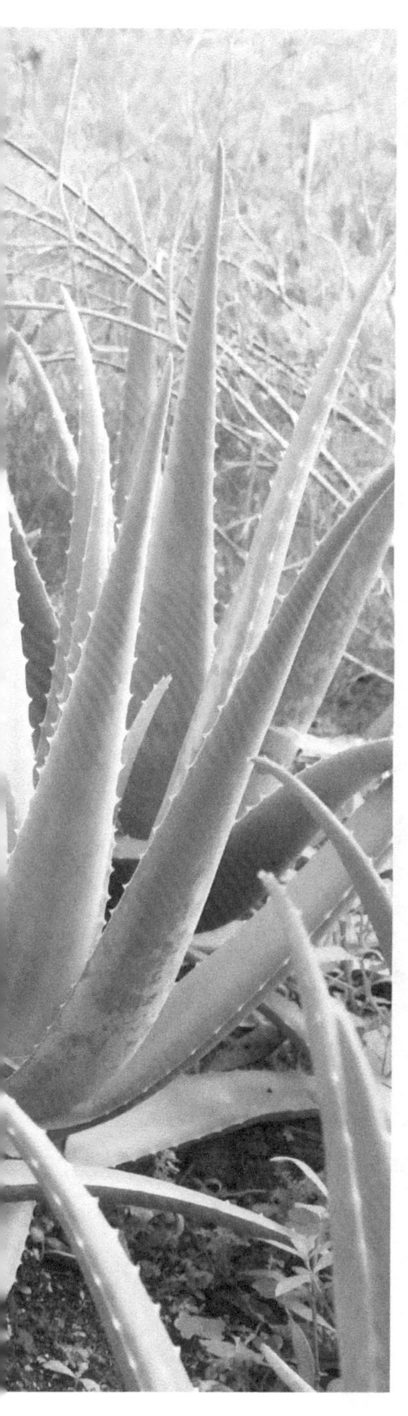

【来源】为百合科植物芦荟 *Aloe vera* L. 或斑叶芦荟 *A. vera* L. var. *chinensis*（Haw）Berg. 的叶或叶的干浸膏入药。花亦供药用。广西各地均有分布。四季可采，鲜用。

【别名】卢会、讷会、象胆、奴会、劳伟。

【性味】苦，寒。

【功效】泻下通便，清肝泻火，杀虫疗疳。

【主治】热结便秘，惊痫抽搐，小儿疳积；外治癣疮。

【用法用量】内服：入丸、散，或研末入胶囊，1.2 ～ 3g；不入汤剂。外用：研末调敷。

【使用注意】孕妇忌服；脾胃虚寒者禁用。

《神农本草经疏》：凡脾胃虚寒作泻及不思食者禁用。

【临证参考】

1. 治龋齿：芦荟四分，杵末，先以盐揩齿令洗净，然后敷少末于上。(《海上集验方》)

2. 治产妇痔疮急性发作：取新鲜芦荟将其叶片取下，洗净捣碎，再取浓度为 95% 的酒精，将其混合后用纱布蘸取湿敷在肛门患处，每 15min 更换一次纱布，每次湿敷时间控制在 30min，2 次 / 天，治疗 7 天。［实用妇科内分泌电子杂志，2019，6（24）：149，152］

鲜石菖蒲 Xiān Shíchāngpú

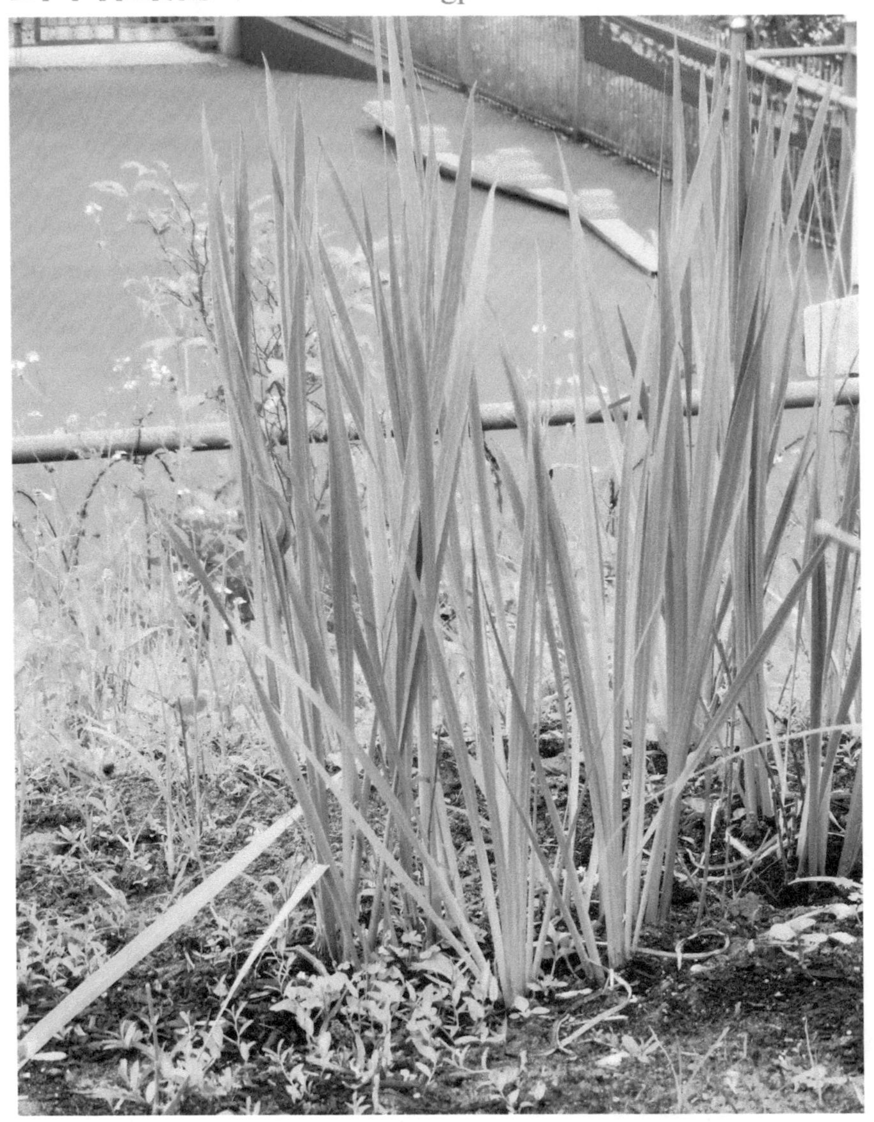

【来源】为天南星科植物石菖蒲 *Acorus tatarinowii* Schott 的根茎。主产于广西宁明、武鸣、马山、德保、隆林、乐业、东兰、南丹、罗城、资源、邵平、陆川、博白、灵山、上思等地。秋冬二季采挖出根茎，鲜用。

【别名】九节菖蒲、石蜈蚣、野韭菜、香草。

【性味】辛、苦，温。

【功效】开窍豁痰，醒神益智，化湿开胃。

【主治】神昏癫痫，健忘失眠，耳鸣耳聋，脘痞不饥，噤口下痢。

【用法用量】内服：煎汤，15 ～ 30g。外用：适量，煎水洗。

【使用注意】阴虚阳亢，汗多、精滑者慎服。

【临证参考】

1. 治痰迷心窍：石菖蒲、生姜。共捣汁灌下。(《梅氏验方新编》)

2. 治温热、冬温、湿温之邪，窜入心包之症，如神昏谵语，或不语，舌苔焦黑，或笑或痉：连翘三钱（去心），犀角一钱，川贝母三钱（去心），鲜石菖蒲一钱。加牛黄至宝丹一颗，去蜡壳化冲。(《时病论歌括新编》)

3. 治喉痹肿痛：菖蒲根捣汁，烧铁秤锤淬酒一杯饮服。(《本草纲目》)

4. 治诸般赤眼，攀睛云翳：菖蒲自然汁，文武火熬作膏，日点之。(《圣济总录》)

5. 治痈肿发背：生石菖蒲捣贴，若疮干，捣末，以水调涂之。(《经验方》)

6. 治跌打损伤：鲜石菖蒲根适量，甜酒糟少许，捣烂外敷。

7. 治急性中毒性脑病：鲜石菖蒲 50g，钩藤 20g（后下），菊花 15g，天竺黄 10g，加水 1000mL，煮取一半，日 3 服，儿童酌减。[长春中医学院学报，1994（04）：22-23]

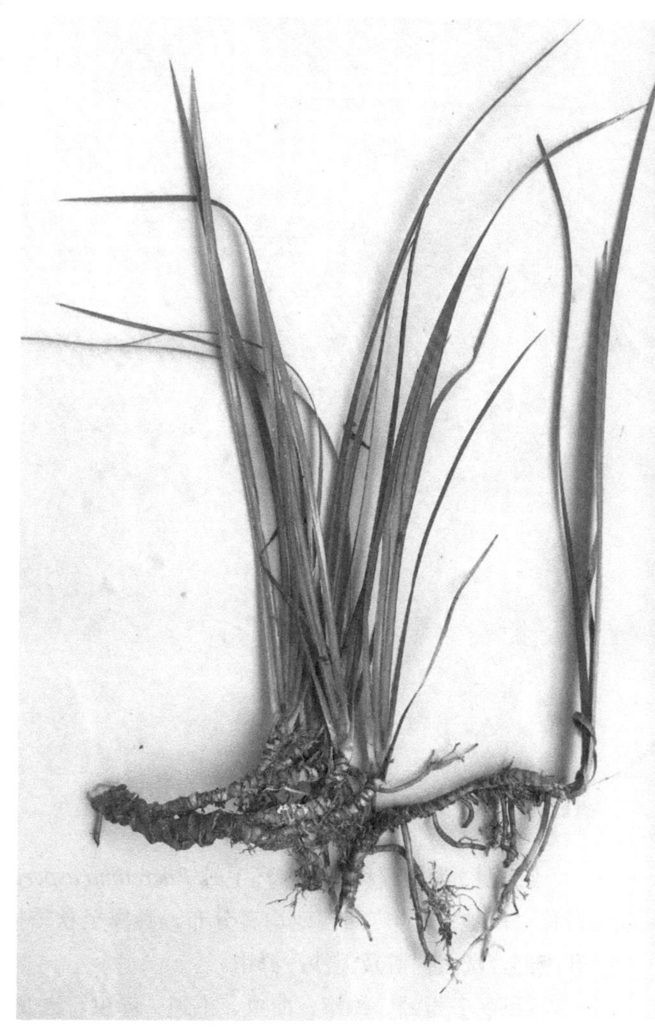

鲜地龙 Xiān Dìlóng

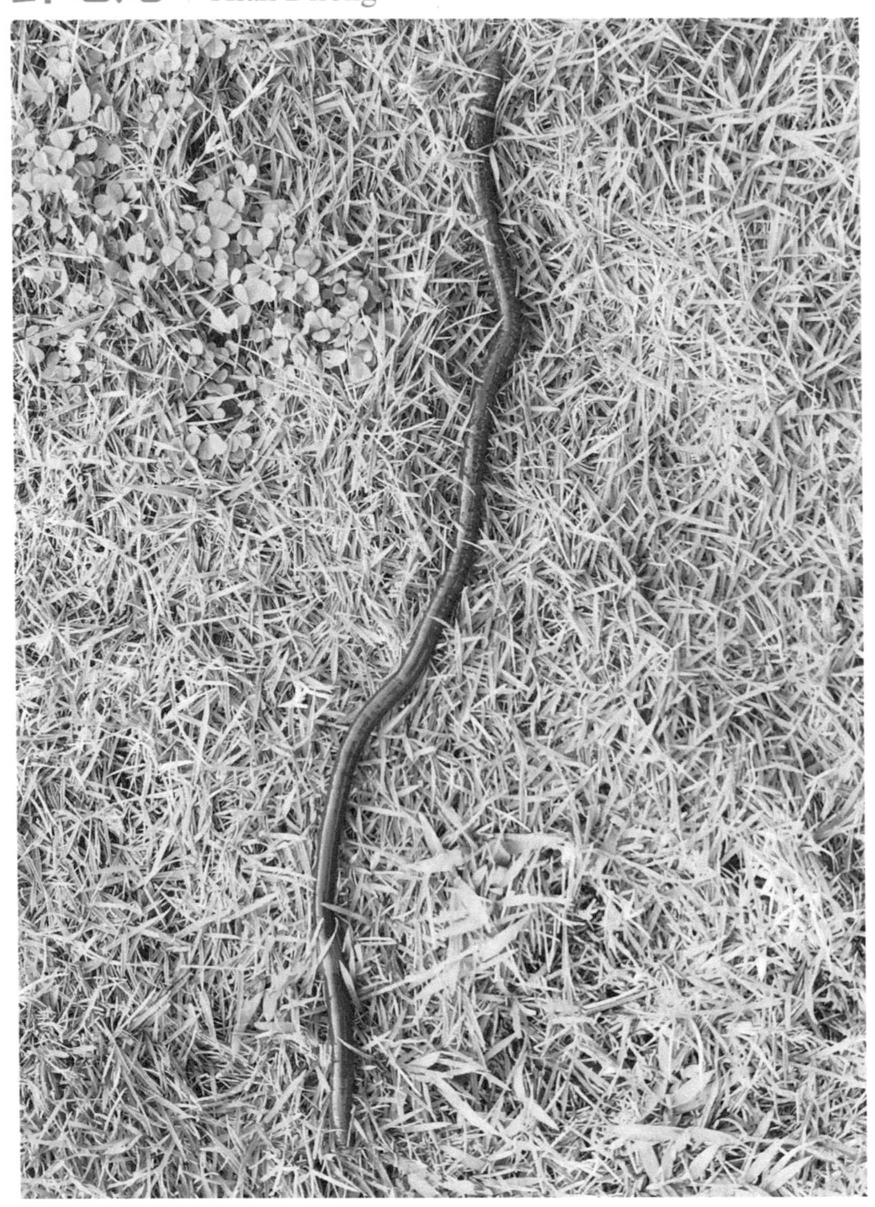

【来源】为钜蚓科动物参环毛蚓 *Pheretima aspergillum* (E. Perrier) 的全体。习称“广地龙”。广西各地均有分布。春季至秋季捕捉，洗去黏液，及时剖开腹部，洗去内脏及泥沙，鲜用。

【别名】蚯蚓、蛐蟮、曲虫、土蟺、赤虫、土龙。

【性味】咸，寒。

【功效】清热定惊，通络，平喘，利尿。

【主治】高热神昏，惊痫抽搐，关节痹痛，肢体麻木，半身不遂，肺热喘咳，水肿尿少。

【用法用量】内服：10 ～ 20g，拌糖或盐化水服。外用：适量，鲜品捣烂敷或取汁涂敷；研末撒或调敷。

【使用注意】脾胃虚寒不宜服，孕妇禁服。

【临证参考】

1. 治乳痈：地龙一二条，入生姜于乳钵内，研如泥，涂四旁，纸花贴之。（《普济方》）

2. 治对口毒疮（指生在脑后、部位与口相对的疽，也叫脑疽），已溃出脓：地龙，捣细，凉水调敷，日换三四次。（《扶寿精方》）

3. 治丹毒：中等活地龙七条，紫背浮萍一碗。研细敷。（《仁斋直指方》）

4. 治鼻衄：大地龙十数条，捣烂，井水和稀，患轻澄清饮；重则并渣、汁调服。（《古今医鉴》）

5. 治咽喉红肿，以防蛾患：地龙七条。用滚水泡，候冷去泥，和荸荠汁饮之。（《喉科金钥》地龙饮）

6. 治龙缠疮毒：地龙一条，连泥捣敷。（《本草纲目》）

7. 治中风：取鲜地龙 80g，煎汤，分 3 次口服，一天 3 次，连续服用 12 天。配以温针灸，上肢取手阳明大肠经肩髃、曲池二穴，下肢取足少阳胆经环跳、阳陵泉二穴，一天一次，连续 12 天。［医学信息（中旬刊），2011，24（02）：758］

8. 治腮腺炎：取仙人掌 2 ～ 3 片，去皮去刺，捣烂成泥备用；再将适量新鲜地龙（即蚯蚓）捣碎成泥，将仙人掌泥与地龙泥以 1∶1 的比例混合后涂抹于患处，再用新鲜蔬菜叶覆盖以起保湿作用，外层覆盖纱布固定，每次敷药时间 3 ～ 4h，每日 2 次。［中国民间疗法，2017，25（07）：46］

9. 治慢性中耳炎：将 30 条鲜地龙用冷开水洗净泥土后装瓶，然后向瓶内加白糖 20g，盖上瓶口待化成澄黄色透明黏液，先以 3% 双氧水清洁外耳道及内耳，再用干棉球拭干，然后将鲜地龙水吸入干净的眼药瓶内滴用，每次 2 ～ 3 滴，每日 3 ～ 4 次。［河南中医，2006（11）：70］

10. 治痔疮：鲜地龙 100g，以冷水洗净，加适量开水，炖汤内服，10 天 1 个疗程。［开卷有益 - 求医问药，2017（05）：43］

中文名称索引（忽略“鲜”字）

拉丁名索引

A

B

R

S